광선치료학

박 찬 의 (인제대학교 명예교수)
박 래 준 (대구대학교 명예교수)
한 동 욱 (신라대학교 교수)
남 형 천 (경북전문대학교 교수)
김 기 열 (대원대학교 교수)
김 명 훈 (광주보건대학교 교수)
김 민 희 (을지대학교 교수)
김 은 정 (동신대학교 교수)
서 연 순 (목포과학대학교 교수)
이 우 형 (안동과학대학교 교수)

도서출판 대학서림

Preface

초판

빛은 생명이다.

빛은 예로부터 여러 분야에서 이용되었다. 빛의 실체(實體)에 대한 과학적 연구는 빛이 입자와 파동이라는 이중설(二重說)을 인정하게 되었고, 빛의 과학적 연구에 힘 입어 의학에서의 이용(利用)도 보다 과학적이 되었다.

빛은 우리가 느끼는 따뜻한 이외에도 여러 가지 작용을 인체에 미친다. 빛을 이용한 광선치료(光線治療)는 특히 물리치료 분야에서 높이 평가되었다. 광선치료는 가시광선(可視光線) 이외에도 적외선(赤外線)과 자외선(紫外線)을 이용하여, 질병 및 손상을 치료하는 것이다. 가시광선과 적외선을 복사시켜 주로 열 효과를 이용하고, 자외선을 방출시켜서 광학적 효과를 이용한다.

저자는 물리치료를 연구하는 물리치료사와 학생 그리고 광선치료에 관심을 가진 의료인을 위해 필을 들었으나 얄은 지식과 표현 부족으로 이해의 곤란을 가져올까 염려되는 바이다. 그러나 이 책이 독자의 광선치료 연구에 도움이 될 수 있다면 더 없는 기쁨이라 하겠다.

끝으로 이 책을 쓰는데 힘이 되어 준 가족과 여러 친구 그리고 물리치료계 선후배 여러분께 감사드리며 출판을 위해 수고해 주신 대학서림 사장님과 편집부 직원들에게 심심한 사의를 표한다.

개정판은 Shriber저 “A Manual of Electrotherapy”를 주로 참고하였으며, 더 연구해야 할 부분은 주(註)를 표기하여 설명하였다.

1996.

박찬의 · 박래준

Preface

개정판

성서에 의하면 천지 창조 첫날에 하느님이 빛이 있으라 하심에 빛이 있었고 그 빛이 하느님이 보시기에 좋았으며 빛을 낮이라 하였고 어두움을 밤이라 하셨다고 기록하고 있다. 왜 하느님은 첫째 날 빛을 먼저 창조하셨을까?

이 세상 모든 생명체는 빛이 없으면 살 수가 없다. 동물은 빛을 통하여 비타민 D_3를 만들어 구루병을 예방하고 다양한 면역체계를 유지하고 있으며, 식물은 빛을 통하여 광합성을 하여 에너지인 ATP를 만들어 살아간다.

지구상의 많은 사람들은 빛이라는 환경에 적응하기 위하여 적도부근의 사람은 검게 변하였고 햇볕이 부족한 극지방 사람들은 멜라닌 색소를 적게 만들어 흰색으로 변하여 있다. 최근 들어 우리나라 사람들도 아침 일찍 지하철을 타고 출근하고 햇볕이 들지 않는 공간에서 일을 하고 해가 져서야 퇴근하는 사람들이 많이 늘어나면서 햇볕부족 현상에 의해 다양한 건강이상 징후를 나타내고 있다.

광선치료학은 물리치료의 한분야로 물리치료학의 정규 교육과정이 수립되면서부터 정규과목으로 개설·발전해왔다. 초기에는 적외선에 의한 온열치료와 자외선에 의한 피부병치료가 주로 강의되었으나 최근에는 광선치료의 범위를 레이저치료와 광화학치료 내지는 광의학으로 발전시켜가고 있다. 의학 분야에서는 광의학 전문의를 양성하여 빛의 의학적 연구를 하고 있다. 이 책은 현재까지 광선치료분야에서 강의되었던 광물리학 및 광생리학과 생물학을 심도 있게 보강하고 적외선치료, 자외선치료, 일광욕 외에 광화학치료 및 레이저치료를 최근 연구문헌을 참조하여 보강하였다. 일부 내용은 광의학 전문가 수준의 내용도 포함되어 있으나 앞으로 우리 물리치료학의 질적인 발전을 위해서는 다양한 분야가 좀 깊이 있어야 한다는 판단으로 그대로 진행을 하였다.

최근에는 우리 물리치료에서 이학적 치료인 전기, 광선·수치료를 등한시하는 경향이 있다. 그러나 물리치료의 질적인 발전을 위해서는 이 분야도 연구하고 발전시켜야 한다. 끝으로 이 책을 만드는데 동참해주신 저자 여러분과 대학서림 편집부 선생님들, 윤진영 회장님께 감사를 드리며 부족한 부분은 앞으로 보강해 나갈 것을 독자 여분들에게 약속을 드린다.

2005. 8. 1.

박 래 준

Contents

제1장 광선치료학의 개요

1. 광선치료의 정의 2
2. 광선치료의 발전사 4

제2장 광물리학

1. 광선(빛)의 본성 8
2. 광선(빛)의 성질 19
   1) 광선(빛)의 물리광학 19
   2) 빛의 기하광학 26
   3) 광선(빛)의 스펙트럼 37
   4) 광선의 파장, 주기 및 주파수 41

제3장 광생물학

1. 피부의 광반응 46
2. 광화학 반응의 진행 과정 47
3. 광자를 흡수하는 크로모포어의 종류 48
4. 광화학 반응의 형태 49
   1) 직접반응(Direct reaction): Type Ⅰ반응 49
   2) 간접반응(Indirect reaction): Type Ⅱ반응, 감작반응 (Sensitized reaction) 54
5. 광과민 반응의 종류 56
   1) 광독성 반응(phototoxic reaction) 56

Contents

2) 광알레르기성 반응(photoallergic reaction) 57

6. 광에 의한 손상, 수복, 방어 58

1) 연구의 역사 58
2) 손상의 발생 59
3) 광손상의 수복과 방어 65
4) 수복의 정확성과 방어의 불완전성 69
5) 발암 · 노화 71

제4장 열의 물리학 및 열치료

1. 열의 물리학 74

1) 온도 74
2) 열(heat) 75
3) 열의 원천 76
4) 열의 전달 77
5) 열의 물리적 효과 78

2. 열 치료(Thermotherapy) 79

1) 생리적 효과 79
2) 치료적 효과와 금기증 81
3) 치료기술 82

제5장 적외선 치료

1. 적외선이란 86

1) 개요 86
2) 장파 적외선: 원위적외선 87

Contents

3) 단파 적외선: 근위적외선 87
4) 적외선 발생에 관한 제 법칙 88

2. 적외선 치료기구 90

1) 열등 92
2) 베이커 93
3) 전기 광선욕 94
4) 석영 적외선등 94
5) 빛이 나지 않는 적외선등 94
6) 에너지 방출과 침투 96

3. 적외선의 생리적 효과 100

1) 적외선 복사의 생리적 효과 100
2) 가시광선 복사의 생리적 효과 104

4. 원위적외선의 인체작용 메카니즘 106

1) 원위적외선의 유래와 파장의 특성 106
2) 원위적외선의 공명 흡수작용 107

5. 적외선의 임상적 적용(Clinical application) 108

1) 치료적 효과 및 적응증 108
2) 적외선 복사의 장점 110
3) 등의 선택 110
4) 치료기술 111
5) 주의점 및 금기증 114

제6장 적외선 체열 촬영검사

1. 피부 온도 측정 118

Contents

1) 역사 118
2) 체온과 피부 119
3) 피부 온도의 측정 120

2. 적외선 이용 원리 120

1) 적외선의 특성 120
2) 적외선 탐지 방법 122
3) 적외선 영상의 구현 124

3. 적외선 체열 촬영검사의 원리와 발전 동향 125

1) 적외선 체열 촬영검사 방법 및 원리 125
2) 체열진단 방법 126
3) 적외선 체열 측정의 적용 128
4) 적외선 체열 촬영 검사법의 장점 129
5) 적외선 체열 촬영 검사에서 임상적 의미가 있는 온도차 129
6) 체열 측정시 실내 환경 129
7) 적외선 체열 촬영기의 설치시 유의 사항 130
8) 촬영전 주의 사항 130

4. 향후 전망 131

제7장 자외선 치료

1. 자외선 136

1) 분류 137
2) 물리학 및 생물리학 138
3) 물리적 효과 및 생리적 효과의 비교 146

2. 자외선 치료기구(Ultraviolet lamps) 148

Contents

1) 탄소방전등 151
2) 수은 증기 방전등 152
A. 열형 석영수은등(hot quartz mercury lamp) 153
B. 크로마이어등(Kromayer lamp) 155
C. 공냉식 크로마이어등(Aero Kromayer lamp) 157
D. 냉형 석영수은등(cold quartz mercury lamp) 158
E. 태양광선등(sunlight lamps) 160
3) 형광관 161
4) UV-B등 164
5) 자외선등의 비교 165

3. 자외선의 생리적 효과(Physiological effects of ultraviolet) 166

1) 홍반 167
2) 색소침착 173
3) 비타민 D_3의 형성(항구루병성 효과, antirachitic effect) 176
4) 살균효과 176
5) 강장 효과 178
6) 반자극에 의한 진통효과 178
7) 기타 효과 178
8) 자외선 치료시 나타나는 생리적 효과의 과정 178

4. 자외선의 임상적 응용(Clinical application) 180

1) 적응증 180
2) 자외선 치료 기술 186
3) 위험 및 주위사항 193

제8장 광화학치료

1. 역사 200

Contents

2. 치료 원리 201

1) Psoralen 201
2) UVA 202

3. PUVA에 의한 피부반응 203

1) 홍반반응 203
2) 색소반응 204

4. 치료대상 질환 204

5. 건선(Psoriasis) 205

1) Psoralen 205
2) 광원(UVA) 205
3) 환자의 선정 205
4) 치료시 검사항목 및 주의사항 206
5) PUVA 치료방법 206
6) 부작용 209

6. 백반증(Vitiligo) 211

1) Psoralen 211
2) 광원(UVA) 211
3) 환자의 선정 211
4) 치료 효과 212
5) 국소적 PUVA 치료 212
6) PUVA 치료에 의한 색소침착 기전 212

7. Waldmann 결합조사장비 213

1) PUVA 180과 PUVA 200 213

Contents

제9장 일광욕 치료

▶ 치료방법 및 효과 219

제10장 레이저 치료

1. 역사적 배경 222
2. 레이저의 발생 원리 223
3. 레이저의 발생과정 226
   1) 여기원 226
   2) 광공진기 226
   3) 여기과정 226
   4) 자연방출과정 227
   5) 유도방출과정 227
   6) 광증폭에서 레이저 발진 228
4. 레이저의 종류 228
   1) 기체 레이저 228
   2) 고체 레이저 231
   3) 액체 레이저 233
5. 의료용 레이저의 종류 234
6. 레이저의 일반적 특성 234
   1) 단색광선(mono chromaticity) 235
   2) 지향성, 평행광선(directionality) 235
   3) 고휘도(brightness) 236
   4) 결합력, 응집성 236
   5) 일반적인 광선의 성질 236

Contents

7. 레이저 장비의 구조 237

1) 활성매질 238
2) 여기장치 238
3) 광학광(광공진기) 238
4) 출력장치 238
5) 냉각장치 239

8. 레이저 적용방법 239

1) 조사방법 239
2) 치료부위 면적에 따른 적용법 239
3) 레이저빔의 형태 240
4) 치료강도 산출법 241
5) 치료 적용 예 241

9. 레이저의 생물학적 효과 241

1) 일반적 가열효과 241
2) 특수한 가열효과 242
3) 전기적 효과 242
4) 생리적 효과 242

10. 레이저의 치료적 효과 242

11. 레이저 치료의 적응증 243

1) 피부과 243
2) 신경과 243
3) 정형외과 243
4) 치과 및 이비인후과 243
5) 성형외과 244

12. 레이저 치료의 주의 및 금기증 244

phototherapy

1 광선치료학의 개요

Chapter 1

광선치료학의 개요

학습목표

1. 광선치료를 정의한다.
2. 광선치료의 발전사를 안다.

1. 광선치료의 정의

과거부터 현재까지 다양한 질환들을 치료할 목적으로 광선(光線)을 이용하고 있으며, 대표적인 것으로 자외선(자외선g), 가시광선(可視光線), 적외선(赤外線) 등이 있다. 물론 치료에 이용되는 이러한 치료광선(curative ray)은 자연적인 광선, 예를 들면 태양광선이나, 인공적인 장치를 통해 얻을 수 있다.

광선치료(light therapy)는 광선을 이용한 치료라고 정의할 수 있으며, 보통 영어로 “phototherapy” 또는 “light therapy”라고 한다. 한편 광선이라 함은 눈에 보이는 가시광선(visible ray)과 눈에 보이지 않는다는 의미에서 불가시광선(invisible ray)으로 나눌 수 있는데, 색을 구분할 수 있게 만들어 주는 광선 즉 눈으로 볼 수 있는 7가지 색을 만드는 광선을 가시광선이라고 하고, 자외선(ultraviolet)이나 적외선(infrared) 등과 같이 눈에 보이지 않는 광선을 불가시광선이라고 한다. 반면 이 광선들은 모두 에너지를 가지고 있기 때문에 포괄적인 의미에서 가시광선과 불가시광선을 모두 복사에너지(radiant energy)라고 할 수 있다. 따라서 우리가 보통 광선치료라고 말할 때는 자외선, 가시광선, 적외선과 같은 복사에너지를 이용하여 질병 및 손상을 치료하는 것이라 할 수 있다.

여기서 복사(輻射, radiation)라 하면 에너지가 공간(space)을 통과하여 전파되는 것을 말한다. 때문에 빛(light)이란 말의 엄밀한 의미는 눈으로 볼 수 있는 복사에너지의 형태이라고 할 수 있다. 다시 말해 눈의 망막(retiana)을 빛이 자극하기 때문에 물체를 식별할 수 있게 되는 것이다. 이렇게 눈의 망막을 자극하여 물체를 식별할 수 있도록 하는 빛을 프리즘에 비추면 여러 가지 색깔의 띠(band)를 볼 수 있는데, 맨 위쪽에 빨강으로부터 주홍, 노랑, 초록, 파랑, 남, 보라의 순서이며, 이 7가지 색을 가시광선이라고 한다. 반면 가시광선의 양끝에는 있는 빨강과 보라의 외곽에서 눈에 보이지는 않지만 복사에너지가 존재하는 것을 발견하였는데, 빨강색을 띠는 복사에너지의 외곽에 존재하는 복사에너지를 적외선(赤外線, infrared)이라 하고 보라색을 띠는 복사에너지의 외곽에 존재하는 복사에너지를 자외선(紫外線, ultraviolet)이라 하였다.

이러한 빛을 이용하여 질병을 치료하는데, 먼저 자연광선인 태양광선을 이용하여 치료하는 것을 일광욕치료(heliotherapy)라고 한다. 물론 태양광선과 같은 파장의 광선을 인공적인 장치로도 만들 수 있기 때문에, 일광욕치료에는 자연광선과 인공광선을 모두 포함하는 치료라고 할 수 있다. 하지만 인공적인 장치에 의한 일광욕 치료를 인공적 일광욕(artificial heliotherapy)이라고 구분하여 사용하기도 한다. 인공적인 장치에는 프리즘(分光器)을 사용하여 태양광선과 같은 복사에너지를 방출시키는 장치가 들어가 있다.

반면 불가시광선 중 하나인 자외선을 이용한 치료를 보통 자외선 치료(ultraviolet therapy)라고 말하는데, 때로는 자외선의 특정 영역이 화학적인 효과를 보이기 때문에 이를 화학선(actinic or chemical rays)을 이용한 치료라 하여 화학선 치료(actinotherapy)라는 용어를 사용하기도 한다. 때문에 화학선 치료라는 용어는 자외선 치료라는 용어보다는 좀 더 전문화된 용어라고 할 수 있다. 따라서 "actinotherapy"라는 용어를 "light therapy"나 "phototherapy"와는 구별되는 용어로 사용하는 것이 합당하다.

또한 불가시광선 중의 하나인 적외선을 이용한 치료를 적외선 치료(infrared therapy)라고 하는데, 이 적외선 치료는 주로 복사열(radiant heat)의 효과를 이용한 치료라고 할 수 있다. 복사열 효과는 일반적인 열 효과와 같다고 할 수 있다.

X-선이나 라디움(radium) 역시 복사에너지이기도 하지만 일반적인 광선과는 다른 특성을 가지고 있다. X-선은 전리방사선(ionizing radiation) 가운데 하나인데, 전리방사선이란 통상적으로 충돌에 의하여 물질을 이온화시킬 수 있는 능력을 지닌 복사에너지로서 그 본질에 따라 1) 질량과 전하를 가지는 것(하전입자), 2) 질량은 있으나 전하가 없는 것(중성입자), 3) 질량과 전하가 모두 없는 것(전자기파, 즉 광자) 세 가지로 나눌 수 있다. 이를 사용하는 치료는 의학의 특수영역으로 발전되어 있기 때문에 일반적으로 광선치료의 범위에서 제외되고 있다.

2. 광선치료의 발전사

고대와 중세에서도 빛을 이용하여 다양한 질병을 치료해오긴 하였지만 빛의 본성을 이해하여 응용한 것이 아니라 경험에 의해 구전되어오던 방법을 이용한 것뿐이었다. 예를 들어 태양광선을 이용한 일광욕이 비만이나 상처에 효과적이라는 사실은 기원전부터 알고 있었지만, 빛의 어떤 특성 때문에 비만이 줄고 상처가 치료되는지와 같은 원리는 이해하지 못하고 있었다.

건강 증진과 질병 치료에 태양광선을 이용하기 시작한 것은 그리스였으며, 로마시대에도 일광욕실을 만들어 태양광선을 이용한 건강 증진을 도모하였다. BC 2000년-1500년경에는 태양을 이용한 광화학 치료에 대한 기록이 남아 있는데, 이집트와 인도에서 피부의 백반증을 치료하기 위해 솔라렌(psoralen)을 이용했다는 기록이 있다. 이집트의 문헌을 보면 후에 솔라렌으로 밝혀진 Aatrillal이라고 부르는 나일 강가에서 자라는 식물의 씨를 섭취하거나 피부에 바른 후 햇빛에 노출시키면 수포가 생기면서 색소 침착이 일어난다는 기록이 있다. 인도에서도 현재 콩과 식물인 Psoralen corylifolia라고 부르는 식물의 씨로 백반증을 치료하였다는 기록이 있다.

18세기 후반에는 구루병(rickets)을 치료하기 위하여 태양 광선을 이용하였다는 기록이 있다. 하지만 기후에 좌우되는 태양광선을 이용한 연구는 여러 가지 불편한 점이 많이 있었기 때문에 각 광선의 효과를 알아보기 위하여 인공 광원에 대한 연구가 필요하게 되었다. 꾸준한 연구 결과 1800년에는 허셀(John Frederick William Herschel: 1738-1822, 영국의 천문학자)이 적외선을 발견하였으며, 이 후로 적외선을 이용한 광선치료가 크게 발전하였다. 또한 1801년에 독일의 물리학자인 리터(Ritter)가 자외선을 발견하여 인공자외선을 이용한 연구와 치료가 가능해지게 되었다. 1875년에 미국의 켈로그(Kellogg)는 열 치료에 에디슨의 백열전구를 이용하였으며, 에디슨의 백열전구를 이용한 열 치료는 1890년대에 독일, 영국 등에서 통풍으로 생긴 통증을 완화시키는데 많이 사용되었다. 1892년에는 물리학자 아론서(Arons)가 진공 중에 있는 수은 증기 속에다 전기를 흘려보내면 풍부한 자외선 빛이 나온다는 것을 발견하였으며, 이를 이용해 인공자외선을 만들 수 있는 수은증기등을 만들게 되었다. 1893년엔 덴마크 의사인 닐스 핀센(Niels Finsen, 1860-1904)이 피부결핵을 치료하기 위하여 인공자외선등(Finsen lamp)을 만들었으며, 햇빛이 부족한 모국 덴마크에서 탄소방전등을 이용해 피부결핵의 한 형태인 전신홍반성낭창(루푸스)을 치료함으로서 인공광선치료의 가치를 임상적으로 증명하였다. 1901년에는 피터 쿠퍼 휴에트(Peter Cooper Hewitt)가 수은증기등을 제작하여 사용하였으며, 1906년에는 크로마이어(Kromayer)가 수냉식 석영수은등을 고안하여 국소부위에 대한 치료가 더 획기적으로 발전하게 되었다. 시간이 흘러 1919년에 헐드킨스키(Huldchinsky)가 고압수은등(high pressure mercury lamp)을 만들어 사용한 이후, 고압수은등은 1970년대까지 계속해서 사용되었다. 이후 1980년대에는 형광일광등(fluoescent sunlamp)을 만들어 사용하게 되었으며, 특히 건선이나 백반증 등의 치료에서 많이 사용되었다.

1925년에는 미국의 흄(Hume)과 독일의 빈다우(Windaus) 등이 자외선을 이용하여 연구한 결과 자외선이 비타민 D의 생성기전에 유용한 화학적 효과가 있음을 확인하였다. 또한 1925년 미국의 쿼크만(Goeckerman)은 타르(tar)와 고압수은등이 방출하는 자외선을 이용해 건선을 치료한 결과 효과가 좋음을 발표하였는데, 현재까지 이 방법은 쿼크만(Goeckerman) 치료법이라고 하여 널리 알려져 있다. 1953년엔 영국의 인그램(Ingram)은 안스랄린(anthralin)과 자외선을 이용한 건선 치료법을 개발하였다. 이 방법은 인그램(Ingram) 법이라고 하여 아직도 전 세계적으로 쿼크만(Goeckerman) 치료법과 함께 가장 널리 쓰이는 광선치료방법의 하나이다.

Memo

2

phototherapy

광물리학

Chapter 2

광물리학

학습목표

1. 광선의 본성을 안다.
2. 광선의 물리학적 특성을 안다.
3. 빛의 기하학적 특성을 안다.
4. 광선의 파장, 주파수, 주기 및 주파수를 정의한다.

1. 광선(빛)의 본성

광선, 즉 빛은 우리가 느끼는 따뜻함 이외에도 수많은 현상을 일으킨다. 하지만 고대와 중세의 학자들은 빛의 본성에 대해 거의 모르고 있었다. 그들은 빛이란 연소 가능한 물질이며, 연소 시에 발산되는 입자라고만 알고 있었다. 따라서 그들이 빛에 대해 알고 있었던 것은 빛이 직진한다는 것, 빛이 거울에서 반사할 때는 입사각과 반사각이 같다는 것, 그리고 공기에서 물이나 유리와 같은 투명한 물질로 진행할 때는 경로가 바뀐다는 것, 즉 굴절한다는 것이었다.

빛의 본성에 대한 과학적인 연구는 18세기로 거슬러 올라가 뉴튼(Newton, 1642-1727)부터라고 할 수 있다. 1669년 뉴턴은 빛은 광원에서 방출되는 매우 빠른 속도로 공간을 펴져나가는 미립자의 흐름이라고 생각하였다. 뉴턴은 가리개의 좁은 틈을 통해 어두운 방안으로 들어오는 태양 광선의 줄기를 삼각 프리즘의 한 면에 비스듬히 입사시켜 보았는데, 광선이 유리 프리즘 안으로 들어갈 때 굴절이 일어나고 프리즘을 통과하여 다른 면으로 나올 때도 역시 좀 더 큰 굴절이 일어나는 것을 발견하였다. 이때 첫 번째 굴절과 두 번째 굴절 모두 같은 방향으로 일어나는 까닭은 프리즘의 두 면이 평행하지 않고 어떤 각도를 형성하고 있기 때문이다.

뉴턴은 굴절되어 나온 빛을 분석하기 위해 프리즘을 통과한 광선을 흰 영사막에 비추었으며, 한 점의 백색광 대신 빨강, 주황, 노랑, 초록, 파랑, 보라의 다양한 색이 띠를 이루면서 나누어져 있는 것을 볼 수 있었다. 그래서 뉴턴은 사람의 시각에 의해 다른 색깔로 느껴지는 여러 종류의 빛이 혼합

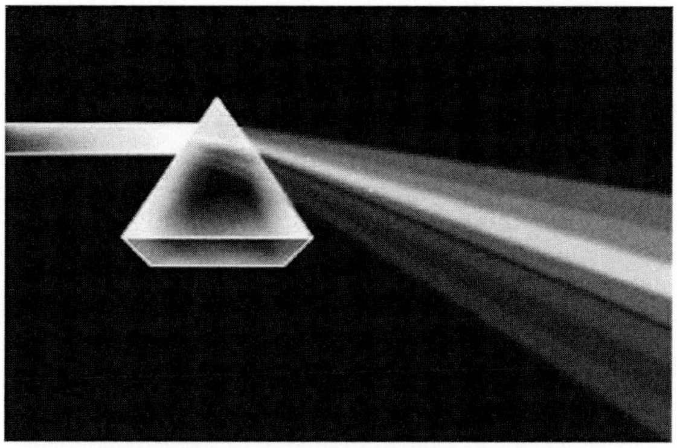

그림 2-1. 프리즘을 통한 스펙트럼

된 결과가 백색광이라는 결론을 내렸다. 그리고 이 색깔의 띠를 유령과 같이 볼 수 없지만 프리즘을 통해 확인하였다고 하여 뉴턴은 그것을 '스펙트럼'이라고 이름 지었다. 스펙트럼은 라틴어로써 '유령'이라는 뜻을 가지고 있다(그림 2-1).

결국 1675년 뉴턴은 다양한 실험을 통해 빛이 아주 빠르게 움직일 수 있는 매우 작은 입자들로 이루어져 있다는 결론을 내렸다. 광선이 입자로 이루어져 있다는 결론을 근거로 빛의 직진성과 경계가 깨끗한 그림자가 만들어지는 현상을 설명할 수 있었다. 또 반사란 입자가 거울 면에 부딪쳐 완전탄성 충돌로 되돌아 나오는 현상이라고 설명하였고, 입자가 공기 중에서 다른 매질 즉 물이나 유리 등과 같은 매질로 진행할 때 매질의 경계면에 도달한 광입자가 공기 속에서 보다 더 큰 인력을 받아 속도가 커지면서 경로가 바뀐다는 것으로 굴절을 설명할 수 있었다. 이 이론은 18세기 내내 과학자들 사이에서 인정받은 빛에 대한 이론으로 자리 잡았다.

하지만 빛이 입자로 구성되어 있다면, 녹색 빛의 입자가 노란색 빛의 입자보다 더 많이 굴절하는 이유가 무엇인가? 또한 두 줄기의 빛이 마주칠 때 그 빛은 서로 아무런 영향도 미치지 않는 이유는 무엇일까? 만약 빛이 입자라면 두 입자가 서로 충돌하지 않는 이유는 무엇인가와 같은 질문에 명확한 답을 찾을 수 없었다.

따라서 빛의 본성을 설명하는 입자설에서 찾을 수 없는 답을 설명할 수 있는 파동설이 대두되었다. 파동설은 그리말디(Frencesco Maria Grimaldi, 1618-1663, 이탈리아의 광학자)에 의해 처음으로 학계에 발표되었지만 주목을 받지 못하다가, 1678년 호이겐스(Huygens, 1629-1695, 네덜란드 물리학자)가 뉴턴의 입자설에 대항하여 빛이 작은 파동으로 구성되었다고 주장함으로 새롭게 대두되었다. 호이겐스는 빛이 더 밀도가 높은 매질로 들어가면 속도가 감소한다는 결론을 얻었다. 그는 파동설로서 빛의 반사와 굴절 등 여러 현상을 설명하였으며, 반사와 굴절의 법칙을 유도할 수 있었다.

또한 그는 파동설을 사용하여 방해석의 복굴절 현상을 설명하였으며, 방해석을 이용하여 편광(polarization)을 발견하기도 하였다. 그는 빛이 에테르(ether)라고 하는 가상적인 매질을 통하여 파동의 형태로 전달된다고 하였으며, 굴절의 정도는 파동의 길이 즉 파장에 따라 결정되며, 파장이 짧을수록 굴절은 더 많이 일어난다고 설명하였다. 그에 더해 빛을 구성하는 7가지 색 가운데, 보라색의 파장이 가장 짧고, 빨강색의 파장이 가장 길며 이러한 파장의 차이가 우리 눈에서는 색깔로 나타난다고 하였다. 이러한 설명으로 입자설에서 해결하지 못한 부분에 대한 답을 제시하였다. 그러나 빛이 파동이라면 왜 직진하는가? 어떻게 그림자의 경계가 뚜렷한가? 빛이 파동이라면 어떻게 해서 태양이나 별로부터 매질도 없는 우주 공간을 가로질러 지구까지 도달할 수 있겠는가? 우주 공간에 빛을 출렁이게 할 수 있는 매질이 있는가? 또 음파나 수면파에서 볼 수 있는 간섭이나 회절현상을 볼 수 없는 이유가 무엇인가와 같은 질문에 대한 답을 제시하지 못하였다. 이 시기에는 이를 증명할 수 있는 장치가 없었기 때문에 빛의 파동설보다는 입자설이 더 많은 신뢰를 받았다.

그러나 1801년 영(Thomas Young, 1773-1829, 영국의 물리학자 및 의사)은 빛이 파동이라는 생각을 가지고 이를 증명하는 실험을 하였다. 영은 빛이 파동이라면 간섭현상이 생길 것이라는 가정 하에 간섭실험을 하였다. 간섭이란 똑같은 두 개의 파동이 하나의 매질에서 전파되면 서로 중첩현상을 일으키게 되는데, 같은 위상으로 중첩되면 합성파의 진폭이 증가하여 원래의 위상보다 강하게 나타나고(보강간섭), 서로 반대의 위상으로 중첩되면 파동이 상쇄되어 원래의 위상보다 약하게 나타난다(상쇄간섭)는 것이다. 이를 증명하기 위해 Young은 상자를 만들고 두 개 작은 구멍이 서로 가깝도록 뚫은 다음, 빛을 이 구멍으로 통과시켜 보았는데, 이때 작은 구멍을 통과한 빛이 합쳐져서 밝고 어두운 무늬를 스크린에 만드는 것을 알아냈다(그림 2-2). 밝은 무늬는 두 개의 구멍을 통해서 전파된 빛의 마루와 마루 즉 같은 위상을 가진 파가 합쳐진 결과이고, 어두운 무늬는 마루와 골, 즉 서로 다른 위상이 합쳐진 결과라고 설명하면서 빛은 파동이라고 주장하였다.

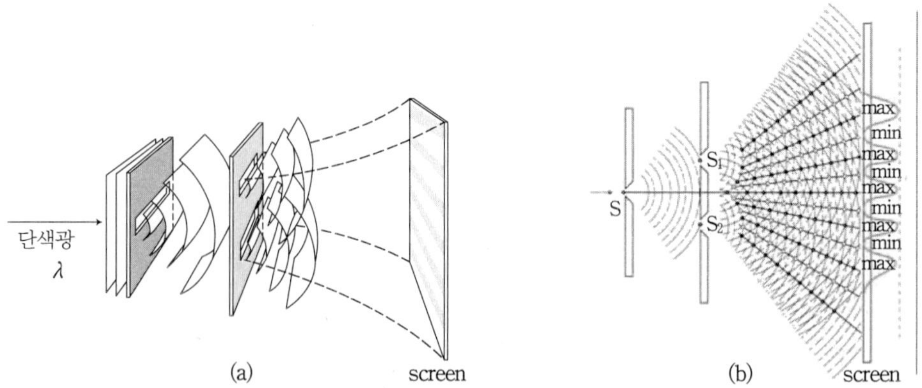

그림 2-2. 영의 간섭실험

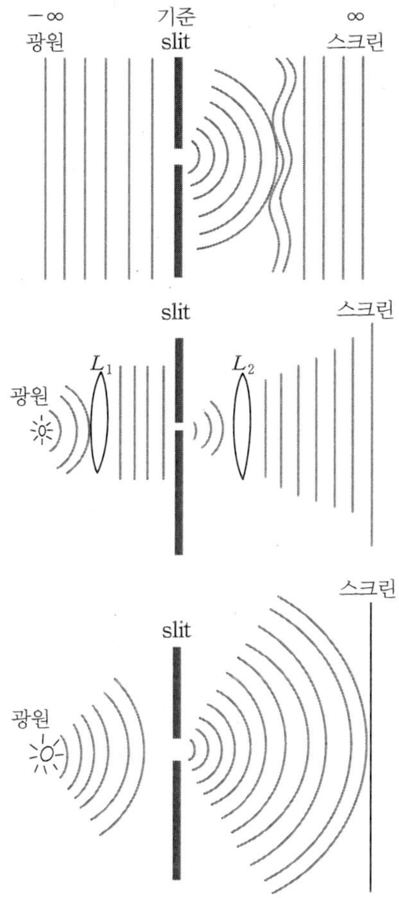

그림 2-3. 프레넬의 회절실험

또한 1816년 프레넬(Augustin Jean Fresnel, 1788-1827, 프랑스의 물리학자)은 영의 실험에 대해 알지 못하였지만 호이겐스가 설명한 파동개념과 간섭 원리를 합성하였다. 그는 빛이 파동이라는 것을 증명하기 위하여 빛이 어떤 방해물 근처에서 휘어지는 현상과 빛이 가는 슬릿을 통과하여 명암의 띠를 만드는 회절 현상을 밝혀내는 실험을 하였다. 그는 매우 가는 슬릿을 통과한 빛이 파동이라면 회절현상을 일으켜 밝고 어두운 띠를 형성할 것이라는 생각을 갖고, 슬릿과 스크린을 준비하여 태양 빛을 슬릿에 통과시켜 스크린에 비쳐보는 실험을 하였다. 그는 이 실험에서 슬릿을 통과한 빛이 스크린에 명암의 띠를 만드는 것을 보고 빛이 회절하는 파동이라고 주장하였다(그림 2-3). 사실 간섭무늬와 회절 무늬 사이에는 큰 차이가 없다. 단지, 간섭이란 몇 개 정도의 파동이 중첩한 것이고 회절은 아주 많은 수의 파동이 중첩한 결과라는 점만 다를 뿐이다.

여기에 더해 1850년에 푸코(Jean Bernard Léon Foucault, 1819-1868)가 회전 거울을 이용하여 물 속에서 빛의 속도를 측정한 결과로부터 빛이 파동이라는 확신을 갖게 되었다. 물론 빛의 속도를 지구상에서 최초로 측정한 실험은 1849년 피조우(Armand Hopppolyte Louis Fizeau, 1819-1896)의 실험이었다. 피조우의 실험장치는 회전 톱니바퀴와 8633m만큼 멀리 떨어져 있는 거울로 구성되어 있다. 톱니바퀴의 한 틈을 통과한 광 펄스가 거울에서 반사되어 되돌아오면, 바퀴의 알고 있는 회전속도를 조절하여 되돌아오는 펄스가 톱니에 부딪쳐 막히거나 톱니 사이로 통과하도록 할 수 있다. 이로부터 피조우는 빛의 속도가 315,300 km/s임을 계산해 내었다. 이후로 피조우의 동료인 푸코가 광속도 측정 연구에 동참하였다. 그는 반사경과 회전경을 준비하고, 그 사이에 물을 가득 넣은 관을 놓은 다음 광원에서 나온 빛이 회전경에서 반사되어 고정되어 있는 반사경으로 보내지게 설치하고 반사경에서 다시 이 빛이 회전경으로 반사된 다음 회전경에서 반사되어 나오는 빛을 사람이 볼 수 있게 장치하였다(그림 2-4).

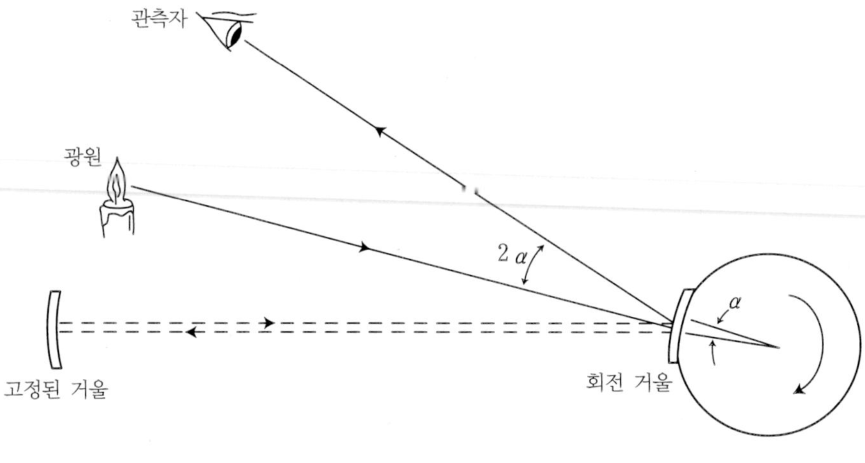

그림 2-4. 빛의 속도를 측정하기 위해 만들어진 푸코의 회전거울

광원과 반사경 및 회전경과 눈까지의 거리 및 각도를 알 수 있었기 때문에 광원에서 나간 빛이 사람의 눈까지 도달하는데 걸리는 시간을 계산하여 빛의 속도를 계산할 수 있었다. 이러한 방법으로 속도를 계산한 결과 빛의 속도가 공기 속에서 보다 물속에서 더 늦다는 사실을 밝혀내었다. 만약 빛이 입자라면 물 속의 광속도가 공기 속보다 더 빨라야 하는데, 이 실험의 결과 더 느리다는 것이 증명됨으로 빛이 입자가 아니라 파동이라는 확신을 갖게 되었다.

빛의 연구에서 많은 발전이 이루어지는 가운데 전기와 자기를 연구하는 분야에서도 새로운 발견들이 있었다. 1845년에 패러데이(Michael Faraday, 1791-1867)는 매질에 강한 자기장을 걸어주면 빛의 편광방향이 바뀔 수 있다는 것을 알고 빛과 전자기 사이의 관계를 정립하였다. 이후 1873년 맥스웰(James Clerk Maxwell, 1831–1879, 영국의 물리학자)은 빛이란 높은 진동수를 갖고 있는 전자기파라고 주장하였다. 일반적으로 도선에 전류가 흐르면 도선 주위에는 자기장이 생기는데, 도선에 흐르는 전류의 세기와 방향이 변하면 그 주위에 생기는 자기장의 세기와 방향도 변하게 된다. 따라서 도선 내부에 존재하는 전자의 운동방향이 주기적으로 변하면 전류의 방향도 변하므로 도선 안의 전기장과 도선 주위에 생기는 자기장 역시 주기적으로 변하게 된다. 이 때 전기장의 변화 때문에 생기는 전기파와 자기장의 변화 때문에 생기는 자기파가 공간으로 퍼져 나가게 되며(그림 2-5, 2-6), 이것을 전자기파(electromagnetic wave)라고 한다.

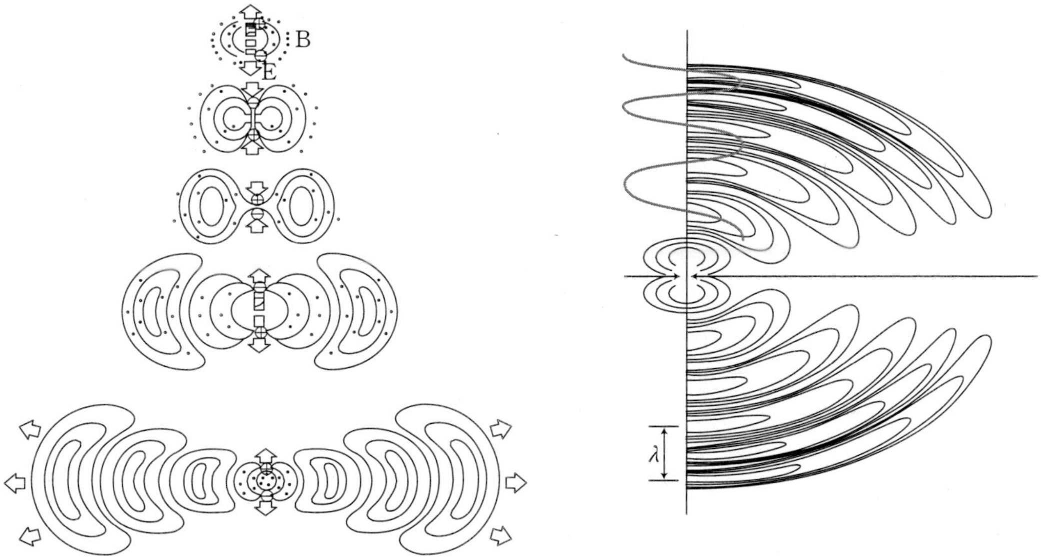

그림 2-5. 전자기파의 형성과정(실선은 전기장 E, •과 X는 자기장 B)

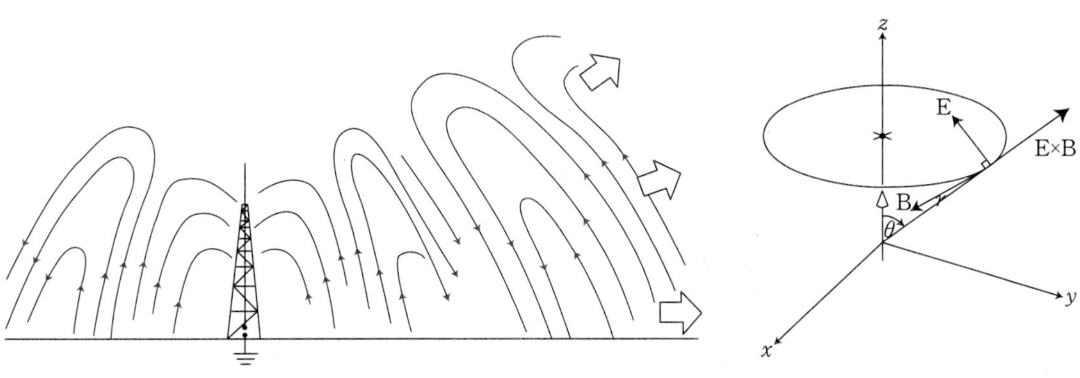

그림 2-6. 송신기로부터 퍼져나가는 전자기파

맥스웰은 변화하는 전류가 흐르는 회로 주변에는 전자기파가 방출할 것이라는 이론을 주장하였다. 맥스웰은 방출되는 전자기파의 전기장과 자기장이 서로 수직이며, 또한 진행방향에서도 서로 수직이 되지만 전기장과 자기장 모두 횡파이기 때문에 파동을 갖는다고(그림 2-7, 2-8) 설명하면서 파동이 갖는 특성인 간섭, 회절, 굴절, 편광 등이 나타난다고 하였다.

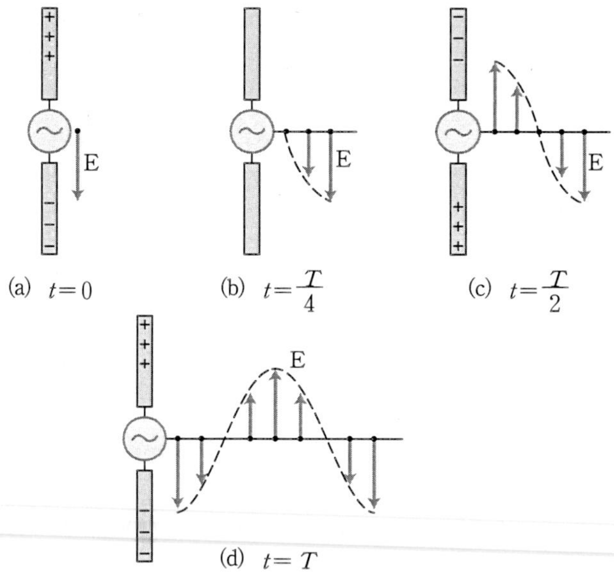

그림 2-7. 전기장 형성과정

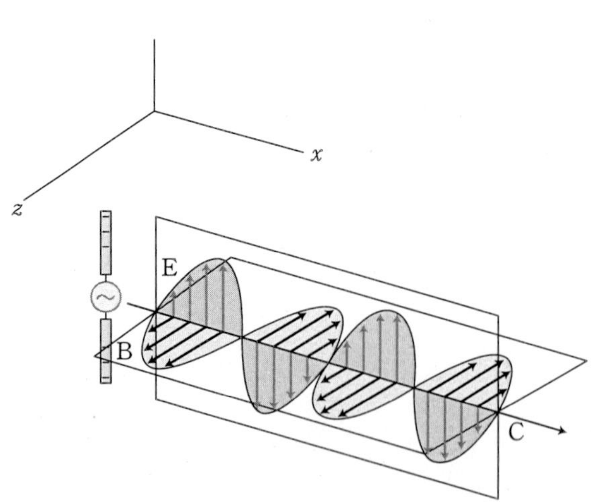

그림 2-8. 전자기파의 모양 및 진행방향

또한 그는 전자기파의 속도를 계산하여 진공 속에서의 전자기파 속도가 광속도와 일치함을 발견하고 빛도 전자기파의 일종이라고 하였다. 그는 전자기에 관한 모든 실험적인 지식을 잘 요약하여 몇 개의 수학 방정식들로 간략히 표현하였다. 하지만 맥스웰은 그의 견해가 실험적으로 확증되는 것을 보지 못하고 48세의 나이로 죽었다. 그 후 1888년 헤르츠(Heinrich Rudolf Hertz, 1857-1894, 독일 물리학자)는 변화하는 전류가 흐르는 회로 주위의 공간을 통하여 에너지가 전달되는 것을 증명하는 실험을 통해 전자기파가 존재함을 확인하였다. 그는 전자기파의 존재를 확인하는 실험을 위해 발생장치와 검출장치를 만들었다. 발생장치는 전기를 흘려보내 유도코일의 양끝에서 방전이 생겨 전자기파가 발생하도록 하고, 검출장치는 고리모양의 도선을 만들되 양끝 사이에 틈이 생기도록 만들어 유도코일에서 방전된 전자기파를 받아 방전이 발생될 수 있도록 하였다(그림 2-9).

그는 먼저 유도코일에 고전압으로 불꽃 방전을 일으키고, 검출기를 유도 코일쪽으로 가깝게 가져가 고리모양의 도선 양끝 사이, 즉 틈에서 방전이 생기는 것을 확인하였다. 그는 또한 유도코일과 검출기 사이에 막을 만들어 다시 실험을 반복한 결과 여전히 방전이 생기는 것을 확인하여 전자기파가 회절한다는 것을 알아내었다(그림 2-10). 결국 그는 전자기파가 빛과 같이 직진, 반사, 굴절, 회절, 간섭현상이 일어남을 증명하였다.

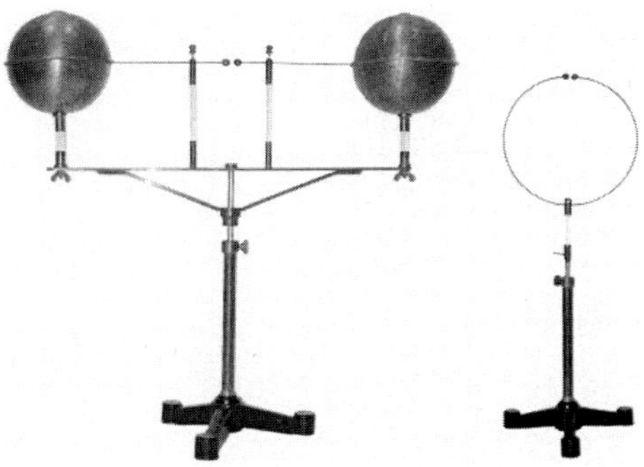

그림 2-9. 헤르츠의 실험장치

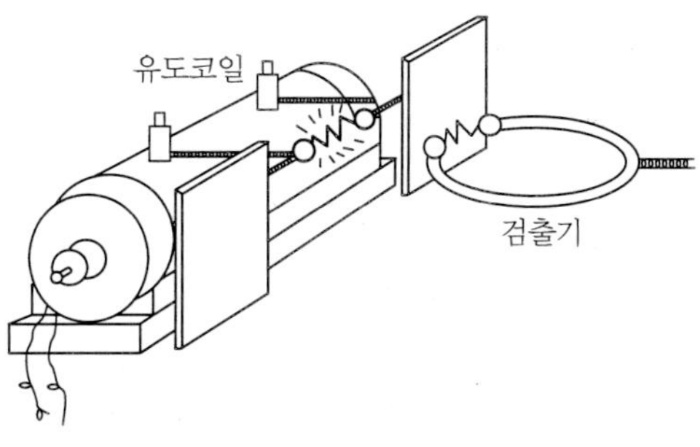

그림 2-10. 전자기파 유도 및 검출장치

그러나 시간이 흘러 19세기말에 나타난 여러 가지 물리 현상 예를 들어 흑체복사의 스펙트럼 해석, 금속에 빛을 쬐일 때 금속 표면에서 전자가 튀어나오면서 만드는 광전효과, X-선을 전자에 쬐일 때 입사파의 파장보다 산란된 X-선의 파장이 길어진다는 콤프턴 효과 등은 빛의 파동설로서는 설명이 어려웠다. 따라서 이러한 현상을 설명하는 과정에서 빛이 불연속인 값을 갖는(양자화 된) 에너지의 알갱이, 즉 광자(photon)라는 사실을 알아내었다.

19세기말엔 가열된 물체에서 방출되는 빛의 연속 스펙트럼에 대한 연구가 활발히 진행되었다. 이러한 실험 가운데는 입사한 모든 빛을 완전히 흡수하는 흑체(blackbody)라고 하는 가상적인 표면에서 방출되는 빛의 스펙트럼을 연구하는 것이 있었다. 항아리 모양이나 둥근 공모양이든 네모난 모양이든 관계없이 안이 비어있는 공동(cavity) 상자를 만들고 한 벽면에 작은 구멍을 만든다(구멍이 작을수록 흑체에 더 가까움). 흑체의 원리는 빛이 작은 구멍 속으로 들어가게 되면 완전히 흡수되어 다시 빠져나오지 못하고 그 안에서 계속 반사되면서 열로 전환되어 어느 정도 이상이 되면 복사열을 방출하게 되는데, 이때 방출되는 복사파를 프리즘에 통과시켜 파장별로 분리한 뒤에 파장별 세기를 구하여 어떤 파장의 복사파가 어떤 세기로 방출되는지를 조사하는 것이다(그림 2-11).

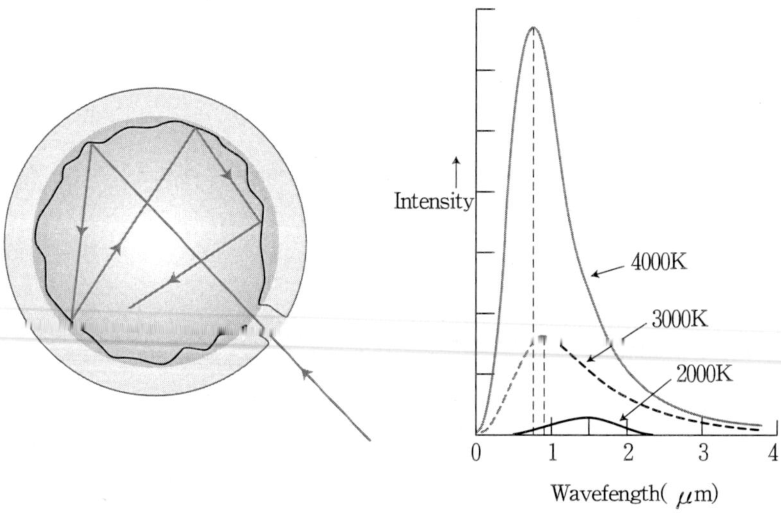

그림 2-11. 흑체복사 방법 및 복사열

1879년 슈테판(오스트레일리아의 물리학자)은 어떤 물체에서 방출되는 총 복사에너지는 그 물체의 온도와 깊은 관계가 있고 이상적인 상황에서 물체의 복사에너지는 그 물체의 절대온도의 4제곱에 비례한다는 것을 증명하였다. 또한 온도가 높아질수록 가장 많은 양의 에너지를 방출하는 복사선의 파장이 짧아지게 된다는 것을 발견하였다(그림 2-12).

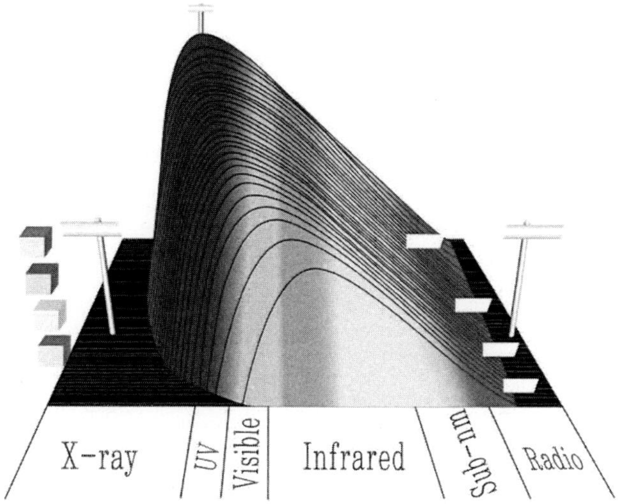

그림 2-12. 흑체복사의 세기

만약 어떤 금속을 가열하여 온도가 올라가기 시작하면 처음에는 적외선이 다음으로 빨간색의 파장이 나중엔 파란색의 파장 순으로 나타나게 된다.

이후 1893년 빈(독일의 물리학자)은 흑체복사의 에너지 분포를 수학적으로 나타내었는데, 보라색 영역에서는 에너지 분포가 잘 맞았는데, 빨간색 부분에서는 수학적으로 풀어낼 수가 없었다. 반면 레일라이히(영국의 물리학자)와 진즈(영국의 물리학자)는 빨간색에는 잘 맞고 보라색 영역에서는 잘 맞지 않는 에너지 분포와 관련된 수식을 만들었다. 하지만 이들의 연구에서는 빛이 파동이라는 가정 하에서 이루어진 것이라 더 이상 큰 진전이 없었다. 이에 플랑크(Max Karl Ernst Ludwing Planck, 1858-1947, 독일의 물리학자)는 흑체복사의 에너지 분포에 맞는 방정식을 만들기 위해서는 전혀 새로운 개념이 필요하며, 따라서 복사에너지는 매우 작은 에너지 덩어리라는 주장을 하였다. 그는 이러한 복사에너지의 단위를 양자(quantum)라고 하였고, 양자가 가지고 있는 에너지의 양은 그 양자가 복사되는 파장에 관계가 있다고 가정하였다. 즉, 파장이 짧을수록 양자의 에너지는 많아진다는 것이다. 다시 말해 양자의 에너지량은 파장에 반비례한다고 할 수 있다. 1900년에 발표한 플랑크의 양자이론은 온도와 복사에너지를 방출하는 파장 사이의 관계를 아주 깨끗이 설명해 냈지만, 발표 당시에는 크게 주목받지 못하다가 아인슈타인이 양자의 존재를 입증함으로써 세계적으로 주목받게 되었다.

1905년 아인슈타인(Albert Einstein, 1879-1955, 독일의 이론 물리학자)은 레나드(독일의 물리학자)가 발견하였던 광전효과를 설명하기 위하여 빛은 광자라는 입자의 흐름이라는 새로운 입자설인 광량자설을 제안하게 되었다. 광전효과란 빛이 금속에 닿으면 금속 표면에서 전자가 튀어나오는 현상을 말하는 것으로 마치 빛의 힘이 원자 안에 있는 전자를 차 버리는 것과 같은 현상이다(그림 2-13, 2-14, 2-15). 아인슈타인은 플랑크의 양자이론을 도입하여 광전효과를 일으키는 것은 빛의 세기가 아니라 빛의 파장으로서 양자가 가지고 있는 에너지가 어느 정도 이상 되어야만 한다는 것을 주장하였고, 결국 파장이 짧을수록 에너지가 크기 때문에 노란색이나 파란색 영역의 파장에서 광전효과가 생긴다는 것을 증명하였다.

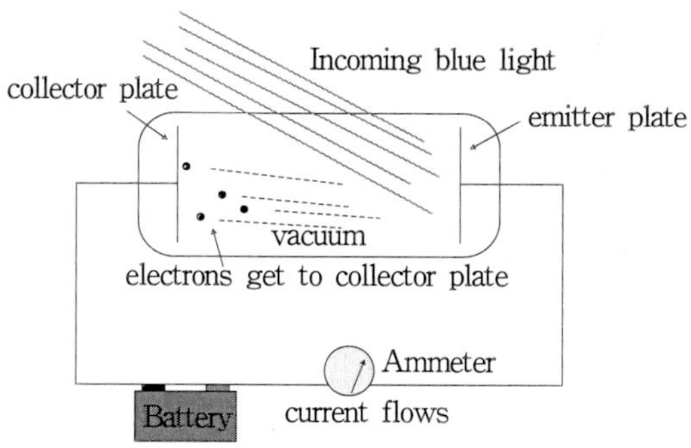

그림 2-13. 광전효과 실험

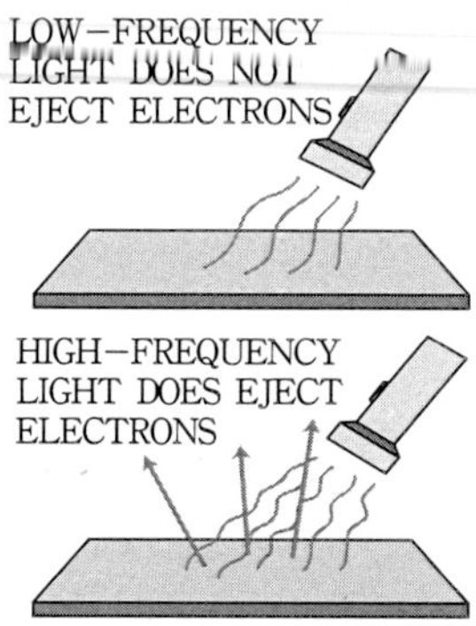

그림 2-14. 광전효과

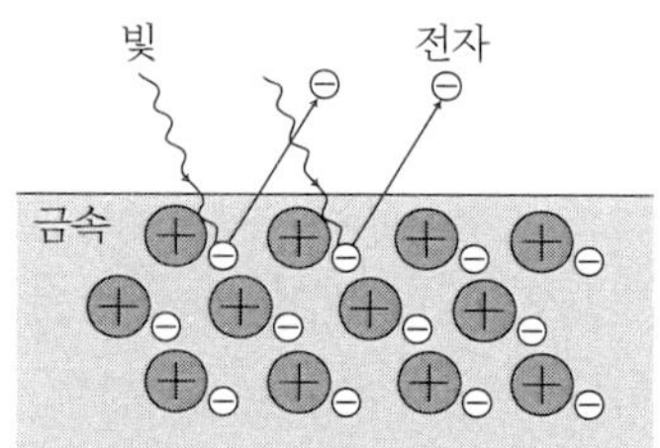

그림 2-15. 광전자 방출

그 후 1923년 콤프톤(Compton)이 X-선을 전자에 쬐일 때 입사파의 파장보다 산란된 X-선의 파장이 길어진다는 사실을 발견하였다(그림 2-16, 2-17). 이것을 콤프톤 효과라고 하는데, 이것은 광입자와 전자간의 입자적 충돌로만이 설명이 가능하므로 아인슈타인의 광량자설을 뒷받침하게 되었다. 그러나 광전효과나 콤프톤 효과로 보면 빛은 에너지를 가진 입자이고, 회절이나 간섭 등의 현상은 파동적으로만 설명이 가능하기 때문에 빛은 파동인 동시에 입자성을 갖는 양면성이 있다고 결론지었으며, 따라서 빛의 이중성이 나오게 되었다. 그 후 전자와 같은 입자의 운동에서도 파동적으로

만 설명이 가능한 회절현상이 발견되므로, 오늘날에는 이러한 현상이 파동, 입자에 관계없이 모든 것에 공통된 성질이며, 자연의 모습이라고 생각하게 되었다.

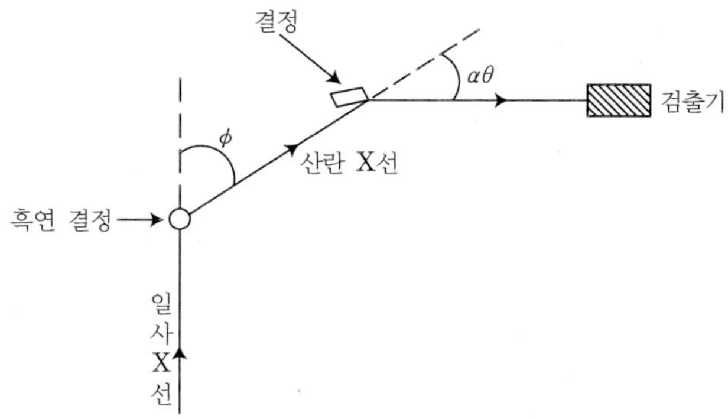

그림 2-16. 콤프턴 효과그림

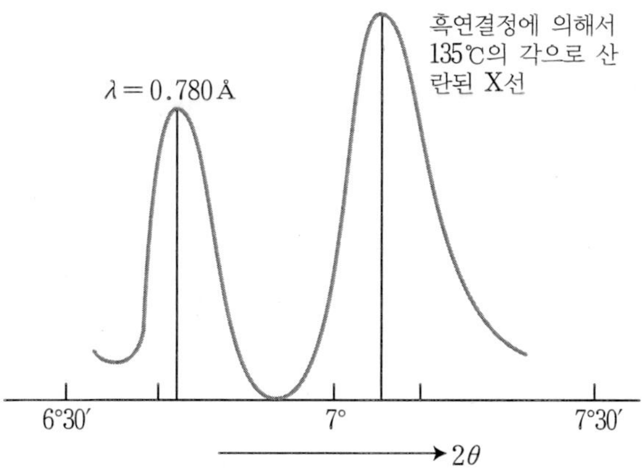

그림 2-17. 콤프턴 효과에 의한 파장의 변화

2. 광선(빛)의 성질

1) 광선(빛)의 물리광학

(1) 광선(빛)의 간섭

빛이 간섭효과를 일으킨다는 사실을 최초로 설명한 것은 1801년 영국의 물리학자인 Thomas Young이었다. Young의 실험은 그 당시 획기적인 것이었으며, 빛의 파동성을 한층 더 확신케 해준 것이었다. Young의 실험에서 나타나는 간섭현상을 설명하는 데는 입자론적으로는 불가능하다.

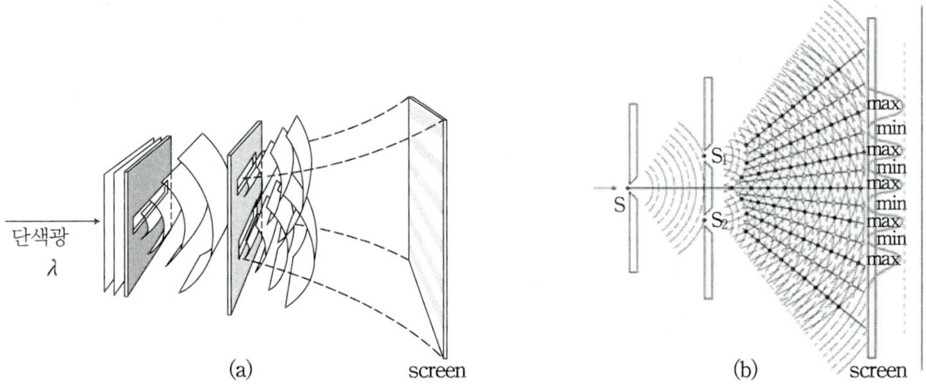

그림 2-18. 영의 간섭실험

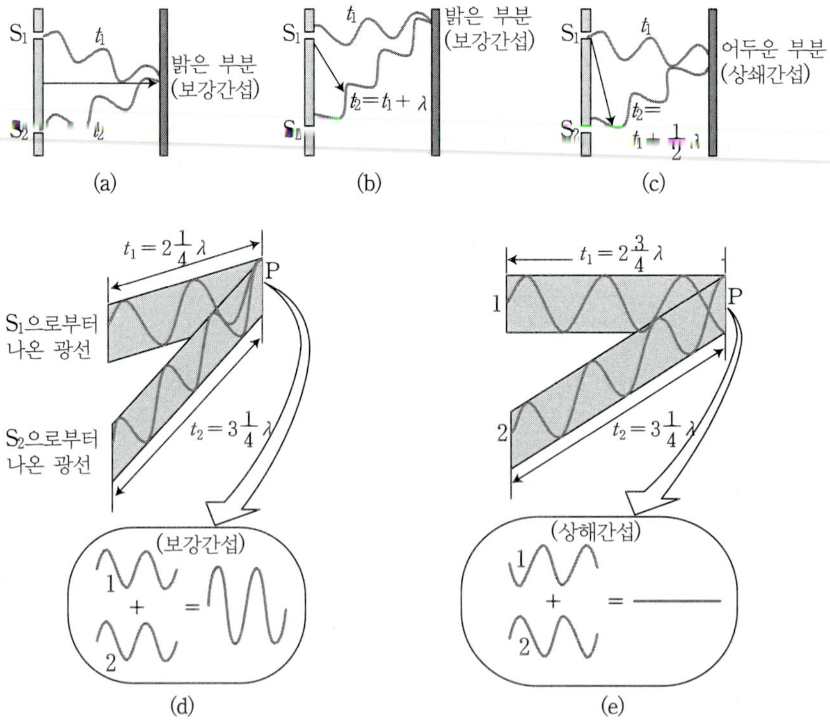

그림 2-19. 빛의 상쇄간섭, 보강간섭

위 그림은 Young의 실험장치를 나타낸 것이다(그림 2-18). 왼쪽에 있는 광원에서 나오는 단색광이 단일 슬릿 S를 통과하고, 다시 S에 평행하고 S에서 같은 거리에 있는 이중 슬릿 S1, S2를 지나게 되면 두 개의 구면파로 되어, 이들 구면파가 겹쳐져서 이중 슬릿의 오른쪽에 있는 스크린상에 밝고 어두운 무늬를 나타내게 된다.

S에서 출발한 빛은 이중 슬릿 S1, S2로 들어가는데, S1, S2에서 나온 빛의 파장은 위상이 동일하기 때문에 간섭이 일어나지 않는다. 하지만 S1, S2에서 나온 빛이 어떤 각도를 갖게 되면 스크린의 한 점까지 도달하는 시간과 주파수가 달라지게 되어 S1, S2에서 나온 빛은 서로 위상이 겹쳐지면서 간섭현상을 일으키게 된다. 간섭을 일으킬 때, 마루와 마루가 만나는 지점에서는 보강간섭이 일어나고, 마루와 골이 만나는 지점에서는 상쇄간섭이 일어나기 때문에 스크린에 비쳐질 때는 밝은 띠와 어두운 띠가 구분되게 된다(그림 2-19).

스크린에 비쳐진 명암의 띠는 슬릿과 슬릿 사이의 간격과 슬릿과 스크린 간의 거리, 빛의 파장에 따라 달라지는데, 보통 슬릿과 슬릿 사이의 간격이 좁을수록, 슬릿과 스크린 간에 거리가 길수록, 빛의 파장이 길수록 띠의 폭이 넓어진다.

Young은 스크린에 비쳐진 밝은 띠와 어두운 띠의 간격과 슬릿사이의 간격 및 슬릿과 스크린사이의 간격을 통해 파장을 알아낼 수 있었다.

예를 들어 아래 그림(그림 2-20)과 같이 두 슬릿 사이의 간격 $d=0.2$mm이고, 슬릿과 스크린 사이의 거리가 1m이며, 스크린 중앙의 밝은 띠에서 양옆으로 같은 위치, 즉 3번째에 있는 밝은 무늬까지의 거리가 7.5mm이라면 빛의 파장은 다음과 같다.

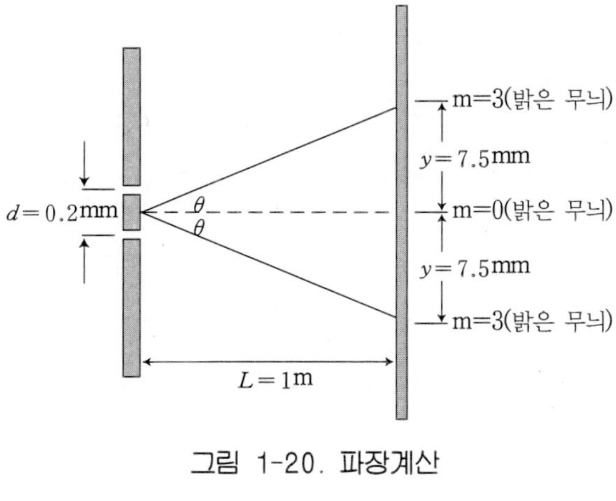

그림 1-20. 파장계산

$$\text{파장}(\lambda) = \frac{\text{슬릿과 슬릿사이의간격}(d) \times \text{중앙에서 밝은 띠까지의 거리}(y)}{\text{슬릿과 스크린 사이의 거리}(L) \times \text{중앙에서 밝은 띠까지의 서수}(m)}$$

$$\text{파장}(\lambda) = \frac{(0.02 \times 0.75)}{3 \times 100} = 5 \times 10^{-5}\,\text{cm} = 500\text{nm}$$

(2) 빛의 회절

빛이 파동이라면 간섭에 더해 회절 현상이 생기는 것은 당연하다. 과학이 발달하기 전에는 빛의 파장이 너무 짧기 때문에 회절 현상을 찾지 못하였으나, 19세기에 빛의 간섭현상을 발견한 것을 계기로 빛에서 회절현상이 발생한다는 것을 알게 되었다. 회절현상에 대한 실험은 Fresnel이 처음으로 실시하였으며, 그의 실험을 통하여 빛이 회절한다는 것을 증명하였다(그림 2-21, 2-22).

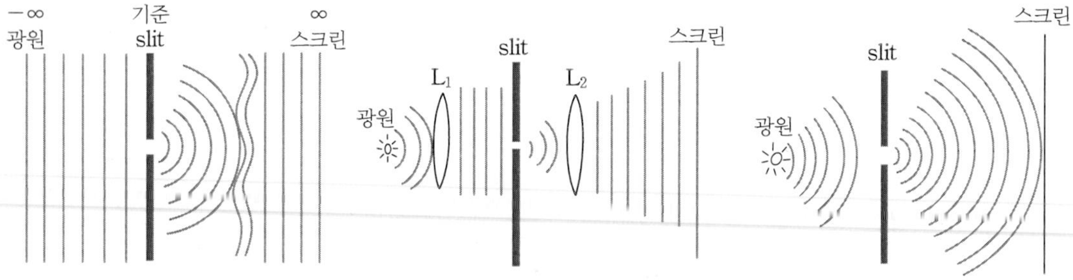

그림 2-21. Fresnel의 회절 원리

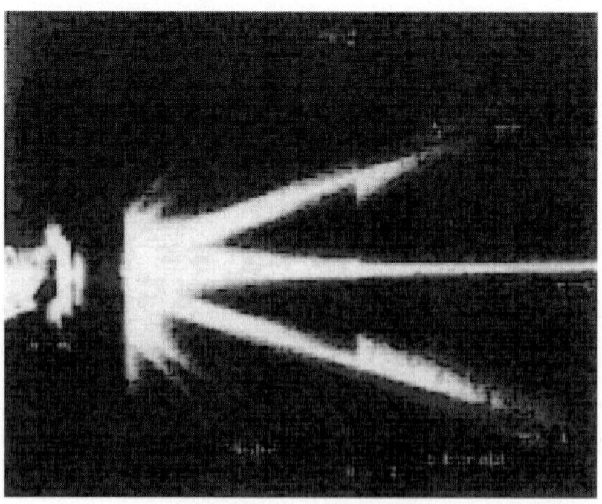

그림 2-22. 빛의 회절

두 개의 볼펜 사이에 종이나 머리카락을 끼워 작은 틈을 만든 후 눈에 가까이 대고 밝은 빛을 보면 명암의 무늬를 볼 수 있다. 또는 종이에 바늘구멍을 만들어 빛을 통과시킬 때에도 명암의 무늬가 나타나게 된다. 이때 밝은 무늬의 폭은 슬릿이나 구멍의 폭보다 훨씬 넓으며, 명암의 무늬가 교대로 나타난다. 하지만 이런 회절 현상이 우리들의 주변에서 흔하게 관측되지 않는 것은 빛의 파장이 매우 짧기 때문이다.

빛의 간섭현상과 회절현상을 알아보기 위하여 폭이 좁고 길게 틈을 만든 광학장치를 슬릿(실틈)이라고 한다. 슬릿의 폭이 파장보다 훨씬 좁다면 거의 동일한 하나의 구면파가 생겨 빛이 방사상으로 넓게 퍼지되 특이한 간섭의 무늬를 볼 수 없지만, 슬릿의 폭을 빛의 파장 크기 정도로 작게 만들면 슬릿을 통과하는 빛은 회절현상을 일으키게 되고, 반면 슬릿의 폭이 파장보다 훨씬 큰 경우에는 회절이 눈에 잘 뜨이지 않을 정도로 작아진다. 슬릿을 통과한 빛들은 서로 간섭을 일으키게 되는데, 위상차이가 있는 빛이 연속적으로 무수히 많이 합해지면서 간섭무늬와는 다른 밝고 어두운 무늬의 강도 분포 현상이 나타난다. 따라서 이런 경우를 간섭이라 하지 않고, 특별히 회절이라고 부르며 무늬의 형태 역시 간섭의 무늬와는 다른 양상을 보인다. 보통 회절의 중심점이 가장 밝고 폭이 크지만, 양옆으로 갈수록 폭도 작아지고 밝기도 줄어든다(그림 2-23, 2-24).

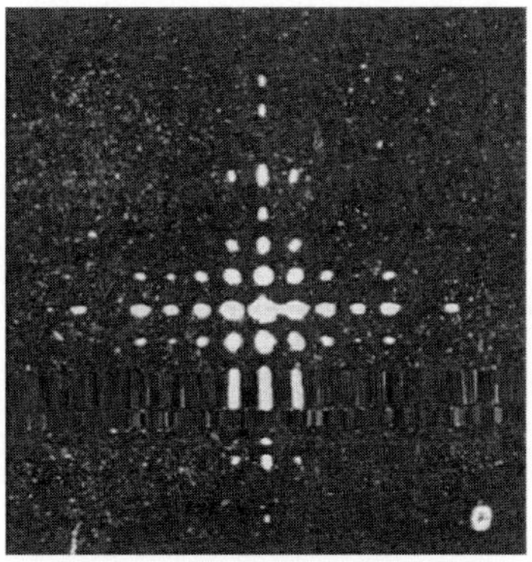

그림 2-23. 헝겊망에서의 회절무늬

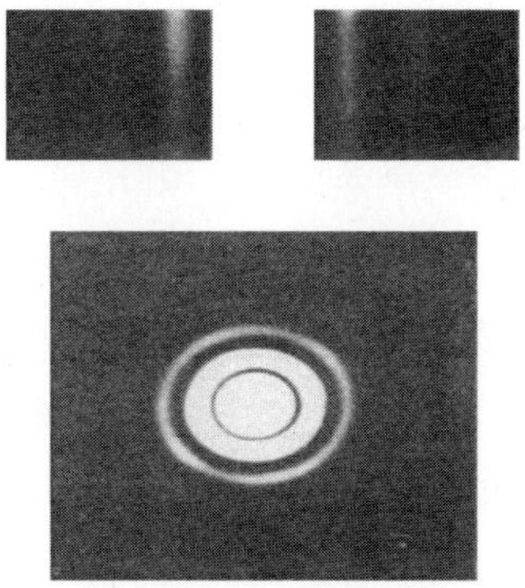

그림 2-24. 작은 구멍에서의 회절무늬

일반적으로 슬릿의 폭이 좁을 때에는 넓을 때보다도 회절 무늬의 간격이 넓은 것을 볼 수 있다. 따라서 빛도 파동과 같이 슬릿의 폭이 좁을수록 회절이 크게 일어나는 것을 알 수 있다(그림 2-25). 반면 슬릿의 폭을 일정하게 하고 여러 가지 색깔의 빛을 비춰 보게 되면 빨간빛에 의한 회절무늬의 간격은 넓고 파란빛에 의한 회절무늬의 간격은 좁다. 이것은 빨간빛이 파란빛 보다 파장이 길기 때문이다. 따라서 빛의 파장이 길수록 회절성이 크다는 것을 알 수 있다(그림 2-26).

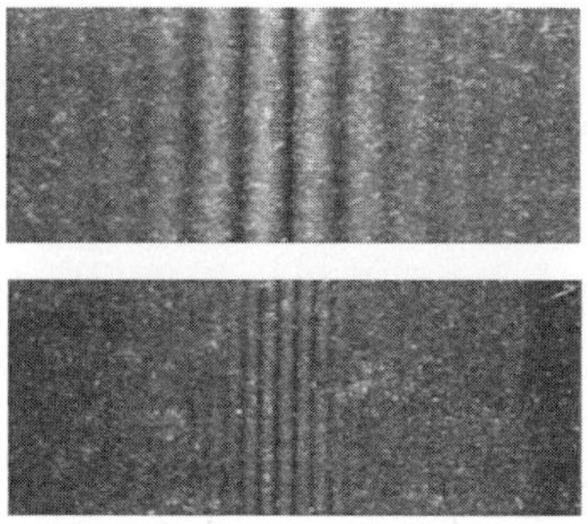

그림 2-25. 슬릿의 간격에 따른 회절무늬

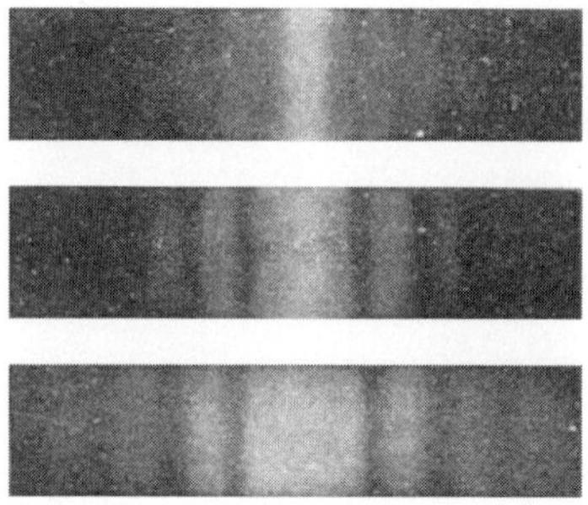

그림 2-26. 색깔에 따른 회절무늬

(3) 빛의 편광

빛의 간섭 실험과 회절 실험은 빛이 파동이라는 사실을 증명해 주었다. 하지만 이 파동이 횡파인지 종파인지, 진동이 직선방향인지와 같은 파동의 성질을 설명할 수는 없다. 따라서 이러한 빛의 성질을 알아보기 위하여 편광현상을 알아보는 실험을 하였다.

이 실험에서 필요한 것은 x축이든 y축이든 한 쪽 방향만을 통과시킬 수 있는 폴라로이드(polaroid) 판이나 방해석(그림 2-27) 또는 결정축에 나란하게 자른 얇은 전기석(그림 2-28)과 같은 편광판이 필요하다. 여기서 폴라로이드는 1938년 E. H. Land가 발명한 것으로 빛을 흡수할 수 있는 장치이다. 이 물질은 제조 과정에서 판이 한쪽 방향으로 잡아당겨질 때 일렬로 정렬되는 긴 사슬고리로 된 탄화수소를 포함하고 있다. 그 판을 요오드 용액 속에 담그면 그 사슬고리들은 전도성을 갖는다. 그 사슬고리에 나란한 전기장을 벡터 E를 갖는 빛이 입사되면 그 사슬고리들을 따라 전류가 흐르게 되어 빛 에너지가 흡수되고, 이 사슬고리에 수직인 전기장 벡터 E를 갖는 빛이 입사되면 빛은 투과된다(그림 2-29). 그림에서 보면 사슬고리에 수직인 방향을 투과축(transmission axis)이라 한다. E가 투과축에 나란하면 모든 빛은 투과되고 E가 투과축에 수직이면 모든 빛은 흡수된다.

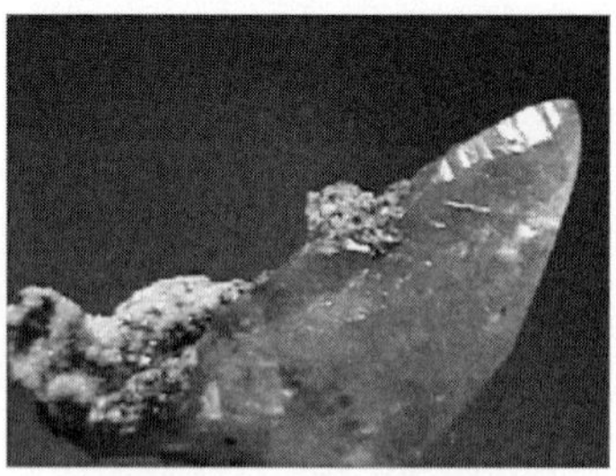

그림 2-27. 방해석

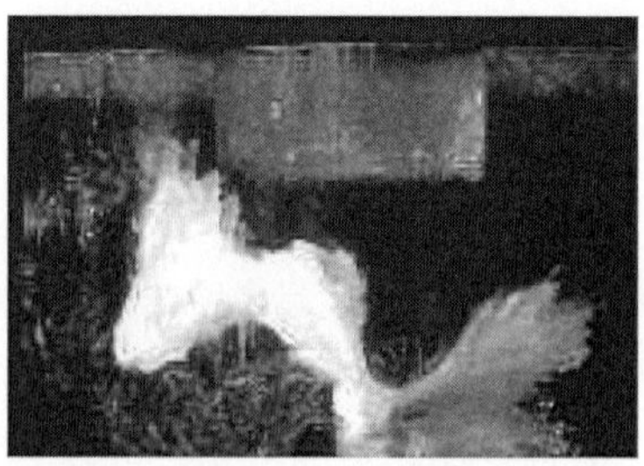

그림 2-28. 전기석

편광현상을 알아보기 위하여 먼저 얇게 자른 전기석을 두 개 준비하여 광원과 일직선이 되게 겹쳐 놓은 다음 첫 번째 것을 그대로 놓은 상태에서 두 번째 것을 서서히 돌리면 밝게 보일 때와 어둡게 보일 때가 있다. 이런 현상은 편광판을 90° 회전시킬 때마다 반복하여 나타난다. 즉 두 편광판의 결정축이 평행일 때는 밝게 보이고, 서로 수직일 때는 어둡게 보인다.

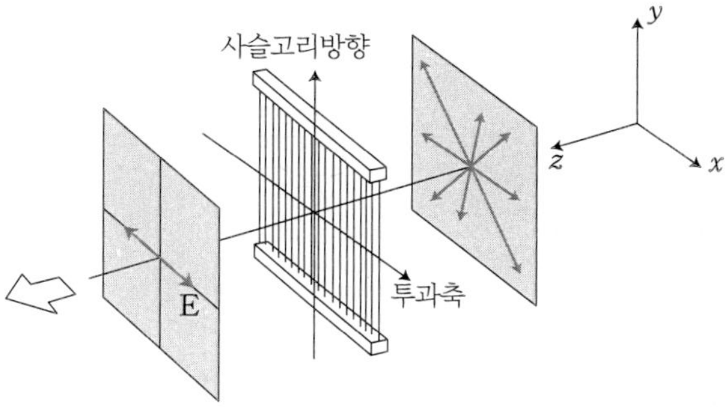

그림 2-29. 빛의 편광

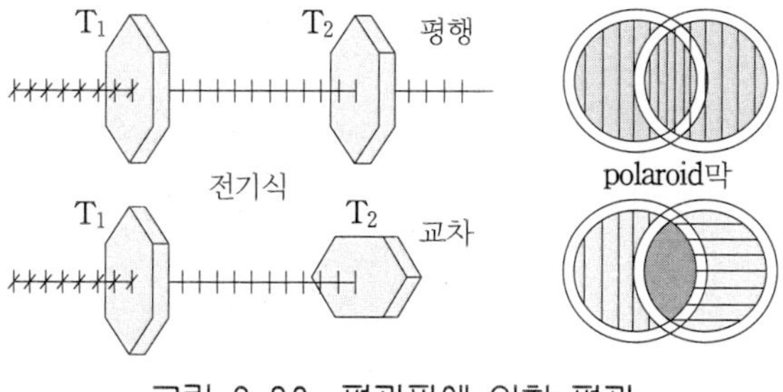

그림 2-30. 편광판에 의한 편광

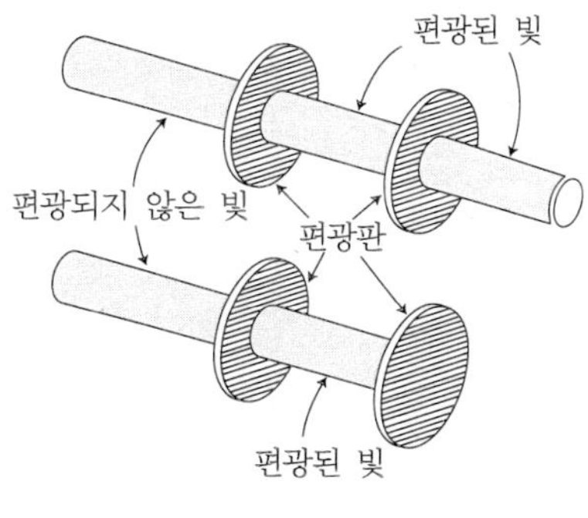

그림 2-31. 빛의 편광현상

이것은 빛이 진행방향과 수직으로 진동하며, 상하, 좌우 모든 방향으로 진동하는 횡파라는 증거이다. 따라서 빛이 첫 번째 편광판에 도달하게 되면 상하, 좌우로 진동하던 횡파 가운데 편광판의 결정축과 평행하게 진동하는 횡파만 통과하게 되고, 이것이 두 번째 편광판에 도달했을 때, 만약 편광판의 결정축이 평행하면 두 번째 편광판도 통과하게 되어 밝게 보인다(그림 2-30, 2-31). 하지만 편광판의 결정축이 첫 번째 편광판의 결정축과 수직이면 첫 번째를 통과한 횡파의 진동 방향과 편광판의 결정축 역시 수직이 되기 때문에 횡파가 통과하지 못하여 어둡게 된다.

이때 하나의 편광판을 통과한 빛과 같이 한 쪽 방향으로만 진동하는 빛을 직선편광(liner polarization)이라 한다(그림 2-32). 이와 같은 편광현상은 횡파에서만이 갖는 특성이다.

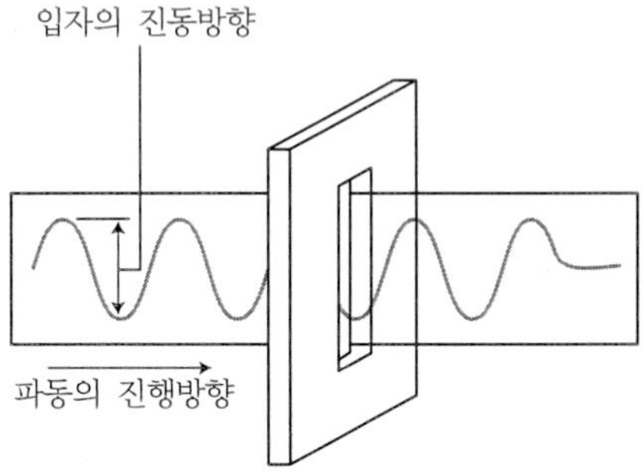

그림 2-32. 직선편광

2) 빛의 기하광학

(1) 반사(reflection)

매질이 균일하면 빛은 일정한 파형과 일정한 속력으로 진행한다. 그러나 매질의 종류가 다른 경계면에 도달하면 빛은 그 경계면에서 처음 매질 속으로 되돌아가는 반사(reflection)가 일어난다.

반사파의 위상은 경계면의 상태에 따라 두 경우가 있다. 첫 번째는 파동이 소한 매질에서 밀한 매질에 도달하여 반사할 때 반사 파형은 입사파와는 상하 및 진행 방향이 반대가 되어 위상은 입사파와는 180° 달라진다. 두 번째는 밀한 매질에서 소한 매질에 도달하였다가 반사되는 반사 파형으로서 위상의 변화는 없게 된다.

그림 2-33에서와 같이 빛이 매질이 다른 경계면에서 반사될 때에 입사각과 반사각은 항상 동일하고 입사광선과 반사광선 및 법선은 모두 같은 평면에 있다. 이것을 ***반사의 법칙***이라고 한다. 여기서 법선이라고 하면 반사면과 직각을 이루는 선을 의미한다.

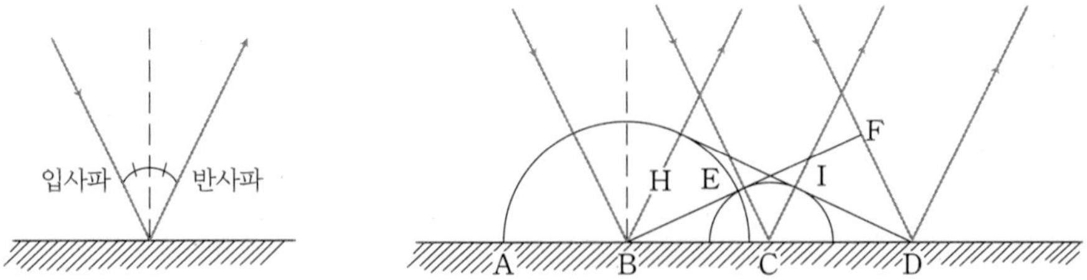

그림 2-33. 반사의 법칙

위 그림에서 빛의 선속이 매끈한 평면에서 반사된 선속의 모든 광선들이 평행이 되고 있다. 이러한 반사를 규칙반사 또는 거울반사(regular of specular reflection)라고 하며(그림 2-33), 아래 그림 2-34와 같이 반사면이 고르지 않은 곳에서는 서로 평행되지 않고 여러 방향으로 산란된다. 이처럼 거치른 표면으로부터의 반사를 확산 반사 혹은 난반사(diffuse reflection)라고 한다. 표면의 요철 상태가 입사광선 파장의 1/4 이하일 때는 표면이 매끈하다. 또는 연마되어 있다고 한다. 레이저를 이용한 반사현상은 아래 그림 2-35와 같다.

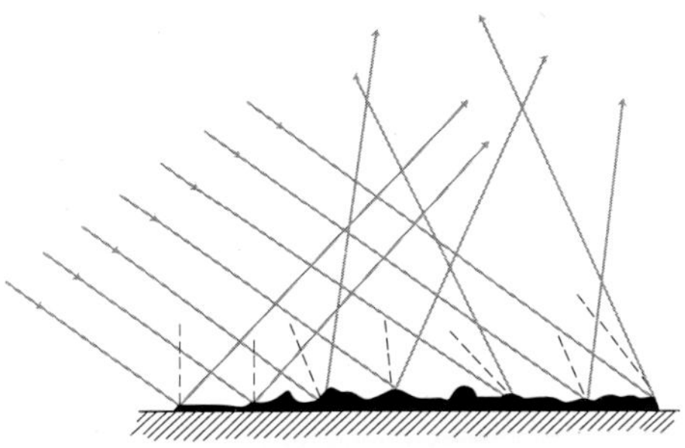

그림 2-34. 확산반사

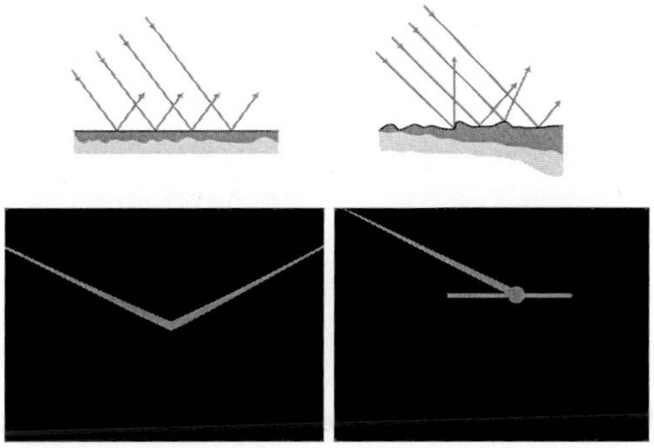

그림 2-35. 레이저의 반사

이러한 반사의 성질을 광선치료에서 이용하고 있는데, 광선의 효율을 높이기 위해서 반사경을 사용하며, 특히 포물선 모양(parabolic in shape)의 반사경을 많이 사용한다. 왜냐 하면 포물선 모양의 반사경은 광선이 평행으로 복사되면 각 광선이 두 번씩 반사되어 광선이 분산(distribution)되지 않도록 하여 복사에너지의 효율을 높일 수 있기 때문이다.

반사는 주파수, 입사각, 접해있는 두 매질의 본질에 따라 영향을 받는다.

(2) 굴절(refraction)

광선이 투명한 물질에 입사하면 두 가지 효과가 나타난다. 첫째로 광선의 일부는 반사 법칙에 따라 반사된다. 둘째로 광선의 반사되지 않은 부분은 물질을 투과하지만 투과 방향은 입사 방향과 같지 않다(그림 2-36, 2-37). 광선이 한 매질에서 다른 매질로 들어갈 때 이와 같은 광선의 힘을 굴절이라고 부른다.

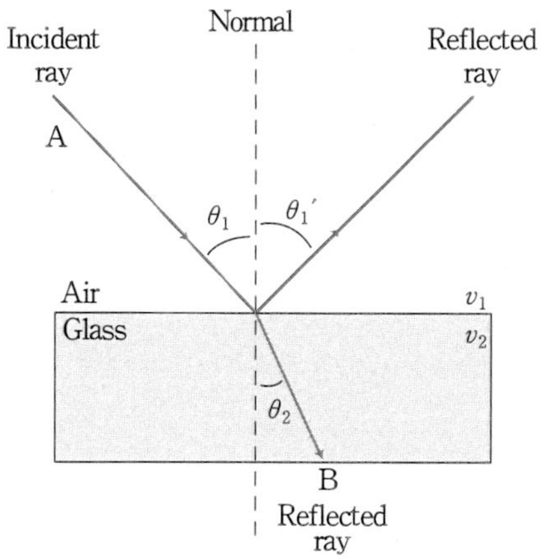

그림 2-36. 빛의 이중반사

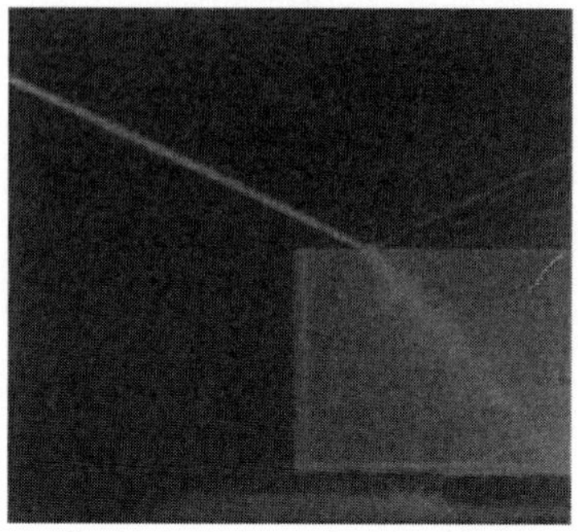

그림 2-37. 빛의 이중반사 현상

광선이 공기와 같은 매질에서 유리 또는 물과 같은 밀매질에 입사하면 굴절 광선은 입사광보다 항상 법선에 가까이 있다(그림 2-38). 따라서 각 θ는 각 ϕ보다 항상 작다. 반면 광선이 조밀한 매질로부터 입사하면 광선은 법선으로부터 멀리 굴절된다(그림 2-38). 이 경우 각 θ는 각 ϕ보다 크다. 서로 밀도가 다른 한 매질에서 다른 매질로 빛이 통과할 때에는 빛의 굴절 때문에 물 밖에서 볼 때에 물 속의 물체는 위치가 옮겨져 보일 것이다(그림 2-39).

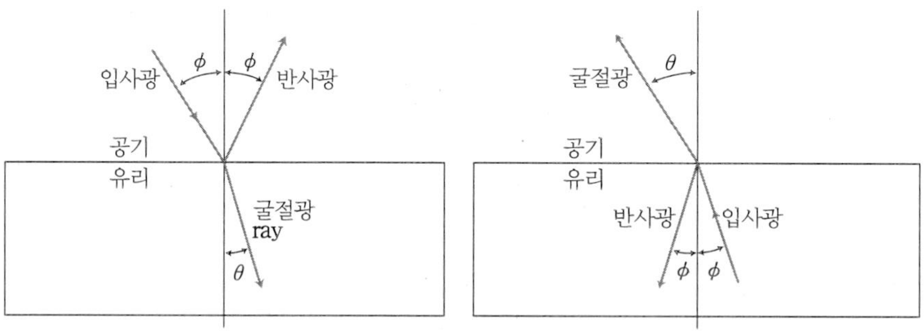

그림 2-38. 빛의 굴절

빛이 휘는 이유는 빛의 파동 성질에 의한 것이다. 그림 2-40에서와 같이 공기-유리면에 입사한 광선 다발을 생각해 보자. 다발의 면 즉 파면은 광선 방향에 수직하며 AB선으로 표시된다. 시간이 경과하면 AB선은 CD에 도착한다. C에서 파면의 한쪽 끝은 유리에 접하는 반면에 다른 파면의 끝은 유리면으로부터 DF만큼 떨어져 있다. 유리와 같은 조밀한 매질 내에서 광속도는 공기 중에서의 속도보다 작다. 그러므로 유리 속에서 파의 일부는 공기 밖에 있는 파면이 유리에 도착하는 시간동안 짧은 거리를 이동한다.

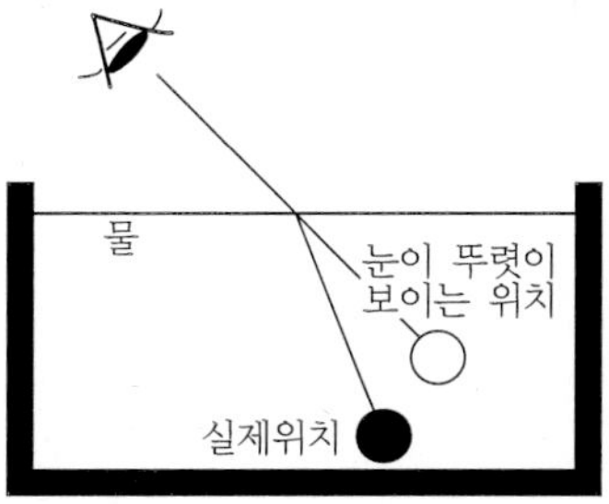

그림 2-39. 물속에서의 굴절

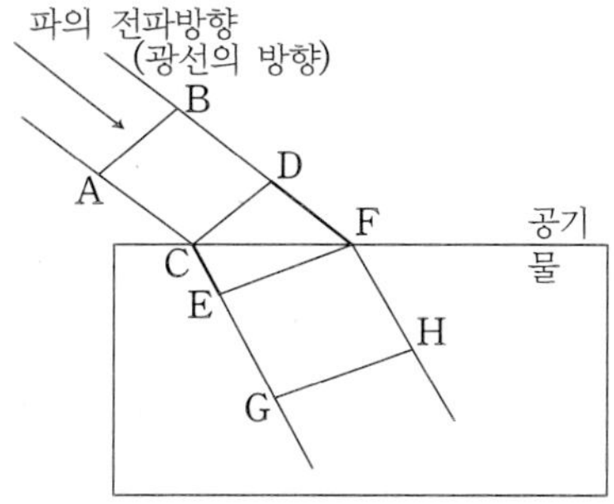

그림 2-40. 공기와 유리에서의 굴절

파면의 오른쪽 끝부분이 D에서 F까지 이동하는 시간에 파면의 왼쪽끝 부분은 짧은 거리 CE를 이동한다. 결과적으로 원래 파면의 방향(AB와 CD)은 유리 속을 통과하면서 바뀐다(EF와 GH).

진공 중에서와 매질 내에서 광속의 비를 매질의 굴절률이라고 부르며 다음과 같이 정의한다.

굴절률 $= n$

$$n = \frac{\text{진공 중에서 광속도}}{\text{매질 내에서의광속도}} = \frac{c}{v}$$

유리는 종류에 따라서 다른 굴절률을 갖지만 대부분 $n = 1.5$ 근처의 값을 갖는다. 물은 굴절률이 $n = 1.33$이다. 서로 다른 물질이 접촉하고 있을 때 이들의 굴절률은 광선이 한 매질로부터 다른 매질을 투과할 때 휘어지는 정도를 결정한다. 굴절률은 표 2-1을 참조할 수 있다.

표 2-1. 진공 중에서의 빛의 파장=589nm에서 측정된 물질들의 굴절률

물 질	굴절률	물 질	굴절률
20℃의 고체		20℃의 액체	
다이아몬드(C)	2.419	벤젠	1.501
형석(CaF)	1.434	이황화탄소	1.628
용융석영(SiO_2)	1.458	사염화탄소	1.461
크라운 유리	1.520	에틸알코올	1.361
플린트 유리	1.660	글리세린	1.473
얼음(0℃에서 H_2O)	1.309	물	1.333
폴리스티렌	1.490	0℃, 1기압의 기체	
소금(NaCl)	1.544	공기	1.000293
지르코늄	1.923	이산화탄소	1.00045

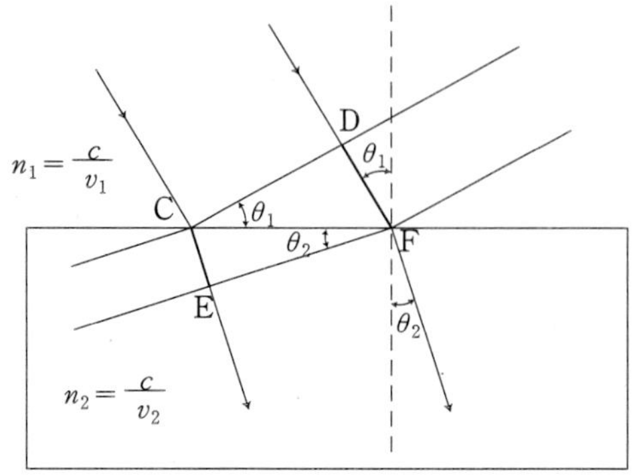

그림 2-41. 두 매질에서의 굴절

스넬은 입사각과 굴절각 사이의 관계를 굴절률을 사용하여 구하였는데, 스넬의 굴절법칙을 그림 2-41에서 구할 수 있다. 광선속이 굴절률이 $n_1 = \frac{c}{v_1}$ 인 매질 1을 출발하여 매질 1과 매질 2 사이의 경계면에 θ_1의 각으로 입사한다(매질 2의 굴절률은 $n_2 = \frac{c}{v_2}$ 이다). 입사면이 D에서 F에 도달하는 시간 동안에 굴절된 파면은 C에서 E까지 진행한다. 그러므로 다음과 같이 쓸 수 있다.

$$\mathrm{DF} = v_1 t = \frac{ct}{n_1} \qquad \mathrm{CE} = v_2 t = \frac{ct}{n_2}$$

다음에 삼각형 △CDF와 △CEF를 조사하면

$$\sin\theta_1 = \frac{\mathrm{DF}}{\mathrm{CF}} \quad \text{또는} \quad \mathrm{DF} = \mathrm{CF}\sin\theta_1$$

$$\sin\theta_2 = \frac{\mathrm{CE}}{\mathrm{CF}} \quad \text{또는} \quad \mathrm{CE} = \mathrm{CF}\sin\theta_2$$

을 얻는다. 첫 번째 식을 두 번째 식으로 나누면

$$\frac{\mathrm{DF}}{\mathrm{CE}} = \frac{\sin\theta_1}{\sin\theta_2}$$

이고 비 DF/CE는

$$\frac{\mathrm{DF}}{\mathrm{CE}} = \frac{ct/n_1}{ct/n_2} = \frac{n_2}{n_1}$$

이므로

$$\frac{n_2}{n_1} = \frac{\sin\theta_1}{\sin\theta_2}$$

또는 $n_1 \sin\theta_1 = n_2 \sin\theta_2$로 주어진다. 이 ***굴절식이 스넬(Snell)의 굴절법칙*** 이다.

지금까지는 공기에서 유리와 같은 저밀도 매질에서 고밀도 매질로 입사될 때 일어나는 반사와 굴절에 대해 알아보았다. 당연히 광선이 공기로부터 유리면에 입사하게 되면 각도에 따라서 다르겠지만 어떤 각으로 입사하여도 투과하는 광선이 있게 마련이다.

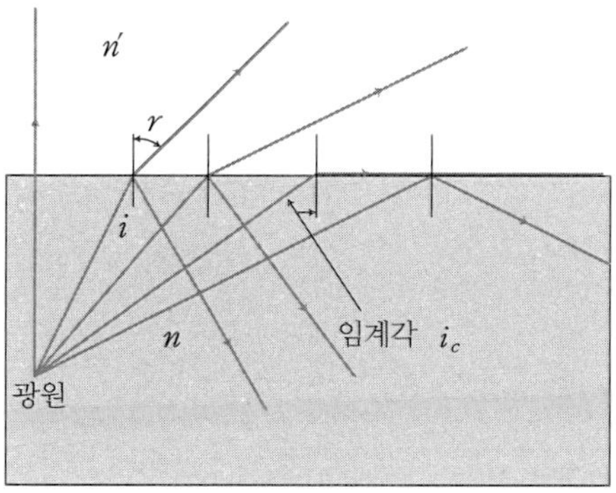

그림 2-42. 임계각

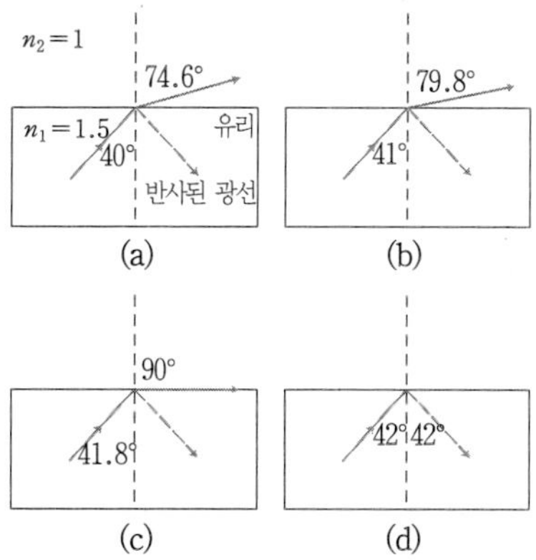

그림 2-43. 밀한 매질에서 소한매질로의 반사

반면에 고밀도 매질에서 저밀도 매질로 광선이 입사될 경우에는 지금까지 살펴보았던 입사와 굴절과는 다른 특이한 현상을 발견할 수 있다. 광선이 유리쪽에서 공기-유리의 경계면으로 입사하면 굴절각이 90° 가 되는 입사각이 있는데, 이 입사각보다 큰 경우에는 광선의 굴절각이 90° 보다 크게 되어 빛이 공기-유리 경계면을 투과하지 못하는 현상을 발견하게 된다. 따라서 굴절각이 90° 가 되는 입사각을 임계각(critical angle)이라 한다(그림 2-42). 실험 결과를 보면 임계각(θ_c)보다 작은 경우에는 투과하는 광선이 있지만, 임계각 보다 큰 경우에는 투과하는 광선이 없게 된다. 즉 어떤 임계각을 넘으면 광선이 투과하지 못하고 모두 반사되는 전반사(total reflection) 현상이 일어난다. 스넬의 법칙을 보면 전반사를 쉽게 이해할 수 있다.

그림 2-43을 보면 광선들이 약 40° 의 각도들로 공기-유리면에 입사하고 있음을 볼 수 있다(유리는 입사 매질 1이다). 입사각이 40° 일 때 스넬 법칙을 사용하면 굴절광은 74.6° 로 공기 중으로 나간다. 입사각을 41° 로 증가시키면(그림 2-43b) 굴절각은 79.8° 로 증가하게 된다. 그림 1-43c에서 입사각이 41.8° 이면, $n_1 \sin\theta_1 = 1$이 된다. 반면 $n_2 = 1$이므로, $n_2 \sin\theta_2$는 간단히 $\sin\theta_2$라고

할 수 있다. 따라서 $\sin\theta_2 = 1$이면 θ_2는 90° 이며, 굴절광은 표면에 놓이게 된다. θ_1을 그 이상 증가시키면 $n_1 \sin\theta_1$은 1보다 커진다. $\sin\theta_2$는 1보다 클 수 없으므로 41.8° 보다 큰 입사각에 대한 굴절광은 없다. 따라서 41.8° 라는 각은 굴절률이 1.5인 유리의 임계각이다.

굴절률이 n인 물질이 공기와 접하고 있을 때 임계각 θ_c는 다음과 같이 얻어질 수 있다.

$$\theta_c = \sin^{-1}\frac{1}{n}$$

따라서 임계각보다 입사각이 클 때 는 굴절은 일어나지 않으며 빛은 경계면에서 완전히 반사된다.

결국 밀한 매질인 물, 유리 같은 것으로부터 소한 매질인 공기 같은 곳으로 진행하는 경우에는 그림 2-44와 같이 입사각이 클수록 굴절각도 커지고, 입사각보다 굴절각이 커지다가 굴절각이 90° 이상으로 커질 수는 없기 때문에 입사각의 크기가 어느 범위 이상이 되면 빛은 경계면에서 전부 반사하게 된다. 이를 전반사라고 한다(그림 2-44).

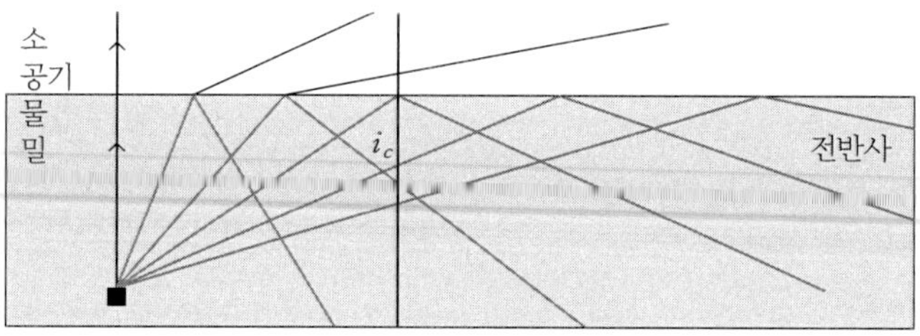

그림 2-44. 전반사

(3) 흡수

광선이 어떤 물체에 도달하게 되면 침투깊이에 따라 복사선의 에너지가 감쇠하는 것을 볼 수 있는데, 이러한 현상은 물체를 구성하는 물질에 의해 복사에너지가 흡수되어 다른 형태의 에너지로 전환되기 때문이다. 물론 물체를 이루고 있는 성분에 따라 흡수량은 달라지게 된다. 따라서 복사에너지를 강하게 흡수하는 물체를 흡수체라고 하며, 반대로 복사선 등을 흡수하지 않고 그대로 통과시키는 물질을 그 복사선에 대하여 투명하다고 한다.

예를 들어 유리섬유 등은 음파에 대한 뛰어난 흡수체(흡음제)로서 흡음재로 사용되며, 보통의 유리는 가시광선에 투명하나, 자외선의 일정 파장에 대해서는 흡수체로서 작용하므로, 일정 파장의 자외선은 유리를 통과하지 못한다. 반면 석영은 자외선에 투명하기 때문에 자외선을 투과시키려면 자외선에 대해서 투명한 석영유리 등 특수한 유리를 사용해야 한다.

일반적으로 어떤 물질이 특정한 복사선에 대해 흡수체로 작용하는 정도는 외부로부터 오는 복사선에 대하여 물질의 구성체가 공명하여 다른 에너지로 전환하는 정도 등에 의해 결정된다.

독일의 천문학자이면서 물리학자인 Lambert는 빛의 흡수에서 흡수층에 입사하는 빛의 세기와 투과광의 세기에 비를 로그한 값은 흡수층의 두께에 비례한다는 법칙을 발견하였는데, 이를 ***램버트의 흡수법칙***(***Lambert's absorption law***)이라고 한다.

입사광의 세기를 I_0, 투과광의 세기를 I, 흡수층의 두께를 d, 농도를 μ(흡수계수)라 하면 Lambert의 흡수 방정식은

$$\log(I_0/I) = \mu d$$

Lambert의 흡수법칙을 보면 물질의 두께가 두껍고, 흡수계수가 큰 물질일수록 투과되는 광선이 적다는 것을 알 수 있다.

따라서 광선치료시 치료에 필요한 광선은 통과시키고 필요하지 않은 광선은 흡수시키는 역할을 할 수 있는 여과기(filter)를 선택할 경우 Lambert의 흡수 법칙을 이용하여, 흡수계수와 두께 등을 고려하는 것이 필요하다.

(4) 조도(Illuminance)

조도란 어떤 면이 받는 빛의 세기를 나타내는 말로서 단위는 럭스(lx) 또는 포토(ph)라고 한다. 조도는 광원에서 나온 빛이 일정 단위면적을 단위시간당 지나가는 평균에너지라고 할 수 있다. 따라서 광원과 물체가 이루는 각도에 따라 광선의 세기는 달라지게 되며, 이러한 법칙을 ***Lambert의 코싸인 법칙***(***Lambert's cosine law***)이라고 한다.

광원에서 나온 빛은 물체에 부딪치면 일부는 반사되고 일부는 투과하게 되는데, 빛의 세기란 반사되지 않고 투과되는 빛 에너지와 관계가 있다. 따라서 광원과 물체의 표면이 이루는 각도, 즉 그 면의 법선과 입사광선 사이에 존재하는 각 θ가 있다면 빛의 세기는 광선속의 $\cos\theta$에 비례한다. 결국 입사하는 광선과 법선과의 각도가 작을수록 투과되는 에너지가 많고, 반사되는 에너지가 적기 때문에 물체에 미치는 빛의 강도는 커지게 된다.

입사, 반사, 투과 광선속 밀도를 I_i, I_r, I_t라하고, 입사, 반사, 투과광속의 단면적을 $A\cos\theta_i$, $A\cos\theta_r$, $A\cos\theta_t$라 하면 입사강도는 $I_i A\cos\theta_i$이다. 즉, 입사강도는 입사광속에 의해서 단위 시간당 면적 A에 도달하는 강도이다. 이와 유사하게 $I_r A\cos\theta_r$는 반사광속의 강도, $I_t A\cos\theta_t$는 A를 통해서 투과하는 광속의 강도이다(그림 2-45).

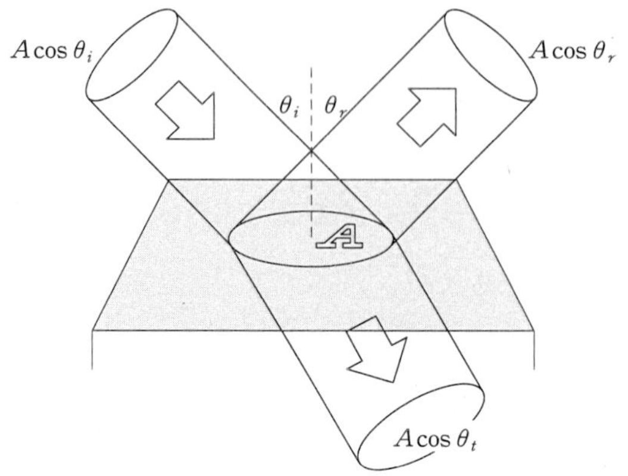

그림 2-45. 입사광속의 반사와 투과량

여기서 우리는 반사도(reflectance)와 투과도(transmittance)를 알 수 있다.

반사도 R은 입사광의 강도에 대한 반사된 광의 강도비로 정의한다.

$$R = \frac{I_r A\cos\theta_r}{I_i A\cos\theta_i} = \frac{I_r}{I_i}$$

이와 같은 방법으로 투과도 T는 입사광속밀도에 대한 투과광속밀도의 비로 다음과 같이 정의한다.

$$T = \frac{I_t A\cos\theta_t}{I_i A\cos\theta_i}$$

여기서 투과강도의 경우는 경계면에 들어가고 나오는 에너지 전파속도가 다르기 때문에 굴절률에 영향을 받으며, 입사하고 반사하는 광속의 단면적이 다르므로 단위면적당 흘러가는 에너지가 영향을 받게 되기 때문에 빛의 강도를 말할 때, 코싸인의 개념이 도입되어야 하는 것이다.

이러한 코싸인 법칙을 치료에 응용할 수 있는데, 그림 2-46에는 치료에 사용할 바람직한 등이 무엇인지를 이해하기 쉽게 설명하고 있다. 환자에 비치는 a 등은 광원과 법선과의 각도가 0이므로 광선의 세기는 cos 0°, 즉 1이 되어 가장 강하고, b 등은 cos 60° 이므로 1/2이 되기 때문에 a 등의 절반으로 줄어들며, c 등은 cos 90° 이므로 0이 되어 빛이 모두 반사되기 때문에 가장 약한 강도가 된다. 코사인 법칙의 적용을 공식으로 표현하면,

그림 2-47에서 $\cos \mathrm{ABC} = \frac{CB}{AB}$ $\cos \mathrm{A_1BC} = \frac{CB}{A_1B}$

$$\cos \mathrm{A_1BC} < \cos \mathrm{ABC}$$

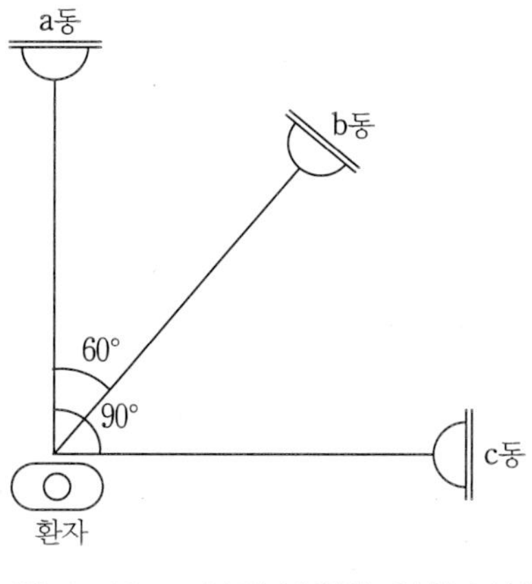

그림 2-46. 코사인 법칙에 의한 복사

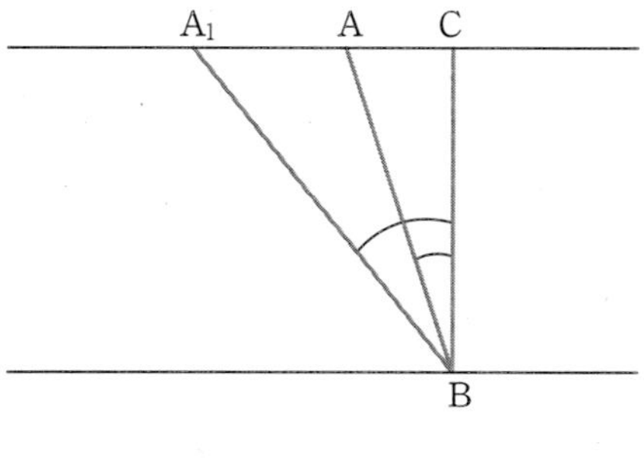

그림 2-47. 코사인 법칙

반면 그림 2-48은 등을 고정한 경우 빛이 퍼지면서 인체에 도달하는 입사각이 다르게 되고, 따라서 인체가 받게 되는 빛 에너지의 효율도 달라진다는 것을 보여주고 있다.

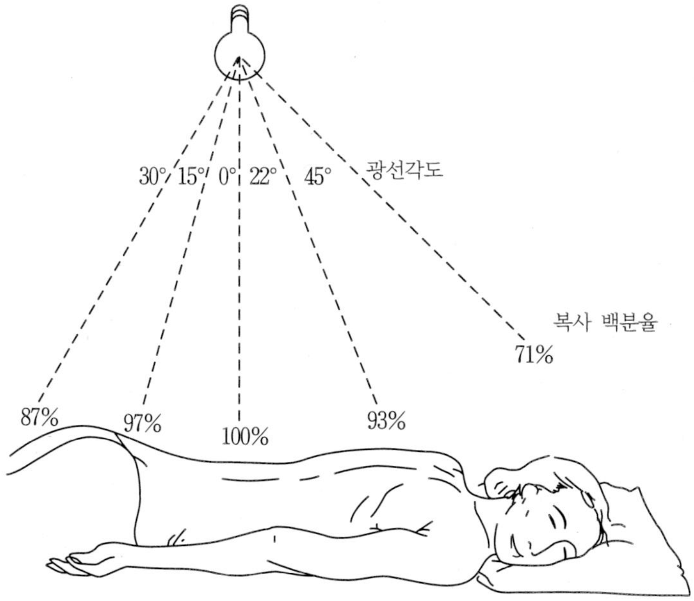

그림 2-48. 코사인 법칙에 의한 복사열의 효율

입사각의 크기에 따른 효율은 표 2-2와 같다.

표 2-2. 코사인 법칙에 의한 효율

	θ	Cos θ
1	0	1.000
2	30	0.866
3	45	0.707
4	60	0.500
5	90	0.000

곧 cosine 각이 클수록 효율은 적어진다. 바꾸어 말하면 광원과 환자의 표면이 이루는 각이 90°로 갈수록 효율은 커진다. 그래서 광원과 환자의 표피와 이루는 각이 90° 일 때(cos 0°) 가장 효율이 높게 된다(그림 2-48).

하지만 광선의 강도는 입사각에만 영향을 받는 것은 아니다. 광원과 물체와의 거리에도 영향을 받게 된다. 광원에서 나온 빛은 한 방향으로만 직진하는 것이 아니라 사방으로 퍼지기 때문에 광원에서 물체까지의 거리가 멀수록 광선의 효율은 떨어지게 된다. 실험 결과 광선의 강도는 거리제곱에 반비례한다는 것을 알아내게 되었다. 따라서 광선의 강도는 거리제곱에 반비례한다는 이 법칙을 ***거리제곱 반비례 법칙***(***inverse square law***)이라고 한다.

몇 가지 예를 들어 생각해보자. 거리가 1m 지점에서 강도가 1이라면 만약 거리가 2m일 경우는 강도가 얼마이겠는가?

$X \times \frac{1}{2^2} = X \times \frac{1}{4} = \frac{1}{4}$ 이 되어 처음 강도의 $\frac{1}{4}$ 값이 되고,

거리가 3m일 경우는

$X \times \frac{1}{3^2} = X \times \frac{1}{9} = \frac{1}{9}$ 값이 된다.

실제로 치료에서 시간과 거리는 복사의 인자가 된다. 시간은 비례하여 강도에 작용하지만 거리는 제곱에 반비례하므로

$\frac{t_1}{{d_1}^2} = \frac{t_2}{{d_2}^2}$ 의 공식이 성립된다.

예를 들면, 광선복사를 20cm의 거리에서 60초로 노출했다면, 10cm의 거리에서는 몇 초 동안 노출해야 처음의 강도와 같은 것인가를 계산하면,

$$\frac{60}{20^2} = \frac{t_2}{10^2} \quad \text{즉} \quad t_2 = \frac{60 \times 10^2}{20^2} = 15(\text{초})$$

즉 15초 동안 노출해야 처음 강도와 같게 된다.

또한 30cm의 거리에서 20분간 적외선을 비춰주어 얻은 에너지가 200이었다면 거리를 60cm로 하여 20분간 비춰주게 되면 강도는 얼마가 되겠는가? 계산해보면 에너지는 2의 제곱만큼 적어지므로 200/4만큼 줄어들게 된다. 결국 50만큼의 강도로 줄어들게 된다.

또한 적외선의 등과 신체와의 거리를 30cm에서 20분간 치료하였다면, 거리를 60cm로 하여 동일한 치료효과를 얻기 위해서는 얼마의 시간 동안 비춰야 하는가? 역시 2의 제곱, 즉 4배만큼 많은 시간, 즉 80분을 해주어야 한다는 결과를 얻을 수 있다.

물론 이 공식은 가시광선, 자외선, 적외선 모두 적용되지만, 실제로 복사강도의 계산에서는 이 공식이 반드시 맞게 적용되는 것은 아니다. 다만 거리의 변화에 따라 공식에서의 비율과 유사하게 강도가 변화하고 있음을 참고하는 데는 도움이 될 수 있다.

하지만 인체에 적용된 광선 모두가 영향을 미치는 것은 아니다. 그로투스와 드래퍼는 광선을 인체에 적용할 경우에 투과되어 흡수된 광선만이 광학적인 효과를 얻을 수 있다는 것을 알아내었다. 따라서 흡수된 광선만이 광화학적 효과를 일으킨다는 법칙을 ***그로투스-드래퍼 법칙***(*Grottos-Draper's law*)이라고 한다.

3) 광선(빛)의 스펙트럼

빛에서 가장 먼저 발견된 것은 가시광선이다. 가시광선은 1666년 뉴튼에 의해서 발견되었는데, 그는 태양 광선의 백색광을 삼각 프리즘에 비스듬히 입사시킨 결과 백색광이 굴절하고 산란하여 일곱 가지색의 띠가 생기는 것을 확인하였다. 가장 굴절률이 적은 광선인 적색이 가장 위에 존재하였고, 굴절률이 가장 큰 보라색(자색)이 가장 아래에 존재하였다(그림 2-13). 따라서 눈으로 볼 수 있는 광선, 즉 가시광선이 빨강, 주황, 노랑, 초록, 파랑, 남, 보라색인 7가지색으로 되어 있음을 확인하였다(그림 2-1). 이를 통해 빛은 다양한 파장의 복사에너지를 갖고 있다는 것을 알게 되었다.

반면 눈에 보이는 가시광선은 인간에게 큰 영향을 미치지 않는 것으로 알려져 있다. 그렇다면 태양을 쬐고 있으면 따뜻해지는 이유가 무엇일까? 그에 대한 궁금증을 해결한 사람은 1800년에 허셀

(John Frederick William Herschel: 1738-1822, 영국의 천문학자)이었다. 허셀은 가시광선의 적색띠 외곽에 존재하며, 진동수(주파수)가 대략 3×10^{11}Hz-4×10^{14}Hz 사이인 적외선(Infrared; IR)을 발견하였다. 적외선은 적색띠 바깥쪽에 존재하는 복사선으로서 온도계를 놓으면 온도가 상승되는 것으로 보아 열 효과가 있음을 알 수 있다. 하지만 적외선은 대단히 긴 파장을 갖는 전자기파로서 방출되는 에너지는 매우 작으며, 열이 있는 모든 물체에서 방출되는 것을 볼 수 있다. 예를 들어 어떤 매질의 온도가 절대온도 0K(-273℃) 이상이면 구성분자는 약하지만 적외선을 방출하며, 반면 전열기나 타고 있는 석탄, 그리고 가정용 난로 등과 같은 고온의 물체에서도 연속 스펙트럼의 형태로 적외선이 다량 방출된다. 대략 태양에서 방출되는 에너지의 절반이 적외선이며, 가정용 전구의 경우, 빛보다는 적외선을 더 많이 방출한다. 또한 살아서 움직이는 모든 항온동물에서도 적외선은 방출되며, 따라서 사람도 적외선을 방출하는데, 인체에서 방출되는 적외선은 3,000nm에서 최대 10,000nm까지의 파장을 갖고 있다.

일반적으로 분자들은 회전과 함께 한 원자가 다른 원자에 대하여 움직이는 방향을 달리하면서 여러 가지 방법으로 진동할 수 있는데, 진동한다는 것은 에너지를 흡수하여 들뜬 상태가 되는 것을 의미한다. 다시 말해 원자를 구성하는 전자들이 에너지를 받아 자신의 궤도보다 더 들뜬 상태가 되며 열을 흡수하게 된다. 전자들이 갖고 있는 에너지 준위 가운데는 광자에 의해 들뜨는 에너지 준위가 있는데, 특히 적외선 영역의 진동에 쉽게 들뜨게 된다. 그런데 대다수 분자들은 적외선 영역에서 진동과 회전공명을 동시에 갖고 있기 때문에 적외선에서 방출되는 에너지를 쉽게 흡수하게 된다. 따라서 적외선의 에너지 크기는 작지만 모든 물체에 열을 가할 수 있게 되는 것이다.

그러면 태양 빛으로 발생하는 감광 현상과 살균 효과에 대해서 어떻게 설명할 수 있을까? 가시광선이나 적외선에서는 감광 효과나 살균 효과를 발견할 수가 없으며, 있다하더라도 미미하여 이용할 정도는 아니다. 이에 대한 해결은 1801년 리터(Johann Wilhelm Ritter, 1776-1810)가 발견한 복사선에 의해 해결되었다. 리터는 보라색(자색)띠 바깥쪽에 주파수가 대략 8×10^{14}Hz-3.4×10^{16}Hz를 갖는 복사선을 발견하였는데 이를 자외선(Ultra Violet; UV)이라 한다. 이 영역에서 광자의 에너지는 3.2eV에서 많게는 100eV까지로 매우 크기 때문에 대기의 상층부에 있는 원자들을 이온화시켜 전리층을 형성한다. 이러한 광자의 에너지는 또한 화학반응에 필요한 에너지와 비슷한 크기이기 때문에 화학반응을 일으킬 수 있으며, 사진판(photographic plate)을 놓으면 감광(感光)되는 것도 이러한 화학반응에 의해서 일어나는 것으로 생각할 수 있다. 광자의 경우 파장이 짧아질수록 입자성이 강해지며, 290nm보다 짧은 파장의 자외선 영역에서는 미생물을 죽일 수 있는 살균력이 있다.

시간이 흘러 1887년 독일의 물리학자 헤르츠(Heinrich Hertz)는 전자기파를 발생시키고 검출하는데 성공했다. 헤르츠가 발견한 전자기파는 수 Hz에서 10^{9}Hz 사이(파장은 수 km에서 0.3m)의 라디오파(radio frequency) 영역으로 알려져 있다. 이러한 파동은 일반적으로 전기회로에서 방출되는데, 예를 들어 60㎐가 사용되는 전원선으로부터 파장이 5×10^6m 또는 3×10^3마일의 라디오파가 방출된다. 실제 전자기파의 파장은 제한이 없는 것으로 알려져 있다.

1MHz(10^6㎐)에서 라디오파의 광자는 6.62×10^{-28}J 또는 4×10^{-9}eV의 매우 작은 에너지를 가진다. 따라서 광자 개개의 효과는 잘 나타나지 않고 거시적으로 연속적인 에너지 흐름처럼 보인다.

라디오파 보다 파장이 작은 영역인 마이크로파(극초단파) 영역은 10^9㎐에서 3×10^{10}㎐까지, 파장으로는 대략 30cm-1.0mm 사이이다. 이 중 지구의 대기를 통과할 수 있는 것은 1-30cm까지이다. 마이크로파는 전파천문학과 우주선 사이의 통신에 주로 사용된다.

원자를 구성하는 전자가 자신의 궤도에서 회전 또는 진동상태를 바꾼다는 것은 에너지를 흡수하거나 방출하는 것을 의미한다. 따라서 마이크로파 영역의 복사선도 분자에 에너지를 공급할 수 있다. 단 극성분자만이 입사하는 전기장 E에 의한 힘을 받아 전기장의 방향으로 정렬할 수 있으므로, 극성분자만이 회전천이로 들뜬 상태가 될 수 있기 때문에 마이크로파의 에너지를 흡수할 수 있다. 마이크로파의 주파수로는 많은 분자들을 쉽게 진동시킬 수 없기 때문에 모든 분자에게 에너지를 제공할 수 없지만, 낮은 진동수(원위적외선 0.1mm에서 마이크로파 1cm까지 사이)에서도 회전공명은 발생할 수 있기 때문에 극성분자인 경우는 마이크로파로도 에너지 흡수가 가능하다. 예를 들어 물분자는 극성분자이며 전자기파가 입사되면 진동하고 전기장 E에 따라 정렬하려고 한다. 이것은 특별히 회전공명의 효과가 현저히 나타난다. 따라서 물 분자는 마이크로파나 그 부근의 단파영역에서 매우 효과적인 흡수체가 된다. 실제 생활에서 이를 이용한 기구로 전자렌지를 들 수 있다. 한편 비극성분자인 이산화탄소, 수소, 질소, 산소, 그리고 메탄 등은 회전천이를 할 수 없으므로 광자를 흡수하지 않는다.

1895년에 뢴트겐(Wilhelm Conrad Rontgen, 1845-1923)은 우연히 자외선보다 파장이 작은 X선을 발견하게 되었다. X선 영역은 2.4×10^{16}㎐에서 5×10^{19}㎐ 사이로 원자보다 작은 정도로 파장이 매우 짧다. 이들의 광자 에너지는 최소 100eV에서 0.2MeV까지로 마치 에너지 총알처럼 모든 원자들과 개별적인 상호작용을 하는데 충분하다. X선을 발생시키는 일반적인 방법은 고속의 대전입자를 갑자기 감속시키는 것이다. 이 경우 에너지를 가지고 있는 전자가 구리판과 같은 물체표적에 충돌하여 넓은 진동수 영역의 제동복사(bremsstrahlung) 에너지를 방출한다. 구리 원자핵과 충돌한 전자선속은 방향을 바꾸게 되므로 X선 광자를 방출한다.

이뿐만 아니라 표적의 원자들은 충돌하는 동안 이온화되면서 원자핵에 가까이 있는 속껍질의 전자들도 분리되므로, 원자가 바닥상태로 돌아가면서 X선을 방출한다.

1895년 큐리부처(Curies)는 에너지가 10^4eV에서 10^{19}eV로 가장 높고 파장이 가장 짧은 전자기파,

즉 감마선을 발견하였다. 감마선은 원자핵의 천이에 의해 방출된다. 단일 감마선 광자는 에너지가 너무 크기 때문에 검출하기가 매우 어렵다. 뿐만 아니라 파장이 매우 짧기 때문에 파동성을 보는 것도 거의 불가능하다.

그 후 1921년 밀리칸(Millikan)이 감마선 보다 파장이 짧은 우주선을 발견하였다.

지금까지를 정리해보면 태양광선의 백색광은 가시광선을 가지고 있으며, 이 가시광선의 적색띠 밖으로 넓은 영역인 적외선이 있으며, 적외선 다음으로 마이크로파가 있고, 그 다음에는 라디오파 또는 헤르츠파(Hertz wave)가 존재한다. 반면 자색띠의 밖에는 자외선이 있으며 다음에는 렌트겐선(Roentgen ray) 또는 X선이 있으며, 그 다음으로는 감마선(gamma ray)과 우주선이 존재한다. 여러 가지 에너지파를 도식으로 그려서 전자기 스펙트럼(electromagnetic spectrum)에 나타내면 그림 2-49와 같다.

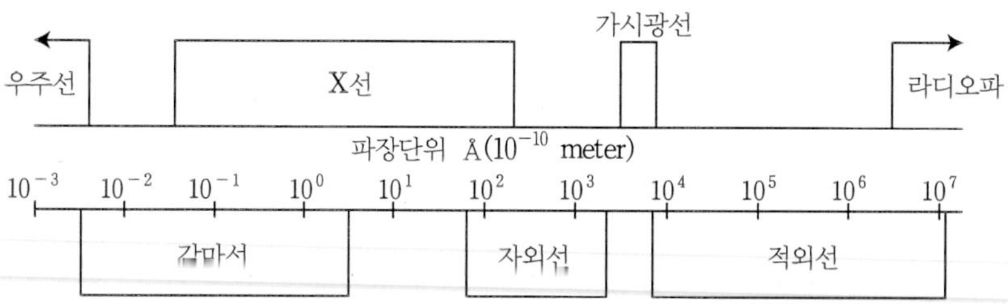

그림 2-49. 복사에너지의 분류

빛은 파장과 주파수에 따라 다양하게 나누어지지만 몇 가지 공통적인 특징이 있다. 빛이나 복사에너지는 첫째 전기나 다른 힘에 의해 생성될 수 있으며, 둘째 가시 매개체(visible medium)가 없이도 전파가 가능하고, 셋째 진공 내에서의 진행속도는 같으나, 매개체에 따라 속도가 달라지게 된다. 넷째 전파방향은 정상적으로 직진이며, 다섯째 매개체에 의해 반사(reflection), 굴절(refraction) 또는 산란(deflection) 그리고 흡수(absorption)된다는 공통적인 특징이 있다.

또한 빛이나 복사에너지가 어느 물체에 부딪쳤을 때도 역시 몇 가지 공통적인 물리 현상을 볼 수 있다. 첫째 광선은 물체에 부딪치면 반사되거나 되돌아온다. 따라서 반사의 현상을 이용하여 광선치료기에 적절한 반사경을 부착하면 광선의 효율을 높이는데 도움이 된다. 둘째 광선은 물체에 부딪치면 반사되는 것도 있지만 침투하기도 한다. 침투는 물체의 투과도에 많은 영향을 받으며, 물체의 특성에 따라 투과시키는 복사선의 종류도 다르다. 밝은 액체, 유리나 수정 등은 열선(heat ray)보다, 빛선(light ray)을 더 잘 투과시키는 것을 볼 수 있다. 우리 피부 역시 그 피부층에 따라 투과되는 파장이 다르다(그림 2-50). 셋째 광선은 물체에 부딪치면 흡수된다. 흡수는 광원과 물체가 이루는 각도 및 거리에 영향을 받는다. 또한 흡수된 후에는 2차적으로 화학적 생물학적 현상을 유발하는데, 형광(fluotoelectric), 인광(phosphorescence), 이온화(ionization), 광전효과(photoelectric effect), 화학적 촉매작용(chemical catalysis) 등이 일어난다. 넷째 광선은 그 밖에 매질의 밀도 차이에 따라 굴절되는 정도가 다양하다. 따라서 수중에서 비쳐지는 상의 위치는 눈으로 보이는 장소와는 다를 수 있다.

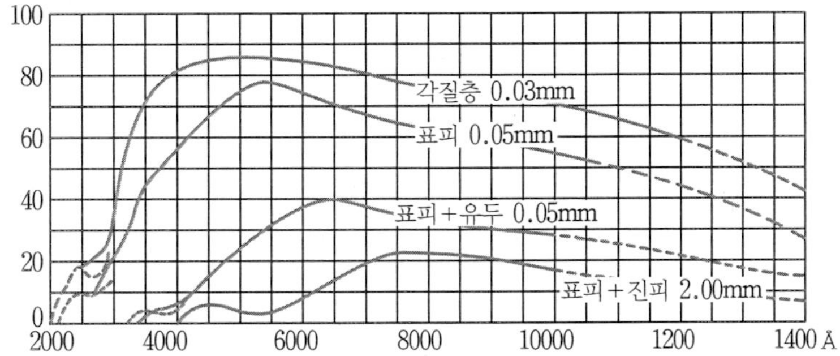

그림 2-50. 파장에 따른 피부 통과도

4) 광선의 파장, 주기 및 주파수

모든 광선의 영역별 전자기파는 파장(wave length)을 가지고 있다. 파장은 수평선상에서 파(wave)의 골과 골 또는 마루와 마루 같이 한 지점에서 다음 파의 동일지점까지의 거리를 말한다(그림 2-51). 반면 한 주기(one cycle)란 파의 한 지점에서 다음 파의 동일지점까지 가는데 걸리는 시간을 말한다(그림 2-51). 따라서 파장과 주기를 알면 파의 속도를 계산할 수 있다. 속도는 파장/주기로 계산이 가능하다. 또한 주파수(Frequency) 혹은 진동수는 시간당(보통 1초당) 발생되는 주기(cycle)의 수를 의미하며, 단위는 Hz(Hertz)를 사용한다. 주파수와 주기와의 관계를 보면 주파수는 초당 주기의 수이므로 1초를 주파수로 나누면 그 파의 한 주기를 구할 수 있다. 따라서 주기는 주파수(진동수)의 역수로 계산된다. 즉 10Hz라면 1초에 10회의 진동수를 가지므로 하나의 주기는 1/10초가 된다. 따라서 파장과 주파수 및 속도를 알면 서로 간의 관계를 계산할 수 있다. 예를 들어 어떤 전자기파의 속도가 6m/s였고, 주파수가 3Hz라면 파장은 얼마인가를 계산해보면 속도=파장/주기이기 때문에 6m/s=파장/1s/3이 된다. 여기서 Hz는 초당(s^{-1}) 진동수이므로 1초를 진동수 3으로 나누어야 한 주기를 구할 수 있다. 결국 파장은 6m/s=3×파장/1s이 되고 6/3m 즉 2m가 된다.

하지만 속도를 구하는 쉬운 방법이 있다. 속도=파장/주기라고 했는데, 주기란 주파수의 역수이므로 속도=파장×주파수라고 할 수 있다. 따라서 속도가 6㎧이고 주파수가 3㎐인 전자기파라면 파장은 6/3이 되고 파장의 단위는 m이므로 2m라고 쉽게 계산될 수가 있다.

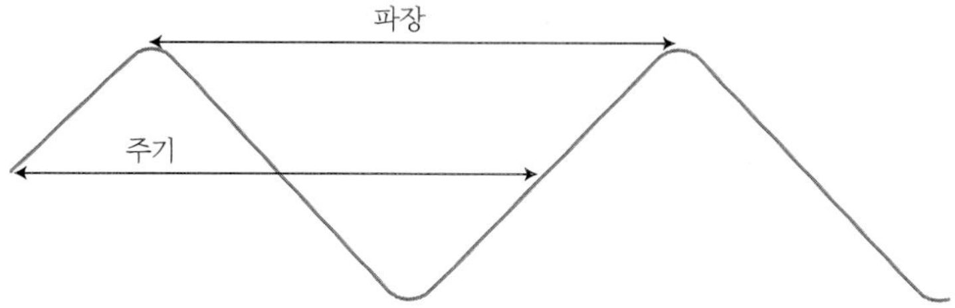

그림 2-51. 파장 및 주기

파장의 길이를 표현하는 단위는 보통 미터계를 사용한다. 따라서 파장이 긴 전자기파는 km를 사용하며 치료적으로 사용되는 복사에너지인 적외선, 가시광선, 자외선 등은 파장이 매우 짧으므로 밀리미크론(mμ, millimicron)이나 옹스트롬(Å, Angstrom unit. A.U)을 사용한다. 하지만 최근에는 파장의 단위로 밀리미크론(mμ, millimicron)과 같은 단위인 나노미터(nm, 10^{-9}m)를 보다 많이 사용하나, 저자는 지금까지 주로 사용하고 있는 "Å"과 "mμ", "nm"를 택하여 기술하였다. 하지만 현재 광선치료 기구는 주로 "mμ"이나 "nm"을 사용하고 있다. 파장의 단위별 비교는 표 1-1, 표 1-2와 같다.

모든 전자기파는 진공이나 공기 중에서는 같은 속도로 전파되는데, 이럴 경우 목적지까지 도달하는 시간이 같기 때문에 단파(short wave)가 장파(long wave)의 광선보다 더 빠르게 진동하게 된다. 예를 들어 마치 키가 큰 사람과 작은 사람이 경주함에 있어 동시에 결승점에 도착하려면 큰 사람은 천천히, 작은 사람은 빠르게 발을 움직여야 하는 것과 같은 현상이다(그림 2-52).

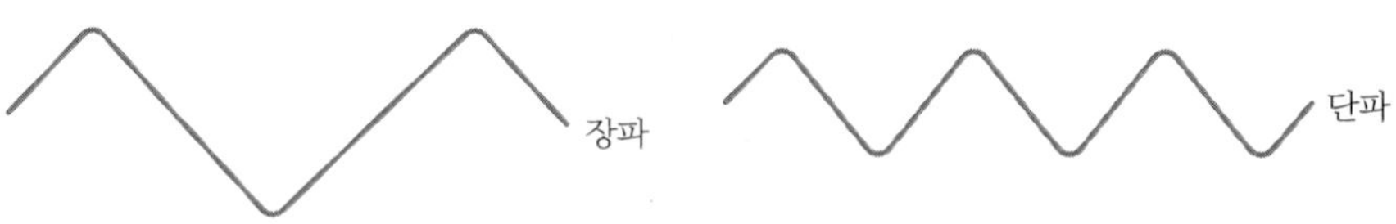

그림 2-52. 파장의 주파수와의 관계

표 2-4는 일반적으로 알고 있는 빛 혹은 전자기파(복사에너지)의 파장을 기술하였다. 참조하면 쉽게 이해할 수 있을 것이다.

표 2-3. 파장의 단위

명명	기호	Å	mμ	nm	μ	mm	cm	m
옹스트롬 Angstrom	Å	1	10^{-1}	10^{-1}	10^{-4}	10^{-7}	10^{-8}	10^{-10}
밀리미크론 Millimicron	mμ	10	1	1	10^{-3}	10^{-6}	10^{-7}	10^{-9}
나노미터 Nanometer	nm	10	1	1	10^{-3}	10^{-6}	10^{-7}	10^{-9}
미크론 Micron	μ	10^{4}	10^{3}	10^{3}	1	10^{-3}	10^{-4}	10^{-6}
밀리미터 Millimeter	mm	10^{7}	10^{6}	10^{6}	10^{3}	1	10^{-1}	10^{-3}
센티미터 Centimeter	cm	10^{8}	10^{7}	10^{7}	10^{4}	10	1	10^{-2}
미터 meter	m	10^{10}	10^{9}	10^{9}	10^{6}	10^{3}	10^{2}	1

표 2-4. 복사에너지의 파장

복 사 파	파 장
매우 긴 전기파(electric waves)	5,000,000m
라디오파(radio waves)	30,000m-1m
상업용방송(commercial broadcast)	600m-200m
비전문방송(amateur broadcast)	175m-20m
국제방송(international broadcast)	50m-15m
고주파(high frequency - L.W.D)	300m
고주파(high frequency - S.W.D)	30m-3m
극초단파(micro waves)	0.5cm-100cm
적외선(infrared rays)	100,000nm-770nm
원위적외선(far infrared rays)	100,000nm-1,500nm
근위적외선(near infrared rays)	1,500nm-770nm
가시광선(visible rays)	770nm-390nm
빨강(red rays)	630nm-770nm
주황(orange rays)	590nm-630nm
노랑(yellow rays)	550nm-590nm
초록(green rays)	490nm-550nm
파랑(blue rays)	450nm-490nm
보라(violet rays)	390nm-450nm
자외선(ultraviolet rays)	390nm-13.6nm
근위자외선(near ultraviolet rays)	390nm-290nm
원위자외선(far ultraviolet rays)	290nm-13.6nm
렌트겐선(Roentgen rays)	13.6nm-0.14nm
감마선(gamma rays)	0.14nm-0.001nm

참고문헌

1. 강현식 외 8명: 광물리학, 대학서림, 1992
2. 장수, 조재홍 외: 광학, 도서출판 대웅, 2000
3. 물리학교재편찬위원회: 새로운 물리학, 청문각, 2001
4. 물리학연구회: 기초물리학, 반도출판사, 1990
5. 고신관 외 5명: 대학물리학, 대학서림, 1997
6. Shriber WJ: A Manual of Electrotherapy, Lea and Febiger, 1975
7. Krusen FK: Physical Medicine and Rehabilitation, W.B. Saunders Co. 1942

phototherapy

광생물학

3

Chapter 3 광생물학

학습목표

1. 피부의 광반응을 이해한다.
2. 광화학 반응의 진행과정을 안다.
3. 광자를 흡수하는 크로모포어의 종류를 안다.
4. 광화학 반응의 형태를 이해한다.
5. 광과민 반응의 종류를 안다.
6. 광에 의한 손상, 수복, 방어의 과정을 안다.

1. 피부의 광반응

태양으로부터 지구까지 도달하는 광선(빛)은 파장이 대단히 짧고 고에너지인 X-선부터 파장이 길고 저에너지인 전파에 이르기까지 매우 다양한 파장을 갖고 있지만, 모든 복사에너지가 지구 표면까지 도달하는 것은 아니다. 특히 이들 태양광선 가운데 290nm보다 짧은 파장의 복사에너지는 오존층에서 흡수되어 지구 표면에 도달하지 않는다.

일반적으로 대기 가운데 성층권에는 오존이 존재하며, 이 오존은 일정 파장의 복사에너지를 흡수하여 지구 표면에 도달하지 않도록 하여 지구 생명체를 보호하는 기능이 있다. 성층권에 도달한 파장이 240nm 이하인 자외선은 산소를 광화학 반응을 통해 오존으로 변화시키며, 파장이 290nm 이하인 자외선은 오존을 다시 산소로 변화시키게 된다. 따라서 290nm보다 짧은 파장의 복사에너지는 오존층에서 흡수되어 지구 표면에 도달하지 않게 되는 것이다. 결국 태양의 복사에너지 가운데 성층권의 오존층을 통과하여 지표에 도달하는 자외선(290-400nm)은 약 1% 정도이며, 그 중 0.2%에 해당하는 290-320nm의 파장을 가진 자외선이 사람의 피부에 광화상(sun burn)과 같은 손상을 일으키는 것으로 알려져 있다. 반면 피부에 광과민성의 조건이 존재하고 있을 때에는 320-400nm의 자외선뿐만 아니라, 파장이 긴 가시광선까지도 피부에 자극반응을 일으킬 수 있다.

2. 광화학 반응의 진행 과정

인체에 복사된 광선 가운데 흡수된 광선만이 분자를 들뜨게 하여 광화학 반응을 일으킬 수 있으며(그로투스-드래퍼 광화학법칙), 각각의 크로모포어들은 독특한 파장의 광선만을 흡수하여 들뜨게 된다. 이때 각 분자가 반응하는 고유한 파장을 그 분자의 흡수파장(absorption spectrum)이라고 하며, 흡수파장은 물질의 분자구조에 의해 결정된다. 흡수파장 중 가장 최대의 흡수를 보이는 파장을 최대 흡수파장이라고 부르는데, 예를 들어 프로트포르피린은 흡수파장이 장파자외선과 가시광선대에 널리 퍼져 있으나 최대 흡수파장은 406nm이다. 반면 흡수파장이 모든 화학반응을 일으키는 것은 아니다. 따라서 홍반과 같은 광생물학적 현상을 실제로 일으키는데 필요한 파장을 작용파장(action spectrum)이라고 부르며, 흡수파장과 작용파장은 다를 수 있다. 물론 흡수파장과 작용파장이 같은 경우가 표준이 되겠으나 어떤 경우는 최대의 흡수파장이 작용파장에는 역으로 작용하여 광생물학적 작용을 경감시킬 수 있으며, 또는 흡수파장대 중 최대흡수파장이 작용파장이 되지 않고 오히려 작은 일부 파장이 작용파장으로 작용할 수도 있다.

이렇게 흡수된 자외선은 인체에서 광화학 반응을 일으키게 되는데, 광화학 반응은 보통 5단계를 거치게 된다. 먼저 피부에서 광선에 반응하는 크로모포어(chromophore)가 광자를 흡수하여 고에너지를 가진 들뜬 상태의 분자가 된다. 두 번째 단계는 들뜬 상태의 분자가 광화학 반응을 일으켜 새로운 광생성물(photoproduct)을 만든다. 일단 크로로포어가 광선을 흡수하여 바닥상태에 있던 분자가 에너지를 받아 고에너지의 들뜬 상태가 되면, 고에너지의 들뜬 상태는 불안정하기 때문에 안정상태로 돌아가려는 반응이 일어나는데, 이때 높은 에너지는 형광(fluorescence), 인광(phosphorescence), 열과 같은 형태로 발산되거나 광생성물 등을 형성한 후 바닥상태 혹은 안정상태로 돌아온다. 이때 생성되는 광생성물이 세 번째 단계로 DNA 복제, DNA 손상 및 회복, RNA 손상, 효소의 생성이나 불활성, 세포막 손상, 라이소좀 손상, 미토콘드리아 손상 등의 생화학적 변화를 일으킨다. 네 번째 단계는 이렇게 발생된 생화학적인 변화가 세포 증식이나 돌연변이, 세포 표면 항원의 소실이나 변화 등의 세포 변화를 일으키며, 다섯 번째 단계로 세포 변화는 홍반이나 종양 발생 등의 기관이나 생체 변화를 일으킨다.

위에서 열거한 생체 반응을 요약하면 다음과 같다. 먼저 들뜬 상태의 분자가 되고, 들뜬 분자는 직접적인 광화학 반응과 간접적인 광화학 반응을 통해 다양한 광생성물을 만든다. 예를 들어 DNA의 단일 작용 부가물, 이중작용 부가물, 활성산소 등이 대표적인 광생성물이다. 이들은 이후 DNA, RNA 단백질 합성이나 염증의 매개물질 생산, 세포 표변 항원들의 노출, 사이토카인(cytokine)의 분비 등을 일으킨다. 그 후 세포막, 핵산, 미토콘드리아, 라이소솜, 세포질 그물 등의 세포 이하 수준에서의 변화를 초래한다. 이러한 변화는 각질형성 세포, 랑게르한스 세포, 멜라닌 세포, 비만 세포, 혈관내피 세포, 섬유아 세포, 면역세포 등의 세포 수준에서의 변화를 초래하며, 이들은 홍반, 색소 변화, 종양 발생 등의 임상적인 생체 변화로서 인지되게 된다.

3. 광자를 흡수하는 크로모포어의 종류

세포내에 존재하는 크로모포어로는 주로 핵산과 단백이 있으며, 이들은 UVB와 UVC를 주로 흡수한다. 광감각제의 대표적인 것으로는 인체의 내부에 존재하며 UVA와 가시광선을 흡수하는 프로토포르피린(protoporphyrin-카탈라아제, 헤로글로빈, 마이오글로빈을 포함한 여러 가지 중요한 유기분자를 형성하기 위해 철과 단백이 결합한 포르피린의 일종이다)과 외부적인 것으로 UVA에 의해 들뜨게 되는 솔라렌(psoralen)을 들 수 있으며, 솔라렌(psoralen)을 이용한 치료를 솔라렌(psoralen)의 첫 글자 P와 UVA를 합하여 PUVA 치료라고 한다.

피부의 크로모포어(chomophore)로는 핵산, 단백질, 멜라닌, 스테로이드, Urocanic acid 등이 있다. 먼저 누클레오티드로 이루어진 분자량이 큰 중합체로서 에너지의 저장과 방출, 유전적 성질의 결정과 전달에 관계하는 핵산은 아데닌(adenine), 구아닌(guanine)의 퓨린(purine) 염기와, 시토신(cytosine), 티민(thymidine)의 피리미딘 환(pyrimidine ring)이 포함되어 있는데, 이들 물질은 245-280nm의 파장을 가장 강하게 흡수하며, 그 중 260nm의 파장을 가장 많이 흡수하는 것으로 알려져 있다. 즉 UVC를 주로 흡수하며, 더해서 UVB를 흡수하여 들뜬 상태가 된다. 따라서 핵산은 UVC와 UVB의 크로모포어로 작용한다.

다음으로 단백질 역시 크로모포어로 작용하는데, 특히 신생아의 정상적 성장과 성인의 질소 균형을 위해 필수적인 아미노산이며 세로토닌과 나이아신을 포함하는 여러 물질들의 전구체인 트립토판(tryptophan)과 체내에서 필수 아미노산인 페닐 아민으로 부터 합성되는 아미노산으로 대부분의 단백질과 멜라닌의 전구체이며, 에피네프린과 티록신을 포함하는 여러 가지 호르몬에서 발견되는 티로신(tyrosine)이 주로 자외선을 흡수한다. 최대 흡수 파장은 280nm이다.

또 다른 크로모포어로 멜라닌을 들 수 있는데, 멜라닌은 자외선과 가시광선에 걸치는 넓은 파장을 흡수하는 크로모포어이다. UVB와 UVC의 경우에는 핵산, 단백질 등이 멜라닌과 함께 크로모포어로 중요하게 작용하나, UVA와 가시광선의 경우는 멜라닌이 가장 중요한 역할을 한다.

제 17번 위치에 8개나 그 이상의 탄소를 가진 지방산 측쇄를 가지고 제 3번 위치에 수산기를 가지고 있는 스테롤로 주로 구성되어 지방산의 흡수와 이동을 촉진하는 스테로이드 역시 크로모포어로 작용한다. 크로모포어로 작용하는 스테로이드의 종류를 보면 콜레스테롤, 에르고스테롤, 7-탈수콜레스테롤(7-dehydrocholesterol)이 있으며, 특히 UVB의 조사를 받으면 콜레스테롤(cholesterol)은 비타민 D(vitamin D)로, 에르고스테롤(ergosterol)은 칼시페롤(calciferol), 즉 비타민 D_2(vitamin D_2)가 된다. 또한 비활성의 7-탈수콜레스테롤(7-dehydrocholesterol)이 UVB를 흡수하면 활성 7-탈수콜레스테롤(7-dehydrocholesterol), 즉 비타민 D_3(vitamin D_3)로 변화된다.

Urocanic acid(4-imidazoleacrylic acid)는 각질 형성세포 내의 히스티딘(histidine)의 탈아미노화로 만들어지는 수용성의 자외선 흡수물질로서 표피 내와 피부 표면에 존재하며 UVB 파장을 흡수한다. 땀에는 많은 urocanic acid가 UVB를 흡수하여 광방어작용을 할 수 있을 것으로 추정된다. 또한 물에 피부를 젖게 하면 urocanic acid가 제거되므로 UVB를 흡수하여 피부를 자외선으로부터 보호하는 힘이 적어진다.

4. 광화학 반응의 형태

광선을 받은 후의 광화학반응은 분자의 구조와 orbit에 있는 전자의 분포에 따라 달라진다. 광화학반응은 크게 두 가지의 형태인 직접반응(Type Ⅰ반응)과 간접반응(Type Ⅱ반응)으로 나눌 수 있다.

1) 직접반응(Direct reaction): Type Ⅰ반응

광을 흡수해 들뜬 상태가 된 크로모포어가 직접 자신이 변화되어 광생성물을 만들거나 혹은 직접 자신이 변화된 후 다른 분자와 반응하여 다른 광생성물을 만들어 내는 반응을 의미한다. 예를 들어 PUVA 치료시 솔라렌(psoralen)이 DNA의 양 염기쌍 사이에 낀 분자 복합체를 형성한 후 UVA를 조사하면 솔라렌(psoralen)의 구조에 따라 솔라렌(psoralen)과 피리미딘 염기가 반응하여 형성된 피리미딘 이량체를 형성하는 광화학반응을 일으킨다.

광의 직접반응에는 다시 화상으로 대표되는 급성반응과 육안적으로 관찰되는 조기노화와 피부암의 발생 등, 태양광선에 장기간 노출된 부위에서 일어나는 만성적 또는 지연형의 반응 등 두 가지 형태가 있다. 어느 쪽이든 자외선 조사에 의해 피부세포의 DNA가 손상되는 반응이 일어난다. 이러한 손상을 유발하는 주된 원인이 피리미딘 이량체(pyrimidine dimer)의 형성이다.

(1) 급성 반응

급성 반응은 자외선에 대한 1회의 노출로도 발생할 수 있다. 피부에 손상을 주는 자외선의 총량은 위도(입사각), 계절, 시간, 직업, 취미, 의복의 습관 등에 따라 영향을 받는다. 또 자외선에 대한 피부의 내성은 인종에 따라 다르지만 일반적으로 흑인, 동양인, 백인의 순으로 내성은 작아진다.

피부에 자외선이 조사되면 290-320nm의 파장이 살아있는 세포에 화학적 자극으로 작용하여 특정 물질이 만들어지고, 진피에는 화학적 반응에 따라 만들어진 물질에 의해 혈관이 확장되며, 결국 이것은 피부에 홍반을 일으킨다. 보통 피부에 한정하여 최소한의 홍반을 일으키는데 필요한 자외선의 양을 최소홍반용량이라 부르고 MED(minimal erythema dose)로 표시한다(표 3-1, 그림 3-1).

표 3-1. 여러 나라의 최소 홍반량

측정 장소	시기	날씨	초소홍반		피검자			
			시간(분)	에너지 (ergs/cm)	인종	성	부위	수
미국 중서부(아리조나) 33도02부N 111도22부W (Luckiesh)	1946년 6월	맑음	20	…	백인			
미국 남부(휴스톤) [illegible] (Daniels)	1962년 6월	맑음	15	…	백인			
독일(Schuleze)	1956년	맑음	33	…	백인			
일본 34도10부N 138도57부E (Morikawa et al.)	1968년	맑음	38	2.33×10	일본인	남	등	40

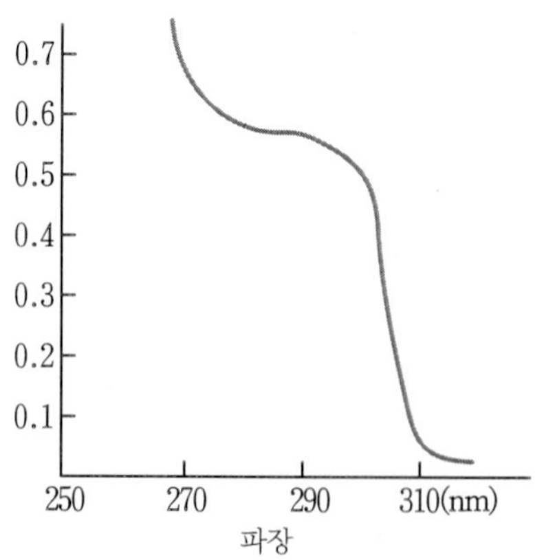

그림 3-1. 홍반곡선

자외선 자극에 의해 만들어진 다량의 혈관 확장물질이 장시간(1-2시간) 피부 내에 머무르면 피부에 생긴 붉은 색의 홍반이 지속적으로 나타난다. 이 홍반은 단순한 열에 의해 일시적으로 붉어진 것과는 달리 광원을 제거하여도 없어지지 않는다. 홍반은 피부의 혈관이 확장되어 나타나는 결과이므로 혈관이 확장된 상태로 5-6시간이 경과하게 되면 혈관으로부터 혈액이 조직 내로 빠져나가서 진피에 부종을 일으킨다. 부종은 21시간 후에 최대가 되는데, 부종이 생기면 신경의 말초가 압박되며 자극을 받기 때문에 피부에 감각이 예민하여져 통증을 느끼게 된다. 보통 부종은 3-4일 후에 자연적으로 없어지나 홍반은 3주 정도까지 남을 수 있다. 10일경부터는 표피가 벗겨지고, 그 후 약 1주일 안에 정상으로 돌아온다. 이러한 현상을 태양광 화상(sun burn)이라 하며, 이 때 혈관으로부터 여출된 혈청이 많아지면 수포가 형성되기도 한다.

한편 표피의 바닥층에서는 멜라닌 색소(melanin)를 생산하고, 주위의 세포에 공급하는 멜라닌 세포(melanocyte)있는데, 자외선을 받으면 자극되어 멜라닌과립을 대량으로 생산하여 주위의 각질 세포(keratinocyte-케라틴, 단백질, 스테롤을 합성하는 표피세포로 이러한 세포가 상피세포의 95%를 차지하며, 진피, 상피 접합 후에 미분화하고 기본적인 세포에서 형성된다. 진행 중인 과정의 케라틴은 가시 돋친 세포층과 과립세포층을 만들며, 이를 통해 세포가 점점 편평해지며 마지막 단계인 각질층을 만들고는 서서히 박리된다)에 분배하는데, 이로 인해 피부의 색은 갈색으로 보이게 된다. 피부의 색이 갈색으로 보이게 하기 위해 태양에 노출하는 것을 썬텐(suntan)이라고 하며, 썬텐(suntan)에 관여하는 주된 파장은 320-400nm이다. 이때 각질세포에 의해 각질층이 두터워지기 때문에 표피가 약간 비후해진다.

이 반응은 모두 자외선에 의한 손상으로부터 자신을 보호하기 위해 발생하는 자연적인 반응이라고 할 수 있다. 표피가 비후되고 색소가 많아진 피부는 자외선에 노출이 된다 하더라도 자외선이 피부 내로 침투되기 어렵다. 따라서 1도의 태양광 화상을 반복해서 입으면 내성이 생기는 것은 이 때문이다. 반면 만약 태양광 화상에 의한 급성손상이 체표면의 30% 이상이 되면 일광중독 또는 일사병이라는 질환에 걸릴 수 있다. 일반적으로 1회의 자외선 조사에 의해 급성손상을 받은 표피세포의 생명주기(life cycle)는 대부분의 경우 1개월 정도가 지나면 원래대로 회복된다.

(2) 만성 반응

만성반응의 대표적인 반응은 광노화(photoaging)라고 할 수 있다. 피부를 태양광선에 장기간 노출시켜 햇빛에 태우기를 반복하면 표면이 건조하고, 꺼칠꺼칠해지며, 피부가 비후하고, 굵고 깊은 주름이 형성되며, 불균일한 색소 침착 등이 발생하는 광노화(photoaging) 현상이 생긴다. 이와 같은 누적손상은 조기 노화의 비가역적인 특징으로써 임상적, 조직학적 변화의 결과이다. 이와 같은 변화는 직업상 장기간 태양에 노출되는 농부, 선원, 밖에서 일하는 노동자에게 특히 많이 발생하며, 실외에서의 운동을 장시간 하게 되면 같은 현상이 나타난다. 조기 노화의 징후가 발생하는 부위를 보면 노출이 많이 되어 있는 이마, 뺨, 코, 목 뒤, 위팔부 외측, 손등이 있다. 조기 노화는 보통 암이나 암성 병변이 발생하기 전에 선행하여 일어나며, 자외선의 피부 조사가 그 원인이라는 것은 알려져 있지만, 그 반응을 일으키는데 필요한 태양광의 총량에 대하여는 아직까지 명확하게 알려져 있지 않다. 따라서 같은 양의 자외선이 조사된 경우라 할지라도 인체에서 유발되는 반응은 같지 않다.

노화가 발생하는 원인에 대한 설명은 두 가지 가설에 의해 설명되고 있는데, 먼저 개체의 긴 생활사 중에서 세포나 조직을 구성하는 DNA, 생체 성분 및 단백질에 발생한 이상이 축적되어 세포기능이나 조직기능이 쇠퇴되어 노화가 나타난다는 에러 축적가설이 있다. 또한 외부에서 어떠한 자극이 주어지지 않는다 하더라도 세포나 조직의 수명이 DNA상에 이미 프로그램으로 결정되어 있으며 세포가 프로그램 되어 있는 양만큼 분열하면서 노화가 나타난다는 프로그램 가설이 있는데, 두 가설 모두 현재 노화를 설명하는데 이용하고 있다. 따라서 광노화 현상 역시 이 두 가지 가설에 근거하여 설명하고자 한다.

먼저 광노화를 일으키는 스펙트럼으로는 자외선 B(UVB) 들 수 있는데, 먼저 자외선 B(UVB)는 홍반을 유발하며, DNA 손상과 결체 조직에 손상을 준다. 이러한 손상이 지속적으로 축적되면 세포기능이나 조직기능이 쇠퇴되는 노화 현상이 발생한다. 이는 광선에 의한 손상이 계속해서 축적되어 노화가 발생한다는 가설로서 에러축적 가설을 바탕으로 한 설명이다. 광노화는 자외선 A를 B와 함께 적용하거나, 적외선을 자외선 B(UVB)와 함께 조사할 경우, 탄력섬유의 변성 등이 동반되어 노화현상이 가속된다(VandenLeun, 1987).

광노화에 의해 나타나는 세포의 변화를 보면 먼저 극세포증, 표피세포의 이형성, 피질 성분의 증가를 들 수 있으며, 나아가 멜라닌세포의 수와 크기는 증가하는 반면 랑게르한스 세포의 수는 감소하고, 세포 기능 역시 떨어진다. 또한 진피내의 탄력섬유가 변성되며, 교원섬유의 양이 감소하고, 만성 염증성 세포침윤과 모세혈관 확장증의 소견을 볼 수 있다.

반면 자외선의 일부 파장은 표피세포의 DNA, RNA, 단백질의 합성 및 핵분열 증가를 가속화시키는 기능이 있다(Epstein 등, 1979: Walter 및 Duquoy, 1980). 손상의 수복과정에서는 이러한 현상이 손상 수복을 촉진시키는데 유용할 수 있지만, 정상 상태에서의 장기적인 광조사는 세포 분열의 속도를 가속화시킬 수 있다. 이렇게 볼 때 세포분열이 많으면 많을수록 빨리 노화가 일어난다는 프로그램 가설로 광노화 현상을 충분히 설명할 수 있다.

손상의 계속된 축적에 의한 것이든, 세포 분열의 가속화에 의한 경우든 결국 광노화 말기에는 피부위축이 초래된다. 이는 정상 세포의 소멸과 더불어 진피나 피하층에 존재하는 콜라겐 다발들의 정상적인 배열이 자외선 조사에 의해 점점 깨지면서, 마치 오래된 밧줄처럼 헤지고 엉키면서 처지게 되어 약한 피부가 된다.

두 번째로 자외선에 의해 발생하는 만성 반응으로는 피부암을 들 수 있다. 자외선에 의해 피부암이 발생할 수 있음을 처음으로 증명한 사람은 Findlay(1928)로서 그는 고압 수은등으로 인공자외선을 만들어 흰쥐에게 조사한 결과 암이 발생하였음을 증명하는 실험을 하였다. 그 후 다른 연구자들도 생쥐에서 털이 없는 귀와 같은 부위에 자외선을 조사한 결과 Findlay(1928)의 연구 결과와 비슷한 모양의 암을 유발시킬 수 있었음을 보고하였다. 이러한 실험을 볼 때 충분한 양의 자외선을 조사하면 어떤 동물에서건 암을 일으킬 수 있다는 것이 확인되었다. 따라서 자외선이 피부암의 개시제 또는 촉진제적인 작용을 한다고 결론 내릴 수 있다.

일반적으로 사람에게서 발생하는 피부암은 자세포암, 기저세포암, 흑색종과 같은 것이 있다. 어떤 종류의 암이 발생하는가는 자외선의 조사량과 밀접한 관계가 있는 것으로 알려져 있다. 예를 들면 자세포암과 기저세포암의 호발부위는 얼굴이며, 자외선과의 관계를 보면 자세포암은 태양광선이 강한 지방에 사는 사람에 다발하고 또 부위적으로도 자외선을 강하게 받는 부위에 다발하는 것이 분명하다. 반면 기저세포암의 경우는 자외선과의 인과관계가 분명하게 밝혀지지 않고 있다. 흑색종의 경우는 발생의 장소, 발생부위가 자외선의 조사량과 관계가 없다고 알려져 있지만 보통 일광조사가 강한 지방(오스트레일리아)에 살고 있는 백인에게 많이 발생하는 것을 보면 흑색종의 경우 자외선이 개시제라기 보다는 촉진제로서의 역할을 하는 것으로 생각할 수 있다.

자외선 중 주로 자외선 B(UVB)가 조사되었을 때 DNA와 결체 조직에 손상을 주어 광노화와 피부암을 일으킨다는 것은 이미 설명한 바와 같다(Kligman과 Kligman, 1986; Bisset 등, 1989; Wulf 등, 1989). 자외선에 의해 피부암이 발생하는 주요기전을 보면 면역억제와 관련이 있는 것으로 알려져 있다(Kripke, 1981). 즉 자외선이 정상세포를 변형시켜 종양과 관계있는 항원이 포함되어 있는 악성 표현형이 되게 한다. 이렇게 되면 상피세포에서 면역억제 물질의 분비를 유발하여 면역기능 및 면역반응 조절기능을 변화시켜 피부암을 발생시킨다(Grandstein, 1993). 인체 악성종양에서 흔히 발견되는 악성 표현형 유전자 이상 중 하나는 P53 유전자라고 알려져 있다(Nigro 등, 1989; Bartek 등, 1990; Iggo 등, 1990; Purdie 등, 1991; Sasano 등, 1992). 정상형의 P53 유전자의 CDNA는 변성된 세포를 세포성장주기의 G1기에서 정지시켜 세포성장을 억제하고 손상된 DNA를 수선하여 정상화시키기거나 세포소멸과 과정을 밟게 한다. 또한 P53 단백질은 바이러스의 암유발 단백질을 비활성화 시켜 숙주세포가 암세포로 변성되는 것을 억제하지만 P53 유전자에 돌연변이가 발생하게 되면, P53 단백질이 바이러스의 암유발 단백질과 결합하지 못하여 숙주세포가 암세포도 변하게 된다(Levine 등, 1991). P53 유전자에 돌연변이가 발생하는 경우, P53 단백질은 침윤성 종양뿐 아니라 피부의 전구암(Precancer) 혹은 암의 조기 병변에도 관여할 수 있다. 편평 세포암의 58.3%에서 P53의 변이가 관찰되며, 이중 57%에서 자외선과 관련된 독특한 유전자 변화인 피리미딘(Pyrimidine) 이량체를 볼 수 있으며, 합체위치에서 시토신 이량체(CC)나 티민 이량체(TT)와 같은 이중염기가 형성되기 때문에 자외선이 피부암의 중요한 원인이라고 하였다(Brash 등, 1991). 또한 자외선 노출 부위에서 발생한 기저 세포암과 인접한 정상피부 표피에서도 P53 유전자의 돌연변이가 관철되었는데(Vrano 등, 1995), 장기간 자외선에 노출되는 부위에서는 P53 양성세포가 산재한 상태로 보이지만 기저 세포암 인접 표피에서는 분지(Clonal)형태로 증식된 양상을 관찰할 수 있다.

위의 내용을 요약하면 자외선이 정상 상피세포를 종양관련 항원을 표현하는 악성 표현형으로 변이시켜 면역반응 조절기능을 변화시키면, 상피세포에서 면역억제물질이 분비되어 피부암 발생을 초래한다는 것이다(Granstein, 1993). 일반적으로 인체 면역시스템의 일부를 담당하는 세포들은 외피에 존재한다. 특히 랑게르한스(Langerhans) 세포는 박테리아와 같은 외부침입자를 물리치는 역할을 하며, 피부암을 조기에 인식하고 제거하는 기능에도 관여한다. 이런 랑게르한스 세포는 앞에서 말한 바와 같이 자외선에 의해 그 수가 감소하고 기능도 떨어진다. 따라서 피부암의 원인인 면역이 억제되어 피부암이 유발되는 결과를 초래할 수 있다.

2) 간접반응(Indirect reaction): Type Ⅱ반응, 감작반응(Sensitized reaction)

일명 감작반응이라고 한다. 광을 흡수한 크로모포어가 직접 변하지 않고 그 에너지를 다른 분자에게로 전달하여, 이 에너지를 전달받은 분자가 광생성물을 만들어내는 반응이다. 특히 국소 또는 전신에 광과민 물질이 존재하는 경우 또는 본래 피부가 가지고 있는 광방어 기구가 적거나 또는 결여되어 있는 경우에 쉽게 발생한다. 간접반응을 다시 분류하면 내인성 광과민 반응과 외인성 광과민 반응의 두 가지 형태로 나눌 수 있다. 최근 산소에 에너지가 전달되어 만들어지는 활성산소가 광독성, 광홍반 반응, 광노화 및 노화반응 등에 중요한 역할을 한다는 것이 알려지고 있다. 활성산소에는 여러 가지가 있으며, 그 종류는 표 3-2과 같다.

(1) 내인성 광과민 반응

내인성 광과민 반응은 생체에서 만들어지는 광과민 물질인 포르피린(동식물의 조직에서 발생하는 철이나 마그네슘을 함유하지 않은 피롤유도체)에 의해서 일어나게 된다. 특히 유전질환인 포르피린증(porphyria)에서 광과민 반응이 현저하게 나타난다. 포르피린은 골수와 간에서 만들어지는데, 포르피린증이 발생하면 골수의 조혈조직에서 포르피린이 과잉 생산되는 골수성 포르피린증(적혈구생성 포르피린증, erythropoietic porphyria)과 간에서 생산이 증가하는 간성 포르피린증(hepatic porphyria)이 생기며, 두 가지 모두 광선 과민증이 생긴다. 반응을 유발하는 작용파장은 주로 가시광선 스펙트럼(400-700nm)이다.

또 다른 반응은 프로토포르피린 광화학반응으로 광선을 흡수한 프로토포르피린(카탈라아제, 헤모글로빈, 마이오글로빈을 포함한 여러 가지 중요한 유기분자를 형성하기 위해 철과 단백이 결합한 포르피린의 일종)이 광에너지를 산소에 전달하여 산소를 들뜬 상태로 만든다. 들뜬 산소들은 세포막 지방산과 반응하여 과산화수소(hydrogen peroxide) 등을 만들며 이들이 라이소솜 막(lysosomal membrane)을 파괴하여 단백질 분해효소(protease)와 같은 가수분해효소의 분비를 일으킨다. 특히 프로토포르피리아증(protoporphyria)에서 볼 수 있는데, 적혈구, 혈청, 분변 속에 프로토포르피린의 수준이 증가하는 질환으로 피부를 일광에 쏘이면 심한 소양증, 홍반, 부종이 일어난다.

반면 피부의 천연광 방어기구인 멜라닌 과립의 생산이 결여되는 색소결핍증에서는 자외선에 대한 방어기구가 부전 또는 결여되므로 광과민 반응이 일반인에 비해 더 쉽게 나타나게 된다. 멜라닌 색소가 결핍되면 홍반반응의 역치가 뚜렷이 저하되기 때문에 보통의 일광조사에 의해서도 피부에 홍반 반응과 같은 피부 장애가 일어난다. 대표적인 예로는 페닐케톤뇨증(phenyl ketonuria)이 있는데, 아미노산페닐알라닌을 티로신으로 전환시키는 페닐알라닌하이드록실라제(phenylalanine hydroxylase) 효소가 없거나 부족한 선천적 대사장애로 페닐아라닌의 축적은 뇌조직에 독성으로 작용하며, 멜라닌의 전구물질인 티로신의 생산이 저하되어 광과민 반응을 나타나게 된다.

(2) 외인성 광과민 반응

어떤 종류의 화학물질(광과민 물질)이 인체에 침투하여 피부가 광과민성 반응을 일으키게 되는 것을 외인성 광과민 반응이라 한다. 최근 진단법의 발전에 의해 발견되기 쉬운 것도 있으나 의약품, 가정용품, 화장품, 식료품에 광감작 물질이 많이 포함되어 있으며, 사회생활, 스포츠 등 옥외생활이 많아지고, 의복의 유행에 따라 노출부위가 많아지고 있기 때문에 광과민 반응이 문제화되고 있다. 외인성 광과민 반응을 일으키는 작용파장은 320-420nm으로서 장파장 자외선으로부터 가시광선에까지 이른다. 320-420nm의 파장은 290-320nm의 자외선과 같이 태양광 화상을 일으키지 않기 때문에 크게 문제가 되지 않을 수 있지만, 반면 이 파장의 광선은 태양광의 화상영역의 파장과는 달리 창문유리를 통과하여 실내에 있으면서도 반응을 일으킬 수 있기 때문에 주의하여야 한다. 또 여기에 태양광 화상이 첨가되면 염증반응은 더욱 증가하게 된다.

외인성 광과민 반응에 대한 예를 보면, 솔라렌(psoralen)과 산소의 반응을 들 수 있는데, 먼저 솔라렌이 광자를 받아 들뜬 상태가 되고, 들뜬 상태의 솔라렌 분자는 바닥상태로 돌아가기 위해 에너지를 방출하는데, 이 에너지가 산소에게 전달되어 산소 분자가 들뜬 상태가 되어 활성산소인 과산화물(superoxide anion)이나 전자쌍 산소(singlet oxygen) 등이 형성된다. 이렇게 생성된 활성산소(표 3-2)들은 홍반, DNA 손상, 세포손상 등을 일으킨다.

표 3-2. 활성산소의 종류

O_2^-	superoxide anion
HO_2	perhydroxy radical
H_2O_2	hydrogen peroxide
OH	hydroxyl radical
$^1O_2$	singlet oxygen

5. 광과민 반응의 종류

내인성, 외인성 광과민 반응은 크게 광독성 반응(phototoxic reaction)과 광알레르기성 반응(photoallergic reaction)이 두 가지 형이 있다.

1) 광독성 반응(phototoxic reaction)

광독성 반응은 광증감성 물질이 체내에 섭취되어 생기는 현상으로서 피부의 광감수성이 항진된 결과로 유발된다. 광독성 반응은 적당한 파장과 충분한 광량, 충분한 양의 광증감 물질이 있다면 1회의 조사로도 모든 사람에게 발생할 수 있는 반응이다.

광증감 물질로는 의약품의 경우, 테트라싸이클린(항생물질), 썰펀아미드(썰파제), 페노티아진(정신요법제), 톨부타아미드(당뇨병약), 그리세오피루빈(항진균제), 글로로사이아제이드(이뇨제) 등이 있다. 그 외에 콜타르화합물에 있는 안스라센, 아크릴진 또는 포르말린 화합물도 잘 알려진 광증감 물질이다.

광독성 반응을 일으키는 화합물은 분자량 500의 저분자로서 2환 또는 3환의 공명구조를 가진 것이 많은데, 이러한 구조는 자외선과 가시광선을 잘 흡수하는 구조이다. 일반적으로 이 구조에서는 흡수 파장과 반응을 유발하는 작용 파장이 비슷한 경우가 많다. 광독성을 일으키는 화합물은 광의 조사를 받아 들뜬(여기)상태가 되며, 화학적으로 활성화가 된다. 이렇게 들뜬 상태의 화합물은 다시 기저상태로 돌아오기 위해 에너지를 발산하게 되는데, 이때 발생된 에너지가 주변물질에 전달된다. 이렇게 에너지가 주변 물질에 전달되면 분해, 합성, 산화와 중합 현상이 일어나 광독성 반응이 발생한다.

피부에서 생기는 독성 반응은 먼저 형태적으로 홍반과 부종의 발생으로 시작되며 곧 색소침착, 피부박리로 이행된다. 세포수준에서는 핵(DNA), 세포막, 미토콘드리아 등의 손상을 일으킨다.

지연성 광독성 반응은 폴크마린 화합물에 의해 일어난다. 폴크마린은 어떤 종의 식물추출물과 엣센샬유 중에 포함되어 있으며, 여기에 접촉하면 광독성 반응이 일어난다. 따라서 광독성 반응을 식물기인성 일광피부염(phytophotodermatitis)이라 부르기도 한다. 또 다른 광독성 유발 물질로는 벨가푸텐(5-methoxypsoralen)이 있으며, 이 물질은 감귤과, 미나리과, 뽕나무과에 많은 것으로 알려져 있다. 벨가푸텐(5-MOP)은 천연향료 벨가모트유 중에도 약 0.3-0.4%가 포함되어 있다. 이 물질을 피부의 국소 부위에 도포 한 후 일광을 조사하면, 그 부분에서 12-24시간 후에 반응이 나타나기 시작하여, 48시간 정도에는 구진이나 농포가 발생한다. 일반적으로 작용파장은 320-380nm의 자외선이며, 최대 작용파장은 360nm 부근이다. 잘 정제된 천연 벨가모트유 또는 합성 벨가모트에는 광독성 작용이 없다.

2) 광알레르기성 반응(photoallergic reaction)

광알레르기성 반응은 광독성 반응보다도 발생빈도는 적다. 광알레르기성 반응은 광감작 물질에 반복해서 접촉한 후에 일어나는 지연형 광과민 반응이라고 할 수 있다. 광화학 반응에 의해 변성된 피부의 단백질이 면역분자성 단백질(단백질 운반체, carrier-protein)이 되고 합텐(hapten-항체의 특정한 부위에 결합해 항원으로 작용하는 비단백성 물질. 진짜 항원과는 달리 항체의 형성을 유도하지 않지만 단백질 운반체와 결합된 것은 면역 반응을 일으킬 수 있다)과 결합하여 완전 항원이 되어 감작이 일어난다. 1도 감작이 성립되면 그 개체에는 그 후에도 반응을 일으킬 수 있는 능력이 남게 되어 생체반응을 반복하는 경우도 있다. 초기의 증상은 옻나무에 접촉한 것과 같은 알레르기 반응과 유사하고 심한 소양증, 홍반, 수포를 동반한 습진성 병변이 조사 후 24-48시간 이내에 광조사 부위에서 생긴다. 이 반응이 반복되면 만성형으로 이행된다.

광감작 물질로서는 쌀리틸아닐드(살균제) 등이 있다. 광증감 물질은 대부분 광독성 반응을 일으킬 수 있지만, 광알레르기성 반응이 나타날 때 광독성 반응이 항상 동반되는 것은 아니며, 광독성 반응을 일으키는 것보다도 훨씬 적은 양의 광선으로도 광알레르기 반응은 발생할 수 있다. 다시 말해 아무리 약한 광독성 반응이라 할지라도 광알레르기성 반응과 비교하면 대량의 광이 필요하다는 것을 알 수 있다. 또한 광알레르기는 광에 대한 감수성이 높아져 있는 상태이기 때문에 광감작 물질을 멀리하더라도 수개월 혹은 수년이 지난다 하더라도 다시 일광에 노출되면 반응이 계속해서 나타난다. 더욱이 인공 등을 조사하여도 피부의 광알레르기 반응이 재현될 수 있다. 따라서 이러한 반응을 특히 유존성 광반응(persistent light reaction)이라 하지만, 이러한 반응이 발생하는 기전에 대해서는 아직까지 명확하게 밝혀져 있지 않다.

태양광선에 의하여 발생하는 광독성 반응과 광알레르기 반응 등을 예방하기 위하여 피부에 외용제로서 광차단제(sun screen)를 사용하고 있다. 광차단제로는 파라아미노벤조산(para aminobenzoic acid; PABA: 비타민 B 복합체와 흔히 결합하는 물질. 시리얼, 달걀, 우유, 고기에 들어 있고, 혈액, 소변 뇌척수액, 땀에 있다. 땀과 물에 의해서도 제거되지 않고, 각질층의 성분과 결합하는 형태의 반화학적 복합체로 태양차단제로 널리 쓰인다. PABA는 sulfonamide 길항제이고 경피증, 피부근염, 천포창 치료에 효과적이다)과 같은 자외선 흡수제(흡수 파장: 290-320nm)와 산화티탄의 분말과 같이 광을 산란(산란 파장은 290-400nm 전파장)시키는 물질이 이용되고 있다. 그러나 광방어 효과와 그 지속성까지 만족할 수 있는 광 차단제는 아직 없다고 할 수 있다.

6. 광에 의한 손상, 수복, 방어

1) 연구의 역사

태양광선에 포함된 Schumann(독일 물리학자, 1841-1913) 영역(1200-1900Å, 120-190nm)의 진공자외선이 살균효과가 있는지, 몇몇 종류의 피부병에 효과적인지, 효과적이라면 작용기전이 무엇인지와 같은 내용에 관심을 갖고 연구를 시작한 시기는 1900년 초부터라고 할 수 있다. Bovie는 1916에 진공자외선이 원형질에 미치는 효과에 대한 연구를 하였다. 그는 Al 전극을 가지고 수소방전관의 한쪽 끝에 CaF_2판을 붙여 거기서 나오는 광선을 현미경을 통과시킨 다음 이 광원을 원형질에 조사하여 어떤 변화가 생기는지를 알아보았다. 또한 1920년경에는 현재 자외선을 만들기 위해 가장 일반적으로 사용하는 수은 등을 사용하여 원위자외선의 작용에 대한 연구가 본격적으로 실시되었다. 1930년대에 들어서 Gates는 박테리아를 치사시킬 수 있는 파장에 대한 연구를 하였으며, 1940년대 초에는 Hollaender가 자외선이 돌연변이를 유발할 수 있는지에 관한 것을 연구하였는데, 이것이 근대 자외선 연구의 기초가 되었다. 1440년대 초에는 Blum이 마우스를 이용하여 태양광 중 일찍부터 관심의 대상이었던 근위자외선을 이용해, 근위자외선이 발암작용에 미치는 영향에 대한 연구를 실시하였다. 원위자외선 영역의 연구는 1960년대부터 지속적으로 행해졌으며, 원위자외선이 효소분자,

핵산 그리고 그 관련물질에 어떠한 영향을 미치는지, 파지(phage) 등의 바이러스에 영향을 미치는 파장이 무엇인지와 같은 연구가 물리학을 기초로 행해졌다.

지금까지의 연구를 보면 원위자외선과 근위자외선 모두에서 세포 손상이 발생할 수 있는데, 원위자외선에 의한 세포 손상과 근위자외선에 의한 세포손상의 발생 기전이 다르다는 것을 알 수 있다. 원위자외선은 세포에 직접 흡수되어 세포 손상을 유발하는 반면, 근위자외선 영역의 광선 대부분은 직접 단백질 분자나 핵산 분자에 흡수되지 않기 때문에 많은 경우는 다른 광흡수 물질을 매개로 하여 이차적인 손상을 일으키는 경로를 취하고 있다. 근위자외선에 의한 손상을 일으키는 분자간의 에너지 이동을 동반하는 과정, 즉 광증감 현상에 대해서는 최근에 이르러서야 겨우 생물적 손상의 원인을 분석하는 과정에서 구체적으로 밝혀지고 있다. 광증감 물질을 매개로 한다는 것은 광증감 물질로 작용할 수 있는 광범위한 세포내 물질과 그 분포가 동시에 관계한다는 것을 의미하며, 이러한 물질에 의한 광작용이 세포의 생리상태, 일반 활동상태에 많은 영향을 미치는 것으로 생각된다.

이 장에서는 자외선에 의한 세포손상의 기전과 세포 손상을 일으키는 광 스펙트럼에 대해 다루어지겠지만 특히 파장이 120-400nm 범위의 자외선에 대한 내용을 주로 다루게 될 것이다. 일반적으로 자외선은 190-290nm의 파장을 경계로 이 파장의 범위를 원위자외선(far-UV), 원위자외선보다 파장이 짧은 부분을 진공자외선(vac-UV; 120-190(200)nm), 원위자외선보다 파장이 큰 경우를 근위자외선(near-UV; 290-400nm)이라 한다. 반면 원위자외선과 근위자외선의 영역을 파장에 따라 UVA(320-400nm), UVB(290-320nm), UVC(200-290nm)로 분류하여 부르는 경우도 있다.

2) 손상의 발생

(1) 진공자외선(120-190(200)nm)

진공자외선이 원형질에 이상을 일으키며, 세포의 치사작용에 유효하다는 것은 이미 기술한 바와 같다. 진공자외선은 대장균에 대하여도 치사작용을 가지고 있으며, 일단 손상이 되면 광회복 과정을 거치지 않는 것으로 알려져 있다. 진공자외선에 의한 손상은 pH, 이온강도, 그리고 첨가물의 효과 양상을 보더라도 원위자외선에 의한 손상과는 차이가 있으며, 오히려 더욱 파장이 짧은 이온화 방사선과 유사한 점이 많다. 원위자외선의 경우 물분자의 이온화에 의한 OH^-가 그 중요한 작용물질로 알려져 있으나 진공자외선의 경우는 여기물분자의 분해반응에 의해 생성된 OH^-가 생물작용에 영향을 주는 것으로 알려져 있다. 파장이 120nm 이하에서는 이온화 방사선에서 볼 수 있는 이온화도 발생한다. 만약 다량의 물분자가 존재하는 상황하에서 진공자외선에 의해 세포 손상이 발생한 경우라면 세포의 핵산 등이 자외선을 직접 흡수하여 손상되는 비율보다는 여기된 물분자에 의한 손상 비율이 증가할 것으로 추측할 수 있다.

결국 진공자외선 영역의 광선에 의한 손상은 진공자외선이 생체 물질에 강하게 흡수되어 물질을 높은 여기상태로 만들거나, 이온화시키고, 이렇게 만들어진 여기상태의 물질이나 이온화된 물질이 손상을 유발할 것으로 생각하고 있다. 이와 같은 사실은 1980년대에 들어서 종래의 방사관 등에 비교하여 연속파장이고 고강도의 자외선을 방출하는 Synchrotron 괴도 방사를 이용한 광원이 실용단계에 들어간 이후로 진공자외선의 광물리학, 광화학, 광생물학의 발전과 더불어 밝혀지게 되었다.

(2) 원위자외선(190(200)-290nm)

원위자외선의 특징은 이 파장 영역의 광선이 핵산에 선택적으로 흡수된다는 것이다. 실험에 의하면 원위자외선 영역인 240-290nm의 파장은 세포의 80%를 이루고 있는 물에서는 거의 흡수하지 않으며, 대부분 핵산과 단백질 분자에서 흡수하는 것으로 알려져 있다. 단위 질량당 흡수되는 원위자외선 양을 보면 핵산에서 흡수되는 양이 단백질 분자에서 흡수하는 양보다 10-20배나 많은 것을 볼 수 있다. 핵산에서는 염기 부분이 주요 흡수체가 되며, 단백질 분자에서는 Trp 등의 고리를 가지는 아미노산이 이 파장 영역의 주요 흡수체가 된다. 원위자외선을 흡수하는 물질의 양자 흡수량은 높은 편으로써 10^{-2} 정도이고, 이렇게 흡수된 양자에너지에 의해 각종 화학 변화가 발생한다. 대장균을 보면 단백질 분자의 양이 DNA의 양보다 약 10배 정도가 많지만, 화학 변화의 정도나 세포내에서 핵산의 독특한 역할 때문에 핵산의 손상을 더욱 중요하게 다루고 있다. 세포의 치사효과를 나타내는 파장이 핵산의 흡수 파장과 일치한다는 것은 주목할 만한 일이다. 물론 파장조건과 그 외의 요인에 의해 핵산 이외의 부분에서도 손상효과가 분명히 나타나게 된다는 것을 간과해서는 안 될 것이다.

원위자외선의 효과에 대한 연구는 1960년 초부터 급진적으로 진행되었으며, 광생성물, 치사작용, 수복현상, 돌연변이 생성에 대한 연구가 지속적으로 발전할 수 있었다. 즉 1960년대 초에는 원위자외선에 의한 광생성물의 종류 및 발생기전에 대한 연구가 많았으며, 이러한 광성생물에 의한 세포의 치사작용의 원리와 같은 내용이 다음으로 발전하였으며, 이어서 치사손상 부위에 대한 회복반응에 대한 연구가 계속되었다. 이러한 연구 결과는 돌연변이를 유발할 수 있는 반응에 대한 연구활동으로 이어져 현재는 매우 높은 수준의 단계에까지 이르렀다. 특히 과거 수년간 이러한 돌연변이를 수복하는 과정을 DNA 회복과 연결시킴으로서 DNA와 관련된 광수복에 대한 연구가 급격한 진전을 보이고 있다.

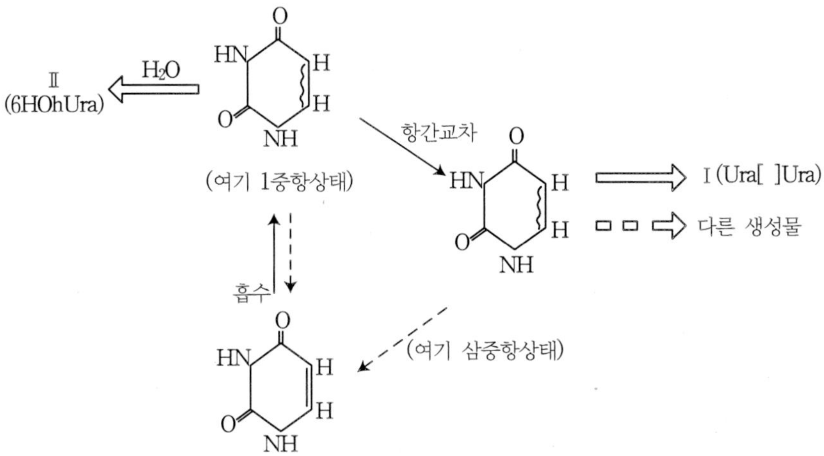

그림 3-2. 우라실 용액에 의한 원위자외선 생성물의 생성과정

원위자외선의 조사시 발생하는 광생성물에 대하여 간단하게 요점을 설명하면 다음과 같다. 원위자외선의 조사를 받게 되면 핵산을 이루는 각 염기는 260nm 부근의 파장을 폭넓게 흡수하며, 흡수한 에너지에 의해 화학 반응이 생긴 결과 피리미딘 이량체와 수가물이라는 광생성물이 발생한다. 반면 퓨린(purine)은 비교적 안정되어 있다. 최초에 발견된 이량체는 티민(thymine) 용액에 살균 등(254nm)을 조사하여 생긴 티민 이량체(Thy Beukers and errends, 1960)이었다. 수가물은 티민을 제외한 염기에서 생기며 6HOhCyt, 6HOhUra(Ⅱ)로 축약하여 기록한다. 핵산의 경우도 여기에 준하여 생성물이 생긴다. 이 생성물의 양자수는 10^{-2}-10^{-3} 정도이다. 하지만 핵산이 부분적으로 탈수되거나 염기의 배열방향이 다른 경우에는 생성물과 그 수량 역시 크게 변할 수 있다. 자외선에 의한 광화학적 반응의 결과 생기는 이량체 및 수가물의 기전은 우라실(uracil) 수용액을 이용한 연구를 통해 잘 확립되었다. 이 반응 경로를 그림 3-2에 나타내었다. 수가물(Ⅱ)은 여기 1중항 상태의 우라실로부터 생기고 이량체(I)는 여기 3중항 상태의 우라실이 기저상태의 우라실과 반응하여 생긴다.

위와 같은 사실은 O_2의 역동적인 효과, 형광, 인광에 대한 측정, 광증감제로부터 에너지 가 이동하여 3중항 상태가 축적되는 현상 등의 방법에 의해 폭넓게 확인되었다. DNA 사슬에서 연속적으로 병행된 티민-티민(Thy-Thy)과 같이 공간적으로 특별한 속박을 받는 조건하에서 티민 이량체가 티민의 여기 1중항 상태를 생성시킬 가능성도 지적되고 있다. 피리미딘 이량체와 피리미딘 수가물이 보이는 반응에서 흥미로운 점은 반응의 가역성이다. 즉, 아래에서 볼 수 있는 것처럼 반응이 가역적으로 발생할 수 있다.

$$Thy + Thy \underset{\leftarrow\ 240nm\ -}{\overset{-\ 280nm\ \rightarrow}{\rightleftharpoons}} Thy[\quad]Thy \quad \cdots\cdots (1)$$

물론 가역반응을 유도하는 파장은 다르며, 파장에 따라 반응이 오른쪽으로 일어나 이량체가 형성될 수도 있고, 왼쪽으로 일어나 수복될 수도 있다. 비교적 장파장(280nm)에서는 우측으로 반응이 일어나고, 단파장(240nm)에서는 역으로 좌측으로 반응이 일어난다. 이와 같은 가역성의 반응이 생체 안에서(in vivo)도 일어날 수 있다.

피리미딘 수가물을 생성하는 화학반응은 가열에 의해 촉진될 수 있지만, 이렇게 형성된 피리미딘 수가물의 수명은 비교적 짧은 편이며, 시간이 지나면 원래대로 회복되는 경향이 있다. 핵산과 관련된 원위적외선 손상에는 핵산-아미노산 혹은 핵산-단백질의 결합반응이 있다. 세포내의 DNA는 단백질, RNA, 지질 등과 밀접한 위치관계와 기능관계를 가지고 있다. 우라실(Ura)과 시토신(Cys)을 포함한 수용액에 원위자외선을 조사하게 되면, 5-S-cysteinyl-6-hydrouracil이 생성되는데 이 반응을 핵산-단백질의 결합반응의 모델로 생각할 수 있다. 이와 같은 결합 반응을 설명하는데, 일반적으로 피리미딘의 여기 3중항 상태의 반응을 도입하여 설명한다. 박테리아 세포, 포유류의 세포에서도 자외선의 조사량에 따라 DNA의 추출성 변화가 증가하는 것을 볼 수 있다.

(3) 근위자외선(290-400nm)

290-400nm 파장의 근위자외선의 광생물학적 효과는 다양하다. 세포에 대한 치사효과, 돌연변이 효과가 있는 한편 역으로 원위자외선에 의해 보이는 치사작용에 대한 일종의 보호 효과와 억제효과 등도 있다. 근위자외선이 가지는 뚜렷한 생물학적 효과로는 세포막의 에너지 생산계의 파괴, 몇몇 종류의 파미아제계의 불활성화, 수동적인 막 투과성의 증가 등이 알려져 있으나, 이러한 광화학적인 반응에 대한 설명은 많은 편이 아니다.

핵산과 단백질은 이 영역의 파장을 흡수하지 않기 때문에 근위자외선에 의해 생기는 생물학적 손상은 근위자외선의 흡수체가 증감제로의 역할을 하여 생기는 반응으로 생각되고 있다. 세포내에는 증감제의 역할을 하는 물질이 다수 존재하고 있다. 따라서 각종 세포 성분은 다양한 반응을 통해 손상 받을 수 있으며, 손상의 가능성이 많은 반면 원위자외선의 경우와 같이 원인이 되는 생성물을 확실하게 밝혀내기가 극히 어려운 문제점이 있다. 근위자외선에 의해 발암작용도 발생하는데, 근위자외선에 의한 발암작용은 근위자외선이 발암을 일으킬 수 있는 물질을 만들어 발암의 개시제나 촉진제의 역할을 하는 것이 아닌가 생각하고 있다. 광증감물질의 생성 기전 중 하나는 원위자외선에서 설명했던 산화과정에 의해 생성된 여기 산소분자가 개입한다는 설이며, 다른 방법으로는 광증감제의 3

중항 에너지가 산소에게 에너지를 공급하고, 여기 상태가 된 산소분자가 다시 어떤 특정 물질에 에너지를 공급하여 손상을 일으킬 수 있는 3중항 상태의 물질이 되도록 한다는 설명도 있다. 예를 들어 312nm 파장의 자외선이 아세토페논을 여기 3중항 상태의 에너지 보유 상태로 만들고, 이렇게 만들어진 에너지가 DNA의 티민(Thy)으로 전달되어 세포 손상을 유발하는 티민 이량체($Thy[\ \ ]Thy$)가 만들어지는 현상이 있다. 또 확실한 기전은 알려져 있지 않지만 366nm 파장의 광 조사에 의해 대장균의 DNA에서 피리미딘 이량체($Pyr[\ \ ]Pyr$)가 발생하고, DNA가 단쇄 단절되는 손상이 발생하는 것을 발견하였는데, 핵산이 이 범위의 파장을 직접 흡수하지 않음에도 불구하고 피리미딘 이량체가 형성될 수 있었던 것은 광증감제가 개입된다는 증거라고 할 수 있다.

반면 근위자외선에 의해서도 가역반응이 생길 수 있는데, 손상에서 수복되는 광회복 과정에는 가시광선과 근위자외선을 포함한 넓은 파장영역($300<\lambda<600$ nm)이 관여하는 것으로 알려져 있다. 그 양자수량(量子收量)은 1에 가깝다. 그 과정을 아래와 같이 표현할 수 있다(그림 2-3 참조).

$$E+Pry[\ \ ]Pry \rightarrow (E,\ Pry[\ \ ]Pry) \quad \cdots\cdots (2)$$

$$(E,\ Pry[\ \ ]Pry)+Hv \rightarrow E+2Pry \quad \cdots\cdots (3)$$

여기서 E는 광회복 효소로 불리며, 세포 중에 존재한다. 실험관 내에서의 반응을 보면 (2)의 과정은 광선과 상관없이 일어나는데, (2)의 과정은 효소가 관여하여 효소기질 복합체를 형성하는 과정을 보여주고 있다. 흥미 있는 것은 산소 이외의 비교적 간단한 구조의 물질이 광증감 과정에 관여한다는 것이다. 그리고 대체적으로 이 반응에 관여하는 물질은 전자공여, 혹은 전자수용 능력이 높은 물질로서 이량체를 수복하는 반응에 유효한 것으로 알려져 있기 때문에 광회복 효소라고 부르고 있다. 따라서 광회복 과정에서 광회복 효소가 일종의 증감물질로써 작용한다고 가정해 볼 수 있다. 하지만 이러한 광회복 과정에서 광회복 효소가 증감물질로 작용하기 위해 필요한 에너지는 어떻게 충당이 될 것인가 하는 점이 여전히 의문으로 남아있다. 전에는 여기 1중항 상태에서 여기 1중항 상태로 에너지가 이동하여 광회복 효소에 필요한 에너지를 공급하는 것으로 설명하였는데, 이것으로 광회복 과정을 설명하기에는 에너지 측면에서 문제가 있다. 왜냐하면 광회복에 관여하는 최장파장 범위는 450-600nm로서 이량체를 만드는 여기 파장인 290nm 이하의 광 스펙트럼과 비교하여 에너지가 현격하게 부족하기 때문이다. 따라서 이량체를 수복하는데 필요한 충분한 에너지를 얻을 수 없기 때문에 위의 방법으로 광회복 과정을 설명하기에는 어려운 점이 있다. 그렇다고 이량체를 만드는데 필요한 여기 3중항 상태의 에너지 수준을 만들기 위해 여기 1중항 상태가 여기 3중항 상태로 변하여 여기 3 중항에서 여기 3중항 상태로 에너지를 전달한다는 개념도 도입하기 어려운데, 여기 1중항 상태와 여기 3중항 상태 사이에는 여기 2중항 상태의 차이가 생기며, 이 차이가 상당히 크기 때문이다. 따라서 3중항에서 3중항으로의 에너지 이동 기전의 가능성도 적다. 더욱이 정제된 광회복 효소는 300-450nm 파장의 에너지를 직접 흡수하지 못한다는 사실을 볼 때, 여기 1중항에서 여기 3중항 상태로의 에너지 보유가 어렵다는 것을 이해할 수 있다. 따라서 광회복 과정에는 기존의 방법과는 다른 기전이 존재하는 것으로 생각할 수 있다. 이 사실을 고려하여 다른 하나의 가능성을 (4)식으로 표현할 수 있다. (4)의 과정을 보면 먼저 효소기질 복합체가 만들어지고, 이어서 이 복합체가 자체적으로 다시 새로운 에너지를 흡수한다. 이렇게 광을 흡수한 다음 전하가 이동하여 전하이동 복합체가 만들어지면서 피리미딘 이량체(Pry[ ]Pry)가 피리미딘(Pry)과 피리미딘(Pry)으로 분리된다는 것이다.

$$E + Pry[\ \ ]Pry + Hv \rightarrow (E^{-\delta},\ Pry[\ \ ]Pry^{-\delta}) \quad \cdots\cdots (4)$$

이와 관련하여 Trp를 포함하고 있는 인도르 유도체가 이량체 개열(開裂)의 증감제로 작용한다는 최근의 발견은 흥미로운 것이다. 왜냐하면 인돌환이 전자이동에 관여한다고 생각되기 때문이다. Trp를 포함하는 올리고펩티드 단백질 분자도 같은 모양을 가진다. 역시 이량체가 9개 이상의 올리고스클레오티드상에 인돌환이 나타난 경우만 광회복 효소와 복합체를 만든다. 이와 같은 사실은 손상인식의 생물기전으로써 흥미가 있다.

(4) 가시광선

근위자외선의 광증감 현상과 더불어 무시할 수 없는 것은 가시광선에 의한 증감효과이다. 세포 중에는 후라빈계 색소와 같은 각종 색소가 존재하여, 세포활동에 중요한 역할을 하고 있다. 따라서 이와 같은 색소가 광을 흡수한 후, 본래의 역할과는 다른 세포 손상을 유발할 수 있는 광증감제로써 작용할 가능성이 있을 것으로 쉽게 추측할 수 있다. 앞서 기술한 것과 같이 증감반응에는 몇 가지 형태가 있으나 현재 가장 관심을 가지는 것은 여기 1중항 산소분자(O_2)가 개입된 반응과정으로서 가시광선에 의해 이러한 반응이 어떻게 발생하는지를 설명하고자 한다. 가시광선에 의한 반응경로를 역반응에 대한 반응식을 제외하고 간단하게 기록하면 (5)와 같은 식이 된다. S는 증감제, 어깨번호 1, 3은 각각 여기 1중항, 3중항 상태를 나타낸다.

$$S \overset{Hv}{\rightarrow} {}^{1}S \overset{3O_2}{\rightarrow} {}^{3}3S \rightarrow S + {}^{1}O_2 \overset{A}{\rightarrow} S + AO_2 \quad \cdots\cdots (5)$$

A는 기질로써 AO_2는 산화생성물을 일괄하여 표시한 것이다. O_2는 포토다이나믹 작용(산소 존재하에서의 광증감 작용)의 중요한 작용물질임이 최근에 밝혀졌으며, O_2는 부가반응을 통해 손상 유발반응을 일으킨다. 이 과정을 통해 구아닌 잔기의 파괴, DNA 사슬 등의 절단이 일어난다. 또한 산소분자의 불활성화가 His-Trp 등의 화학변화를 통해 일어난다. DNA-단백질의 가교도 일어나며 당연

히 유전적 변화도 일어난다. 예를 들면 세포 중의 엽록소(Chl)는 일종의 자기 증감제가 되는데, 엽록체에서 광에너지를 이용하는 반응경로와 더불어 (5)의 반응도 진행되면서 에너지를 방출한다. 이 과정에서 엽록소(Chl)가 스스로 발생한 O_2에 의해 가교를 형성하는 기능을 상실할 가능성이 있다. 실제의 세포에는 카로티노이드가 O_2의 견인차로써 작용하는 것처럼 보인다. 이외에도 세포 내에는 여러 가지 광증감제가 존재한다. 과거에는 광증감 손상으로부터 세포를 보호하는 것으로 알려졌던 단백 분자, 몇 종류의 비타민과 같은 많은 물질이 광증감제로서 화학반응을 통해 세포손상을 일으키는 것으로 알려졌다.

3) 광손상의 수복과 방어

(1) DNA 수복

원위자외선에 대한 연구는 1860년 이후 급격히 발전하여 DNA 손상의 과정을 기초로 한 손상수복 기전에 대한 연구가 주로 이루어지고 있다. 이 분야에 대한 연구는 단지 생물학에만 국한된 것이 아니라 수복효소의 연구, 그 유전적 제어 계통에 대한 해명을 연구하는 분자생물학의 분야에 이르기까지 다양하다.

자외선 조사에 의해 생기는 중요한 생성물인 피리미딘 이량체(Pyr[ ]Pyr)가 생물효과의 원인 중 대부분을 점한다는 사실은 자외선에 의한 형질 전환 DNA의 활성화와 이량체 생성 과정에서 파장에 대한 의존성이 얼마나 되는지 알아보는 실험을 통해 밝혀졌다(Setlow and Setlow, 1962). 즉 280nm의 파장을 조사하면 형질 전환 DNA의 활성이 감소하는데, 이렇게 활성을 충분히 감소시킨 후 다시 파장이 239nm의 광을 추가 조사하면 DNA의 활성이 역으로 상승한다. 처음에 상승하는 속도는 항상 일치함을 볼 수 있다. 몇 가지 실험과 적절한 기준치와의 비교로 DNA 불활성화 원인의 50%가 이량체에 의한 것으로 결론을 내렸다. 일반적으로 시크로부탄 이량체 이외의 생성물 몇 가지도 손상을 일으키는 생물작용이 있음이 보고되고 있다. 그러나 그 유효성, 생성양자 수량, 안정성과 같은 이유 때문에 보통 피리미딘 이량체(Pyr[ ]Pyr)와 비교해 세포에 미치는 효과는 적은 것으로 알려져 있다.

다음은 광손상에서 수복되는 과정, 즉 광생성물이 DNA로부터 제거되는 과정을 설명하고자 한다.

광회복: 광손상이 발생한 다음 근위자외선이나 가시광선을 조사하여 손상이 회복되는 광회복 반응에 대하여는 근위자외선에서 설명을 하였기 때문에 여기서는 간단한 세포내에서 일어나는 효소적 광회복에 대한 과정 한두 가지에 대하여 설명하고자 한다(그림 3-3 참조). 이 반응에 포함된 활성물질에 대하여는 Rupert 등(1962)이 Michaelis-Menten류의 해석

방법을 이용해 이것을 효소적 반응으로 나타내었다. 광회복 능력은 단세포에서부터 많은 동식물세포에서 볼 수 있는 극히 일반적인 것이다. 효소적 광회복의 효율은 온도에 많은 영향을 받으며, 조사선량을 증가시키게 되면 효율이 감소한다. 광회복을 일으키는 전형적인 작용 스펙트럼은 340nm로부터 420nm까지 폭넓으며, 반응을 하는 기질은 피리미딘 이량체이다. 스트렙토마이세스균 등과 같은 것은 320nm에서 440nm 부근에서도 반응을 볼 수 있으며, 광회복 현상도 다양하게 나타난다. 더불어 유전정보의 변형에서 치사상태(불활성화 작용)에 이르기까지 다양한 손상과정에서 광회복이 일어나는 것을 볼 수 있다. 광회복 효소의 생산은 특정 유전자에 의해 지배되는 것으로 알려져 있다.

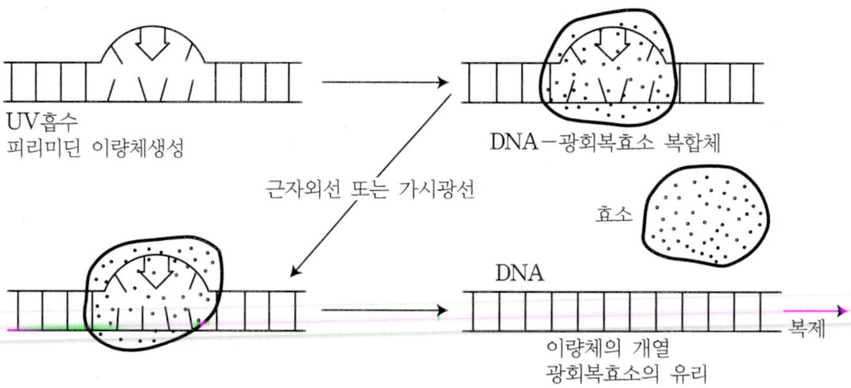

그림 3-3. 원위자외선 조사를 한 DNA의 피리미딘 이량체의 효소적 광회복과정의 모식도

암회복: 자외선을 조사하여 손상을 일으킨 파지(phage)를 다른 조건의 균주를 숙주균으로 사용하여 파지의 생애를 조사한 결과 어떤 종류의 균주는 파지의 생존율을 다른 주에서 보다 연장시키는 것을 발견하였다. 이러한 과정을 숙주회복이라 부르고, 숙주회복이 일어난다는 것은 자외선에 의한 손상을 회복시킬 수 있는 기능이 숙주균에게 있다는 것을 의미한다. 이러한 숙주회복 기능이 약한 균주를 보면 균주 자신도 자외선에 약하다는 것을 알 수 있다. Hill(1958)은 방사선에 민감한 감수성과 저항성을 나타내는 균주를 발견하고, 이를 B라 칭하였는데, 이 균주에 대한 다양한 연구는 수복 과정을 이해하는데 많은 도움을 주었다. 수복과정을 보면 자외선에 의해 손상을 받은 DNA 사슬을 처리하는 세포내 기구와 관계가 있었다. 이량체를 만드는 단위 자외선량과 파장은 같으므로 위의 두 종류 세포에 자외선을 조사한 다음 세포에 일어나는 현상간에 차이를 확인하고, 이러한 차이를 일으키는 이유를 연구하여 광수복에 대한 과정을 이해할 수 있었다. 자외선을 조사하여 이량

체를 만든 다음, 균주를 숙주로 하여 세포를 수 십분 배양하면 DNA의 이량체가 감수성 B 균주에서는 변화가 없지만, 저항성의 B 균주나 B/r 균주에서는 이량체가 DNA로부터 소실되는 것을 볼 수 있다. 이러한 과정을 거쳐 수복이 일어나는 것을 제거수복(excision repair)이라 부르며, 이러한 수복은 암회복에 속한 두 개의 수복 방법 중 하나이다. 이 수복과정의 모형은 ***그림 3-4 A***에 나타나 있다. 자외선 조사에 의해 생긴 이량체 부분을 효소가 감싸서 이량체가 생긴 가닥의 사슬을 절단하여 DNA를 부분적으로 붕괴시키면서 이량체를 제거한다. 이량체가 제거되는 동시에 또 다른 효소인 합성효소가 손상된 부분의 염기배열을 다시 합성(수복 복제)한 다음, 마지막으로 또 다른 효소가 새로 생긴 사슬과 기존에 있던 사슬을 다시 연결시킴으로 손상 전의 상태로 회복시킨다. 이 과정의 수복 복제는 두 가닥의 DNA사슬이 모두 손상 받지 않고, 한 가닥의 사슬이 손상을 받는 경우에 이루어지는 수복이라는 것을 염두에 둘 수 있다. 이 과정에 관여하는 효소를 보면 먼저 손상부분의 절단에 필요한 엔도스크리아제, 제거된 부분의 새로운 합성에 관여하는 폴리머라제, 마지막으로 새로 만들어진 사슬과 기존의 사슬을 연결하는 리가제의 3종류 효소가 필요하다. 이러한 효소의 능력이 결손된 형의 표현형은 EXC^-라고 표시하고, 제거수복의 결합주가 있는 것을 의미한다.

암회복의 또 다른 기전은 복제후 수복(post-replication repair)이라고는 과정이다. 이 과정은 ***그림 3-4 B***와 같이 진행되는 것으로 생각된다.

자외선 손상을 가진 상태에서 정상적인 복제 과정에 들어간 세포는 딸 DNA 사슬에 모 사슬의 손상 부분을 그대로 복제하지 않고, 손상 부분에 해당하는 위치에 간격(gap)을 만든다. 이 간격(gap)은 이중사슬 중 다른 면의 DNA분자와 조환이라는 조작을 통하여 건전한 DNA 가닥으로 메워지게 된다(딸 사슬은 이것으로 불완전한 모양을 가진다). 모 사슬의 손상 부분에서 생긴 간격(gap)은 수복복제와 리가제의 작용으로 메워지게 된다는 것이다. 이 모델의 특징은 복제 후, 네 가닥의 사슬 사이에 조환 과정을 거쳐 수복이 된다는 것으로 이 과정을 조환 수복(lecornbinational repair)이라고도 부른다. 반면 조환 결손 REC^-를 나타내는 균주가 반드시 제거수복 능력에 결함이 있는 것은 아니기 때문에 이 두 가지 방법은 서로 독립적인 수복 현상으로 생각하는 것이 바람직하다. 조환 결손이라고 하는 형질을 지배하는 유전자는 rec^-로 표시한다. 따라서 REC^-, EXC^-의 이중표현형을 가지는 균주는 극도로 높은 자외선 감수성을 보이고, 염색체에서 한 개의 피리미딘 이량체를 만드는 조사선 양으도 치사될 수 있다(평균치사 선량은 야생형의 50J/m와 비교하면 0.02J/m로 매우 낮다). REC 기능에 대하여는 여전히 충분한 이해가 부족한 편이지만, 조환 수복은 특히 고등생물의 세포에서 많이 일어나는 것으로 생각된다.

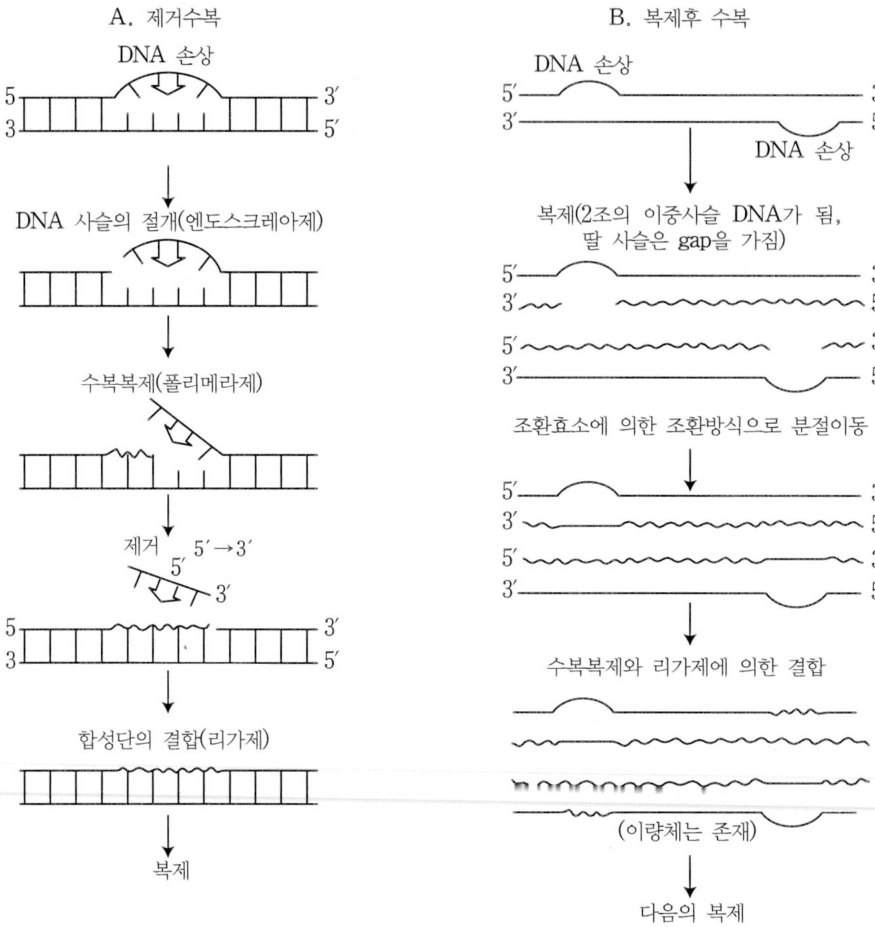

그림 3-4. 제거수복(A)과 복제수복(B)과정

(2) 방어

DNA 손상의 암회복 기능이 자외선 손상 이외의 손상에 대한 회복에도 폭 넓게 관여한다는 것을 X-선이나, 화학물질에 의한 손상 후 회복에 대한 연구로부터 명확히 밝혀졌다. 광에 의한 손상은 전술한 것과 같이 DNA에서만 생기는 것이 아니라는 것을 기억하면 좋을 것이다. 광합성 생물의 경우도 근위자외선 영역의 파장을 많이 흡수하고 있다. 이렇게 흡수된 근위자외선 영역의 파장은 세포 내에 O_2나 다른 반응성의 라디칼을 무수히 생성한다. 이렇게 생성된 물질이 처리되지 않으면 엽록소(Chl)에 가교(bridge)가 형성되며, 세포 내에 산화물이 축적되어 세포손상을 야기한다. 반면 근접한 카로티노이드, 그 외의 일반세포 내의 항산화물(antioxidant)이 세포를 광의 손상으로부터 보호하고 있는 것으로 생각할 수가 있다. 또한 근위자외선의 광이 세포의 일반적인 활동을 제한하여, 원위자외선에 의한 손상을 수복할 수 있는 시간을 갖도록 돕는다는 복잡한 기전도 알려졌다. 예를 들면 원위자외선에 의한 손상 중 하나라고 생각되는 티미닐 라디칼이 세포 내의 라디칼 보족 물질에 의해 없어질 가능성이 있다. 이런 기능을 갖고 있는 유효한 세포 내 물질은 세포의 생리 상태에 의존하여 없어지기도 하고 소위 "나이(age)"에도 상관이 있다.

4) 수복의 정확성과 방어의 불완전성

(1) 돌연변이의 유발

광 특히 원위자외선 영역의 광에 의해 돌연변이가 발생할 수 있다는 사실은 1927년에 Müller가 X-선에 의한 돌연변이를 발견한 뒤에 곧 확인이 되었다. 이 부분에서 설명할 돌연변이라고 하는 것은 DNA에 의한 유전적 변화가 생기는 현상을 통칭하는 용어이다. 다시 말하면 광에 의해 치사되지 않고 생존하지만 유전적인 변화로 기형이 발생하는 것을 의미한다. 원위자외선 영역 중에서도 265nm 부근의 파장에서 돌연변이 발생률이 최대치를 보이고 있으며, 이 범위의 파장은 티민에서 흡수하는 스펙트럼과 유사하다는 것이 밝혀졌다. 우리는 앞부분에서 수복과정에 대해서 설명을 하였지만, 이 과정을 통해 "생존", 즉 생물로서의 전체성은 간신히 달성하더라도 그 수복활동이 DNA가 유전정보의 구석구석까지 원래 상태로 회복할 수 있을 것인가? 이 문제에 대한 연구는 불과 수년 전에 돌연변이 생성 원인에 대한 연구와 함께 본격적으로 시작되었다. 유전자를 구성하는 염기에 발생하는 변화와 관련된 자세한 연구는 대부분 분자유전학에서 행해지고 있다.

DNA 수복과정에서 보면 수복되지 않은 DNA 사슬을 복사하는 형태로 끝마치기 때문에 정확한 복사작업(염기생성)을 전제로 한 유전자의 정보는 원래대로 된다(그림 3-4 A, B). 하지만 문제는 "error-free"의 수복에 있다. 예를 들면 제거수복의 모델에 있어서 두 가닥의 사슬 가운데 한쪽에서만 손상이 있는 경우는 다른 쪽 사슬의 염기 배열에 따라 어느 정도 수복이 원래와 비슷하게 될 수 있는데, 만약 인접 부분에 있는 두 가닥의 사슬 양쪽에서 손상을 갖는 경우가 발생하게 되면 한쪽에 발생한 손상 부분을 제거할 때, DNA 복제가 다른 쪽 사슬의 손상부분을 따르지 않으면 안 되는 사태가 발생하게 되며, 그렇게 되면 손상부분의 정보결여 때문에 수복복제가 시작되었다 하더라도 염기의 생성불능 부분이 발생하게 된다. 그렇게 되면 DNA 사슬의 전체성을 획득하기 위하여 합성을 한다하더라도, DNA합성 효소가 어떤 염기를 선택해야 하는지에 대한 선택성에 오류를 범할 수 있기 때문에, 그 부분의 염기배열이 원래와 같게 된다는 보장이 없으며, 완전히 불규칙하게 될 수 있다. 이어서 발생하는 다른 쪽 손상 사슬의 복제 과정에서도 이미 불규칙하게 복제된 염기부분을 재 복사하여 짝 사슬의 손상 부분을 수복 복제해야 하기 때문에 결국 양쪽 사슬이 원래의 염기배열과 다른 DNA 분절을 갖게 된다(그림 3-5).

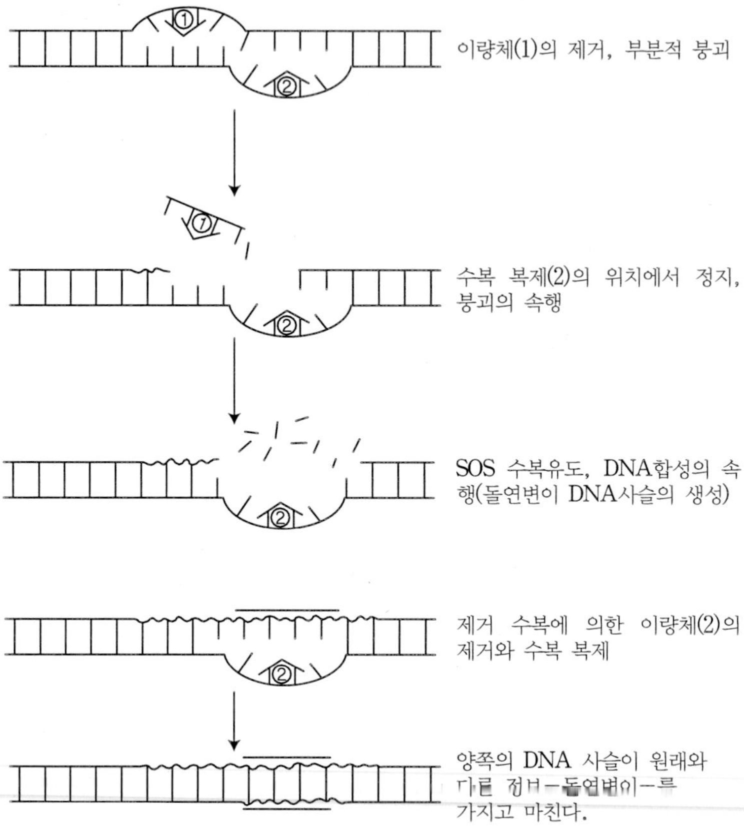

그림 3-5. "Error-prone"형의 제거수복 모델의 한 예

이것이 현재 생각하고 있는 돌연변이 생성 모델의 하나이다. 또 다른 수복 방법인 조환 수복 모델에서도 위의 과정에 준하여 설명할 수 있다. 원래의 사슬이 없이 DNA 합성을 해나가 과정을 그림으로 그릴 수가 있다. 이런 종류의 수복을 보통 "error prone" 수복이라 부른다. 문제는 어떠한 기전이 "error prone" 수복을 일으킬 수 있는 필요한 조건이 되는가 하는 것인데, 연구를 통해 REC^+ 형질이 보통 이와 같이 "error prone" 수복과 관련되어 있는 것이 확인되었다. 현재는 본래대로라면 죽어야할 세포를 살리기 위하여 이와 같이 주형정보가 없는 DNA 합성(SOS수복이라 부름)의 문제를 해결하기 위하여 많은 연구를 하고 있는데, SOS수복이 어떤 조건하에서 발동되는가를 해결하는 것이 이런 수복 과정의 문제를 해결하는 열쇠가 된다고 생각한다.

5) 발암 · 노화

세포의 암화 과정은 광회복 과정 중 어느 한 단계에서 DNA 기능의 비정상화 혹은 유전적 변화가 생겨서 발생하는 것으로 생각되어 지고 있다. 따라서 위에서 기록한 오류(error)를 동반한 수복활동을 일으키는 원인이 지속적으로 축적되면서 암화 과정이 진행된다고 예측할 수 있다. 실제로 피부암을 일으키는 색소성 건피증 환자의 세포에서 돌연변이가 많이 발생하는 것으로 알려져 있는데, 이 세포의 경우 염색체에서 발생한 이량체를 완전 수복하는 능력이 상실되었다는 것은 주목할 만하다. 연구들은 태양광선의 강도와 피부암 발생률의 상관성이 높다는 것을 알려주는데, 사실 피부의 암화 작용을 일으키는 스펙트럼이 무엇인지에 대해서는 아직 확실하게 밝혀지지 않고 있다. 단지 추측만을 할뿐인데, 먼저 290nm 이하의 자외선을 보면, 자연 상태에서 존재하는 양이 적고 투과성이 낮기 때문에 암화를 일으키기에는 부족한 면이 있으며, 300-320nm의 자외선은 홍반을 일으키고, DNA의 수복합성 외에 복잡한 피부반응을 동반한 상해를 일으키며, 이량체 생성에도 관여하는 것으로 알려져 있지만 이 파장의 범위가 암화의 원인이라고 단정하기에는 아직 이른 감이 있다. 한편 근위자외선의 장파장측(320-400nm)은 멜라닌 색소의 증가에 관계가 있다고 알려져 있다. 이러한 분류에도 불구하고 자연환경에 세포가 노출되었을 때는, 원위자외선, 근위자외선, 더 나아가서는 가시광선에 의한 증감손상 등 이루 헤아릴 수 없이 많은 원인에 의해 광손상이 발생하기 때문에 정확한 원인을 파악하기 어려운 점이 있다. 더욱이 직·간접적인 DNA 손상, 그 외의 세포 자체의 원인에 의한 손상까지 생각하면 더욱 복잡해진다. 또한 세포 자체가 가지고 있는 본래의 수복·방어기구가 충분히 동작되지 않은 상태 즉 일종의 노화 현상 역시 발암과정에 관여하는 것으로 알려져 있다.

참고문헌

1. 윤재일: 광의학, 여문각, 1994
2. B. A. Bridges: Rescent Advances in Basic Mutation Research. Mutation Research, 44, 149-164, 1977
3. T.B. Fitzpatrick: Sunlight and Man, Univ. of Tokyo Press, 1974
4. Hilary Wadswarth: Electrophysical Agents in Physiotherapy, Science Press
5. 紫田和雄 外 2人: 광생물학, 학회출판센터

4 열의 물리학 및 열 치료

Chapter 4

열의 물리학 및 열 치료

학습목표

1. 열의 물리학적 특성을 안다.
2. 열치료의 생리학적 효과를 안다.
3. 열치료의 효과와 금기증을 안다.

1. 열의 물리학

1) 온도

온도측정의 목적은 우리가 생리적으로 느끼는 온(溫), 냉(冷)의 감각을 어떤 정확한 방법으로 정해보는데 있다. 우리의 감각은 두 물체 중 어느 쪽이 더 더운가를 정할 수 있다.

온도측정의 방법에는 섭씨(Celsius)와 화씨(Fahrenheit) 그리고 절대온도(absolute scale) 등이 있다.

① 섭씨 온도 눈금은 1742년 스웨덴 천문학자인 안데르센 셀씨우스가 처음으로 사용한 것으로 물의 어는 점을 0℃, 끓는 점을 100℃로 정한 다음 이를 100등분하여 나온 한 눈금을 섭씨 1도라고 정의하였다. 화씨온도 눈금은 1920년도에 최초로 수은 온도계를 만들었던 독일 물리학자 가브리엘 다니엘 화랜하이드가 고안한 것으로 물의 어는 점을 32℉, 끓는 점을 212℉로 정한 다음 이를 180등분하여 나온 한 눈금을 화씨 1도라고 정의하였다.

② 섭씨와 화씨는 서로 변화가 가능하다. 섭씨는 100등분, 화씨는 180등분인 것을 생각하면 다음과 같은 수식을 만들 수 있다.

$$100 : ℃ = 180 : (℉ - 32),\quad 180 \times ℃ = 100 \times (℉ - 32),\quad ℃ = \frac{100}{180}(℉ - 32)$$

$$℃ = \frac{5}{9}(℉ - 32)$$

또는, $°F = \frac{9}{5}℃ + 32$

위 공식을 쓰면 실내온도가 화씨로 70°F인 경우, 섭씨온도로 고치면

$$\frac{5}{9}(70 - 32) = 21℃$$

가 된다.

③ 절대(또는 켈빈)온도 눈금은 빅토리아 시대의 스코틀랜드의 유명한 수학 물리학자인 켈빈경이 고안한 온도 눈금이다. 켈빈 눈금의 간격을 켈빈이라 부르며 도(°) 표시 없이 K로 쓴다. 켈빈의 크기는 섭씨 온도 눈금의 간격과 같으나 켈빈 눈금의 0은 절대 영도에 해당되며, 실제로 도달할 수 없는 가장 낮은 온도인 절대 영도를 -273℃로 나타내고, 섭씨와 절대온도 눈금간에 관계식을 만들 수 있다.

$$절대온도(K) = ℃ + 273$$

2) 열(heat)

열은 접촉(接觸)하고 있는 두 물체 사이의 온도차이 때문에 한 쪽에서 다른 쪽 물체로 이동하게 되는 에너지라 정의할 수 있다.

열은 물체에 전자적(electronic), 원자력(atomic) 또는 분자적인 진동(molecular vibration)의 형태로 존재하고 있는 에너지이며, 에너지가 높을수록 온도가 높음을 의미 한다.

냉(cold)은 물리적으로 설명하면 열의 반대현상으로 분자의 진동이 감소된 상태를 의미한다. 분자가 운동 상태에 있다고 가정할 때, 열이 가해지면 운동이 증가하고 열을 빼앗기면 운동이 감소하게 되는 것이다.

우리가 이야기하는 뜨겁고 찬 것은 우리의 온도감각에 의해 결정지어지는 것이다. 뜨거운 물체가 찬 물체와 접촉되었을 때 뜨거운 물체는 차가워지며 찬 물체는 더워지는 것이다. 열의 교환은 서로 온도가 다른 물체에서 이루어지며, 뜨거운 물체는 점점 열을 잃게 되고 찬 물체는 열을 얻게 되어 결국 서로 같은 온도가 될 때까지 교환이 이루어진다. 열은 항상 뜨거운 곳에서 찬 곳으로 이동된다.

만약 우리 몸 근처에 찬 물체가 있다면 물체가 우리 몸에서 열을 빼앗아 가기 때문에 그 물체는 차게 느껴지는 것이다.

우리 인체의 열강도를 온도로 측정할 수 있는데, 인체 생리학적인 관점에서 온도를 다음과 같이 분류한다(표 4-1).

표 4-1. 온도구분

	Shriber(℉)	Zislis(℉)	
매우 차다(very cold)	32-55	34-55	
차다(cold)	55-65	55-65	
시원하다(cool)	65-80	65-80	
미지근하다(neutral)	80-92	80-96	80~92 tepid 92~96 neutral
따뜻하다(warm)	92-98	96-98	
뜨겁다(hot)	98-104	98-104	
매우 뜨겁다(very hot)	104↑	104-115	

다음으로 열량의 단위를 알아야 하는데 미터계에서의 열량의 단위는 칼로리(cal)이며, 이것은 1gram의 물의 온도를 14.5℃에서 15.5℃로 변하게 하는데 필요한 열량이다. 실제로 1g의 물의 온도를 1℃ 만큼 변하게 하는데 필요한 열량은 온도구간의 위치에 따라 약간의 차이가 있겠지만 보통 그 차이는 미미한 것이기 때문에 무시한다.

일반적으로 잘 쓰이는 두 가지 열량단위는 calorie와 영국식 열량단위(British thermal unit)이며, 각각의 약호는 cal과 Btu이다. Calorie는 물 1g을 1℃ 올리는데 필요한 열량으로 $\frac{1}{1000}$ kcal이며, Btu는 1lb의 물의 온도를 1℉ 높이는데 필요한 열량으로 0.252kcal에 해당한다.

3) 열의 원천

열의 기본적인 원천은 화학적 작용, 전류 그리고 마찰을 포함한 기계적 일 등이다.

(1) 화학적 작용(chemical action)

나무, 가스, 기름 또는 석탄 등의 발화 또는 산화에 의해 열이 발생되는 것이 화학적 작용에 의한 열 발생의 예가 된다. 또 다른 예로서는 석회에 물을 타서 사용하는 카바이트 불 등이 있다.

체내의 화학적 반응 또는 체내 신진대사에 의해 열이 발생되고 체온이 유지되는 것도 그 예가 된다.

(2) 전류(electric current)

전류는 전도체 내에서 전자나 이온이 흘러가는 현상이라고 할 수 있다. 전류가 흐르게 되면 전도체 내의 저항에 의해 전자의 운동에너지가 열로 전환된다. 즉, 전기에너지가 열에너지로 전환되는 것이다. 전기난로, 전기다리미, 전기곤로 그리고 전구 등을 예로 들 수 있다.

(3) 기계적인 일(mechanical work)

마찰, 압력, 진동 등에 의해 갑자기 또는 서서히 운동에너지가 열에너지로 전환된다. 마사지의 마찰법(friction)도 기술도 피부온도를 상승시키는 효과를 가져온다.

4) 열의 전달

열의 전달은 세 가지 방법에 의해 한 곳에서 다른 곳으로 전달된다.

(1) 전도(conduction)

물체와 물체가 서로 접촉하고 있으면 물체 사이의 열 전달은 전도에 의한다. 전도에 의한 열의 이동을 일으키는 근원은 도체의 미시성분(微視成分)인 도체(導體)를 구성하는 원자, 분자 및 전자에 있다. 온도가 높은 부분에 격렬한 분자운동이 온도가 낮은 부분에 부딪치게 되면 분자의 운동을 격렬하게 만든다. 그래서 온도는 상승하게 되고 열이 전달되는 것이다. 이러한 과정은 물질에 따라서 서로 다르게 되어 금속은 좋은 열전도체인 반면 나무는 나쁜 열전도체이다.

물리치료에서는 초욕, 온습포, 회전욕 등이 전도를 이용한 열치료이다.

(2) 대류(convection)

액체나 기체에는 대류에 의해 열이 전달된다. 열의 전달은 집단운동(movement of mass)에 의해 된다. 대류적인 열 이동에 있어서는 중간물질이 고온부에서 저온부로 점차 움직여서 열을 옮기며 방안의 방열기(放熱器)는 이러한 방법으로 열을 순환한다. 방열기에 접촉한 공기는 가열되고 따라서 팽창한다. 더운 공기는 올라가고 방안을 흘러가며, 찬 공기가 대신해서 방열기 가까이 간다. 증기욕(steam bath), 사우나탕 등이 대류를 이용한 열치료이다.

(3) 복사(radiation)

복사에 의한 열의 이동에 있어서는 고온체와 저온체 사이에 아무런 물질에 의한 연결도 필요하지 않다. 본질적으로 복사는 중간을 전파하는 전자파(電磁波)의 방법으로 열이 이동하는 것이다. 열체에서 작은 입자가 튀어나와 어떤 물체에 부딪칠 때까지 여행하다가 부딪치면 그것이 흡수되어 열로 나타난다.

열체는 적외선, 가시광선 그리고 자외선을 방출시키게 된다. 광선은 그들이 흡수되기 전까지는 열효과가 없으나 흡수되면 열이 발생된다. 지구가 더워지는 것은 태양광선에 의한 것으로 대기의 가열없이 나타나는 복사의 일종이다. 물리치료에서 복사를 이용한 열치료는 열등과 적외선등이 있다.

첨가적으로 열에너지가 다른 에너지의 전환에 의해 나타나는 경우가 있다. 즉 고주파 전류에 의한 심부투열 치료(diathermy)나 초음파 치료(ultrasonic therapy)가 피부와 연부조직에 침투하여 에너지가 흡수되면서 열로 바뀌게 되며 국소 심부에 열을 주는 경우가 있다. 이런 방법의 열치료를 전환열(converted heat) 치료라 한다.

5) 열의 물리적 효과

(1) 팽창(expansion)

물체에 열을 가하게 되면 길이와 부피의 팽창이 나타난다. 예를 들면, 철길의 이음새가 여름과 겨울에 각각 그 간격의 차이가 있음을 볼 수 있다. 길이나 부피의 팽창은 팽창계수를 사용한다. 물체에 따라 체적 및 선팽창계수가 다르다.

(2) 상태의 변화

열에 의해 고체의 물질을 액체로 액체를 기체로 변화시킬 수 있다. 상태의 변화는 물질의 종류에 따라 열의 정도가 다르게 되며 압력에도 관계된다. 높은 산에서와 낮은 골짜기에서 취사하게 되면 각각 끓는 온도의 차이를 느끼게 될 것이다. 이는 압력과 온도가 모두 상태의 변화에 영향을 주기 때문이다.

(3) 화학작용의 가속화

반트호프의 법칙에 의하면 열에 의해 온도가 상승함에 따라 화학작용이 가속된다고 설명하고 있다. 반트호프의 법칙(Vant Hoff's law)은 온도가 10℃ 상승함에 따라 신진대사율 또는 산화량이 2.5

배 증가한다는 것이다(즉, 1℃ 당 13%).

그 밖에 잠재력(potential)의 변화, 전자기파(electromagnetic wave)의 생산, 열전자 방사(thermionic emission) 그리고 액체의 점도(viscosity) 감소 등의 효과가 나타난다.

2. 열 치료(Thermotherapy)

1) 생리적 효과

체내에서는 체온조절 기전이 있어서 체온을 일정하게 유지시켜 준다. 열이 외부로부터 적용되면 혈관운동 기전(vasomotor mechanism)이 반응하여 과다한 열을 능동적으로 소비시킨다.

열 적용은 두 가지 방법으로 시행되는데 그것은 국소열과 전신열이다. 열을 적용하면, 일차적으로 체온상승이 나타나며 혈관확장, 근육이완 및 통증 감소 현상이 나타난다.

그러나 열은 궁극적으로 조직세포에 작용하게 되며, 열이 세포에 적용되면 다음과 같은 현상이 나타난다.

첫째로, 세포의 촉매-대사(catalysis: metabolism)의 요구가 증가하고
둘째로, 산소, 단백질, 탄수화물 등의 에너지 분자가 생성되며
셋째로, 혈관확장 및 모세혈관의 증가가 여출액(transudation)과 세포막의 배위나 역학의 변화와 함께 나타나고,
네째로, 전해질(electrolyte)이나 체액의 이온성 펌프 등이 나타난다.

위와 같은 세포의 여러 가지 현상에 의해 세포의 집합체인 조직이나 기관에서도 변화를 일으켜 생리적 효과가 나타나는 것이다.

임상에서는 전신에 열을 적용하는 경우보다도 국소에 열을 적용하는 경우가 많으므로, 국소열의 적용시 나타나는 생리적 효과에 대하여 단계적으로 도표로 표시하였다(표 4-2).

표 4-2. 도표로 나타낸 열의 생리적 효과

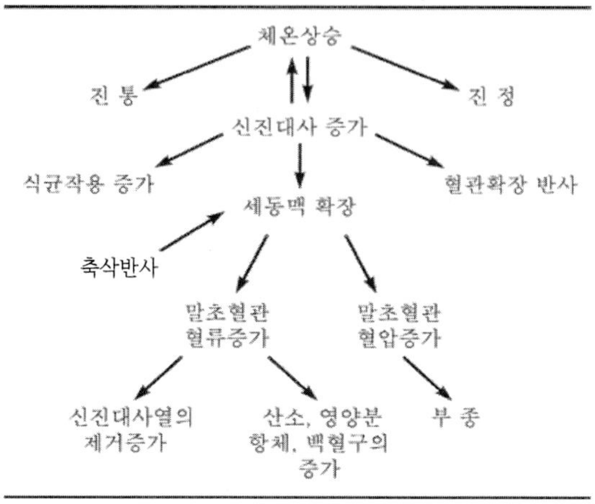

인체의 국소에 열을 적용하면, 체온상승이 제일 먼저 나타나는 효과이고 체온이 상승됨은 신진대사 증가의 효과가 나타난다.

신진대사의 증가는 신진대사물(metabolic products)의 집중 증가를 가져오며, 이 현상은 세동맥 확장과 말초혈관의 혈류증가에 의해서 이루어진다.

말초혈관에서는 혈압의 증가도 함께 나타나며 부종(edema)이 있는 경우, 열을 적용하면 부종을 가중시키게 되어 금기사항이 된다.

축삭반사(axon reflex)는 국소열 적용에 의해 자극되어 나타나는 기전으로 하나의 방어기전으로 Bowden은 설명하고 있다.

표 4-2에서 왼편의 진통작용은 잘 알려진 효과이나 그 기전은 쉽게 설명되어지고 있지 않다. 전신에 열을 적용하면 순환의 증진, 혈압의 증가, 호흡증가, 풍부한 발한, 콩팥에서 노폐물 제거하는 기능이 증가하고 진정효과와 근육이완 등의 효과가 나타난다. 혈관 확장이 일어나는 기전은 여러 가지 형태로 복사에 의한 혈관 확장 외에도 신경, 호르몬, 국소화학 작용 등 여러 가지 기전이 있다(표 4-3).

표 4-3. 피부혈관의 수축과 확장을 일으키는 여러 가지 기전

기전형태	혈관 수축	혈관 확장
신경	교감신경	축삭반사
호 르 몬	L:epinephrin	Bradykinin
	norepinephrin	Acetylcholine
국소화학작용		미확인된 대사물질
		CO, O_2, 히스타민
복사		X－선
		자외선, 적외선

2) 치료적 효과와 금기증

(1) 치료적 효과

진통(analgesia): 국소열의 가장 보편적인 치료적 효과는 통증완화라 할 수 있다. 특히 국소열은 관절염이나 근육 외상으로 인한 통증에 효과가 높다. 근육 외상에 의한 통증은 근경축(muscle spasm)이 나타나는데, 열 적용으로 근육을 이완시키므로 통증완화 및 진정효과를 부분적으로 유도한다.

① 혈류증가(increase of blood flow)

상처(wounds)나 궤양(ulcers)의 치유를 증진시킬 목적으로 열을 적용하기도 한다. 열을 적용하면 혈류증가를 일으켜 식균작용(phagocytosis)이 증가하고 식세포(phagocytes)와 항체(antibody)의 공급이 증가된다. 혈류의 증가는 열이 가해지는 부분에서 열을 대류(convection)시키며 신체의 다른 부분에 열을 옮기게 된다. 그러므로 만일 혈관장애(vascular disorder)가 있으면 열의 대류현상이 나타나지 않고 열이 축적되므로 주의하여야 한다.

② 진정(sedation)

미온의 열을 오랫동안 적용하면 진정효과를 나타낸다. 그 밖에 운동, 신장, 견인 및 도수치료를 하기 전에 열치료를 하여 치료효율을 증진시키도록 한다.

(2) 금기증

급성 염증, 급성 외상에서는 열 적용을 금해야 되며 심한 부종이 있을 경우도 금기가 된다. 또한 순환의 장애가 있을 때는 주의깊게 열 적용을 할 수 있으나 원칙적으로 금기사항이며, 특히 정맥이나

동맥순환의 폐쇄가 있을 때는 열적용을 해서는 안 된다. 악성종양(malignancy)이거나 이러한 의심이 있을 경우에는 종양 부위에 신진대사의 증가로 더 악화시킬 우려가 있으므로 치료를 피해야 한다. 신경손상으로 감각이 없거나 둔한 경우, 어린아이, 정신질환자 그리고 노인에게는 세심한 주의가 필요하다.

또한 심장질환, 호흡기질환, 비뇨기질환, 혈관장애가 있을 때, 인체의 넓은 부위에 열을 적용하는 경우도 세심한 주의를 요한다.

3) 치료기술

물리치료에서 이용되고 있는 열치료의 방법은 크게 네 가지로 구분할 수 있다.

첫째, 전도열(conductive heat, 또는 접촉열) 치료로서 서로 온도차가 있는 물체가 접촉하면 열의 이동이 나타나는 현상을 이용한 치료다. 열의 이동으로 인체에 적용되는 열의 양은 온도와 치료시간에 좌우된다. 예를 들면 온습포, 초욕, 회전욕 등 수치료의 많은 방법이 전도열에 의한 온열치료이다.

둘째, 복사열(radiant heat) 치료로서 열원에서 열입자(광자)가 튀어나와 인체에서 열이 적용되는 방법을 이용한 치료다.
복사열은 열원, 열원과 피부의 거리 그리고 치료시간 등에 의해 적용되는 열의 양이 좌우된다. 예를 들면 광선치료 중 적외선등 및 열등(빛이 나는 등)이 이에 해당된다.

셋째, 대류열(convective heat) 치료로서 액체나 기체에서 집단운동에 의해 열을 적용하는 치료이다.
대류열의 강도는 유동체의 운동속도, 유동체의 점착도, 농도, 비열 및 열의 접촉성 등에 의해 좌우된다. 예를 들면 습욕(moist air baths), 온기욕(hot air baths) 등 수치료의 일부 치료기술이 해당된다.

넷째, 전환열(conversive heat) 치료로서 전자기 에너지나 초음파 에너지가 인체에 침투되어 에너지 전환이 나타나 심부에서 열이 발생되는 치료이다.
열의 발생은 전자기 에너지의 종류, 인체조직의 함수량 및 비열 등에 의해 좌우된다. 예를 들면 단파 투열치료(S.W.D), 극초단파 투열치료(M.W.D), 초음파 치료(U.S) 등이 해당된다.

온열치료의 시간은 보통 30-40분이다. 그러나 온열 적용시 치료효과는 15-20분 정도에서도 나타난다. 온열치료 시간은 환자의 적응도에 따라 약간 조정되어야 하며, 또한 온열치료 방법에 따라 약간의 차이가 있으므로 방법을 고려하여 치료시간을 정하도록 한다.

온열 적용시 온도(강도)는 환자의 진단 및 신체적 조건에 좌우되며 환자가 편안한 감각을 느끼도록 하는 것이 중요하다.

치료주기는 하루에 2회에서부터 주 3-4회 치료까지 다양하며 열 적용 방법에 따라 많이 좌우된다.

그러나 가장 중요한 것은 환자의 치료적 효과가 나타나도록 치료시간이나 강도를 고려하여 치료주기를 결정하여야 한다.

다음은 열 치료시 처방에 포함되어야 할 사항들이다.

(1) 열원
(2) 치료부위
(3) 치료시 환자 자세
(4) 치료시간
(5) 열의 강도
(6) 치료주기
(7) 주의사항
(8) 치료방법에 따른 특수기술

참고문헌

1. Rusk HA: Rehabilitation Medicine, pp. 75-76, The C.V. Mosby Co., 1977.
2. Krusen FH, Kottke FJ, Ellwood PM: Physical Medicine and Rehabilitation, pp. 259-260. W.B. Saunders Co., 1971.
3. Rusk HA: Rehabilitation Medicine, p. 79 The C.V. Mosby Co., 1977. Licht S: T herapeutic Heat and Cold. pp. 234-235. Elizabeth Licht, 1972.
4. Licht S: Therapeutic Heat and Cold. pp. 236-237. Elizabeth Licht, 1972.

phototherapy

적외선 치료

5

Chapter 5

적외선 치료

학습목표

1. 적외선을 정의한다.
2. 적외선 발생의 제 법칙을 안다.
3. 적외선을 분류할 수 있다.
4. 적외선등을 분류하여 설명한다.
5. 적외선의 생리적 효과를 설명한다.
7. 적외선의 적응증과 금기증을 안다.
8. 적외선 복사의 장.단점을 설명한다.
9. 적외선의 치료기술을 설명한다.

1. 적외선이란

1) 개요

태양광선을 프리즘으로 분석하면 보라색에서 빨강색까지 일곱 가지 색이 무지개처럼 보인다. 파장으로 말하면 대체로 3,900-7,700Å이고 이것을 가시광선(visible ray)이라 한다. 그런데 1800년 영국의 천문학자 허셸(William Herschel, 1738-1822)은 태양광선을 연구하던 중 프리즘으로 분해된 빨강빛의 바깥쪽에 온도계를 놓았더니 빨강 빛보다 훨씬 온도가 높은 것을 알아냈다. 그는 여기에는 눈에 보이지 않으나 열작용(熱作用)이 대단히 큰 미지(未知)의 빛이 있다고 생각하여 이것을 적외선(infrared)이라 이름 지었다. 한편 보라색 바깥쪽에도 보라색보다 파장이 짧은 광선이 있어 이것을 자외선(ultraviolet)이라 불리운다. 적외선은 빛에 가까운 성질을 가지며 반사, 굴절, 간섭, 직진 등 빛과 비슷한 현상을 나타낸다.

또 적외선의 파장은 물질을 구성하는 분자에 흡수되기 쉬우며 이 결과 분자는 격렬히 운동하게 된다. 이 분자운동이 곧 열이므로 적외선은 물질을 따뜻하게 하는 성질이 강하다. 이 때문에 적외선을 열선(熱線)이라고도 한다.

가시광선이나 자외선은 파장이 짧고 에너지가 너무 크므로 오히려 물질에 흡수되지 않아 열작용이 약하다.

적외선은 우리 생활 속에 깊은 관계가 있다. 적외선등, 적외선 사진, 악성종양의 진단, 화학공업에서의 물질분석, 미사일의 유도 등 그 용도가 매우 넓다. 적외선이 없다면 우리는 따뜻함도 느끼지 못했을 것이다. 물리치료에 이 복사열을 이용하는 것이 적외선 치료이다.

어떠한 물질을 주위보다 덥게 가열하면 그 물질은 주위의 물질에 열을 복사(radiation)의 방법으로 발산한다.

쇠막대를 가열하면 우선 색깔의 변화 없이 먼저 따뜻한 느낌을 갖게 된다.(이를 소위 black body radiation이라 한다). 다음 계속해서 가열하면 붉은 색을 띠우다가 점점 가열됨에 따라 백색을 띠게 된다. 이 가열 정도에 따라 여러 종류의 열을 방출시키게 되는데 저온기(the stage of low heat)에서는 장파(long wave) 또는 원위적외선(far infrared)의 불가시광선이 방출되고 더 가열하면 붉은색, 초록색 그리고 청색 광선의 가시광선이 나타나다가 백색광이 나타나면 자외선이 방출됨을 알 수 있다. 어떤 물체에서 복사되는 질과 양은 그 물질의 물리적 특성과 입력에너지, 즉 가열된 정도에 의해 달라진다.

적외선은 $7\times10^{14}-400\times10^{14}$Hz의 주파수와 7,700-150,000Å(770-15,000nm)의 파장대 광선이다. 일반적으로 적외선 복사는 두 가지로 분류하게 된다. 여기서 10Å=1nm와 같다.

2) 장파 적외선: 원위적외선

이 광선은 모든 가열된 물체에서 방출된다. 특히 저온체(low temperature bodies)에 의해서 방출된다. 예를 들면 뜨거운 물방울, 전기 열패드(electric heat pad), 둔한 적색히터(dull red heater) 등이 있다. 이 광선의 파장은 대개 15,000-150,000Å으로 조직에 2mm 이상 깊이 침투하지 못하고 대개 0.5mm의 피부 상층에서 강하게 흡수된다.

3) 단파 적외선: 근위적외선

이 광선은 모든 빛이 나는 물체에서 방출된다. 예를 들면 태양, 전기방전, 백열등 그리고 특별히 고안된 고온 적외선등이 있다. 이 광선의 파장은 7,700-15,000Å이다. 산만한 파장을 제한시키기 위해 특수한 빨강색 여과유리(special red glass filter)를 사용하기도 한다. 이 광선은 피부조직의 5-10mm까지 침투할 수 있다. 그러므로 혈관, 림프관, 신경말단 그리고 다른 피하조직에 직접 영향을 줄 수 있다. 장파 적외선은 빛을 내지 않는 등(non luminous lamp)에서 주로 방출되고 단파 적외선은 빛을 내는 등(luminous lamp)에서 주로 방출된다.

4) 적외선 발생에 관한 제 법칙

(1) 키르히호프의 복사법칙(Kirchhoff's law)

일정한 온도에서의 동일한 파장의 복사선에 대한 물질의 흡수능력과 방사능력의 비는 물질의 성질에 관계없이 온도에만 의존하며, 일정한 값을 갖는다는 법칙이다.

일반 물체와, 이것과 동일온도의 흑체와의 양자에 대한 방사 발산도와 그 물체의 흡수율과의 비의 값은 이 법칙으로부터 같다고 할 수 있다.

즉, 방사율(ε) = 흡수율(α)이 된다.

따라서 어느 파장의 적외선을 잘 흡수하는 물질은 동시에 그 파장의 적외선을 잘 방사하는 물질이 된다.

(2) 스테판－볼츠맨의 법칙(Stefen-Boltzman's law)

빛의 전자파설을 응용하여 어떤 물체가 방사하는 전체 에너지 S는 그 물체의 절대온도 T의 4제곱에 비례한다는 법칙이다.

$$S = \alpha T^4 (W \cdot m^2)$$

여기서, α는 스테판-볼츠맨의 상수로 $\alpha = (5.6697 \pm 0.0029) \times 10^{-3} [W \cdot m^2 \cdot k^{-4}]$

이 법칙은 온도가 높아질수록, 가속적으로 막대한 에너지가 방출된다는 것이다.

(3) 빈의 변위측(복사) 법칙(Wien's displacement law)

최대 방출광선의 파장(λm)은 열원(source)의 절대온도에 반비례 한다.

$$\lambda m = 2897 / T$$

예를 들면 절대온도가 3000K에서의 파장의 9,620Å인 근위적외선이 방출되고 온도 300K에서는 96,167Å인 원위적외선이 방출된다. 하지만 빈의 변위측 법칙은 보라색 영역의 계산에서 정확성이 높은 반면 빨간색 영역에서는 정확도가 떨어진다. 반면 레일라이히와 진즈는 빨간색 영역에서 정확도가 큰 변위측 법칙을 만들었다.

(4) 플랑크의 복사 법칙(Plank's radiation law)

복사되는 에너지의 분포를 설명하는 것으로 흑체의 온도방사에서, 그의 분광반사가 온도와 더불어 변화함을 나타낸 것이다. 파장 λ의 분광방사속의 발산도 $S\lambda$는 온도 T[K]에서

$$S\lambda = \frac{C_1 \lambda^{-5}}{e^{(C_2/\lambda T)} - 1}$$

여기서, $C_1 = 3.7418 \times 10^{-22}[W \cdot \mu m^2]$

$C_2 = 1.4388 \times 10^{-2}[m \cdot K]$

이 플랭크의 분포식은 파장 0으로부터 무한대까지 적분하면 스테판-볼츠맨의 법칙과 일치하고 또한 미분하여 0으로 되는 값을 구하면 빈의 변위측으로 된다. 그림 5-1에서 각 온도에서, 흑체로부터 방사되는 에너지 곡선과 같이 스테판-볼츠맨의 흑체가 방사하는 전체 에너지 S는 그 흑체의 절대온도 T의 4제곱에 비례하여 커지고, 또 흑체의 온도가 높을수록 방사곡선의 산은 높아지며, 최대 방사에너지 파장 λm는 온도에 반비례하여 짧아진다는 빈의 변위측을 나타낸다.

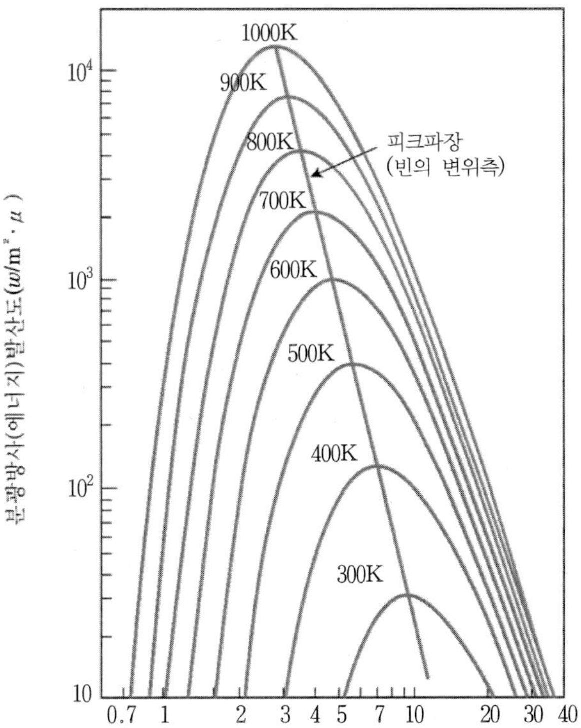

그림 5-1. 각온도에서 흑체로부터 방사되는 에너지 분포(프랭크의 법칙)(지철근, 200)

2. 적외선 치료기구

태양광선은 적외선 복사의 가장 중요한 자연적 원칙이다. 적외선은 태양광선의 약 60% 정도로 이루어졌으며 나머지는 대부분 자외선과 가시광선이다. 인공적인 원천(artifical sources)은 크게 두 가지로 나뉜다.

첫째는 빛을 내는 복사체(luminous radiator)로 고온이며 열등이라고도 한다. 매우 뜨거운 열체나 이온화 가스에서는 가시광선인 약 3,920-7,800Å의 파장의 광선이 방출된다.

둘째는 빛을 내지 않는 복사체(non luminous radiator)로 순수한 적외선 복사기(infrared radiator)이다. 이 두 그룹에서 열 발생의 차이는 주로 전기가 통과할 때 열 발생을 시키는 금속 전도체에 따라 차이가 있는 것이다. 또한 적외선에서의 에너지양은 분자 및 원자운동의 정도에 따라 결정되며 이 에너지는 곧 열이다.

저온열을 발생하는 빛을 내지 않는 등은 적당한 절연물로 덥힌 철사나 탄소 등을 사용하고, 고온열을 발생하는 빛이 나는 등은 산화현상을 막아야 하므로 진공이나 불활성 가스로 차 있는 전구 내에 텅스텐을 사용한다. 고온 등은 많은 양의 빛이 방출된다.

Council on Physical Medicine and Rehabilitation에서는 텅스텐이나 탄소 필라멘트 등(filament lamps)의 출력량을 적어도 250W로 해야 한다고 권장한다. 반면 빛이 나지 않는 적외선 복사기의 출력량은 적어도 220W이고 좀 나은 것은 550W 또는 그 이상이다.

그림 5-2는 빛을 내지 않는 적외선 복사기와 빛이 나는 등의 반사경과 내부구조에 대한 그림이다. 반사경에 따라 열 분포(pattern of heating)가 다르게 된다(반사의 법칙 참조). 반사경에 따라 spotlight 효과가 나기도 하고 flood light 효과가 나기도 한다.

빛이 나지 않고 작열되는 red heating unit(1,000K)는 원위적외선의 에너지가 주로 방출되며 최대 방출이 29,000Å인데 반해, 빛이 나는 hot filament unit(3,000K)는 근위적외선의 에너지가 주로 방출되며 최대 방출이 9,600Å이 된다.

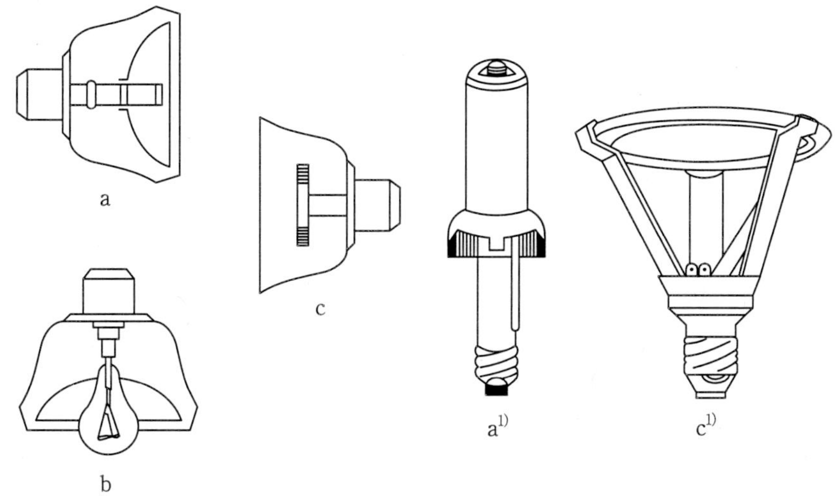

a : 빛이나지 않는 복사체와 반사경이 있는 적외선등
a[1)] : 빛이나지 않는 복사체(carborundum)
b : 텅스텐등과 반사경으로 된 열등
c : 원판 모양의 적외선 연소기와 반사경으로 된 적외선 등
c[1)] : 원판 모양의 적외선 연소기의 형태

그림 5-2. 적외선등과 열등의 반사경 및 내부구조

표 5-1. 적외선 방사체

분 류	방 식	방사물질	방사원예	방사파장 영역(μ)	비고
열방사	통전에 의한 저항발열작용	텅스텐	적외선 전구	1~25	외관밸브에서 장파장이 차단된다. 외관으로부터 2차 방사 있음
		니크롬탄탈	전기히터	2~5	
		탄화규소	글로바	1~50	저전압, 대전류
		세라믹스	네른스트글로아	1~50	통전초기 예열필요
	타열원으로의 2차 가열이용	금속 (스테인레스 등)	시이즈히터	4~10	
		세라믹스	IRS형 램프 라디엔트바너	4~25 1~20	가스연소에 의한 가열
	방전에 의한 가열작용	카본	카본아크 등	2~25	매연 등 환경문제 발생
냉방사	기체방전 이용	수은 세슘 크세논 이산화탄소	수은램프 크세논램프 CO_2 레이저	0.8~2.5	외관밸브에서 장파장측이 차단된다. 외관밸브로부터 2차 방사 있음

1) 열등

열등 또는 백열등은 빛을 내는 등(luminous lamp)의 기본형이다. 이는 전구 중심에 오목한 반사경이 있으며 텅스텐 필라멘트로 되어 있다. 이 등은 여러 가지 크기의 등이 있으며 등의 전력도 150왓트(Watt)에서 1,500왓트까지 있다(참고: Scott PM에 의하면 60-1,000왓트로 구분되어 있다).

전류가 필라멘트로 흐를 때 열이 발생되어 적외선, 가시광선 그리고 약간의 자외선을 방출한다. 이온화 가스나 매우 뜨거운 물체에서는 가시광선과 적외선인 3,920-8,000Å의 광선이 방출된다.

텅스텐이나 카본 필라멘트로 만들어진 빛이 나는 등은 가시광선 및 많은 적외선이 방출된다.

빛이 나는 등은 적외선, 가시광선 및 자외선이 방출되는데 가시광선 중 11%는 전구에서 흡수하고 33%는 피부에서 반사되고 56%만 피부에 흡수된다. 흡수된 56%의 광선 중 36%는 표피에서 그리고 10%는 진피까지 침투하고 기타 10%는 표피에서 산란된다.

근위 적위선 중 34%는 반사되고 20%는 표피의 얕은층에서 흡수되며 16%는 표피의 깊은층까지 도달하고 약 19%는 진피까지 침투하며 나머지 11%는 진피조직까지 침투된다. 깊이 침투되는 광선은 주로 7,000-10,000Å 파장의 적외선이다. 그리고 자외선은 주로 전구에서 흡수된다.

열등의 방출광선은 3,500-40,000Å으로 광범위한 파장의 광선이다. 이 광선 중 많은 부분은 10,000Å의 광선이다. 복사열등은 작은 것(150-250왓트)이건, 큰 것(1,500왓트)이건 모두 비슷하여 5-10mm까지 침투된다.

다만, 작은 것은 좁은 부위, 예를 들면 얼굴, 어깨, 손, 발 등에 사용되며(그림 5-2 a). 큰 것은 등 전체나 복부 또는 양 하지 등의 넓은 부위 치료에 사용된다(그림 5-2 b).

표 5-2. 열등의 광선분포와 작용

광 선	파 장	침 투	생리적 작용
1% 자외선	100-3,900Å (10-390nm)	-	전구에 의해 흡수됨
4.8% 가시광선	3,900-7,700Å (390-770nm)	1-10mm	• 전자에너지 및 진동에너지에 의해 열이 발생 • 감각신경 자극 • 말초혈관 충혈 • 혈관확장 반사작용
70% 단파 적외선 (근위적외선)	7,700-15,000Å (770-1,500nm)	1-10mm	위와 같음
24% 장파 적외선 (원위적외선)	15,000-150,000Å (1,500-15,000nm)	0.05-1mm	• 진동에너지에 의해 열발생 • 감각신경 자극 • 말초혈관 충혈 • 혈관확장 반사작용

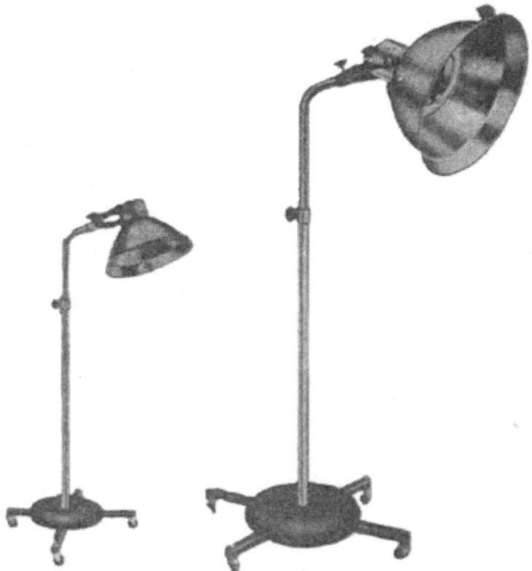

그림 5-3. 열등(a: 큰 것, b: 작은 것)

2) 베이커

두 개 혹은 그 이상의 백열등을 반원형 용기(semicircular containers)에 장치한 것을 베이커(Baker)라고 한다(그림 5-4). 1891년 베이커가 의학에서 처음으로 사용되었으며 현재까지 쓰여 지고 있다.

이것은 마치 화덕(oven)처럼 고안되었기 때문에 이런 이름을 붙이게 된 것이다. 전력이 25-60왓트로 고안되었으며 약 110°F를 넘지 않게 되었으므로 안전하게 사용할 수 있다. 최근 새로 고안된 것으로 값싼 등이 나오는데 이것은 원추형의 전구 안에 가스가 차있으며 텅스텐 필라멘트를 사용한 것으로서 보통 소켓(socket)에 쓸 수 있으며 열에 잘 견디는 것을 만들기도 한다.

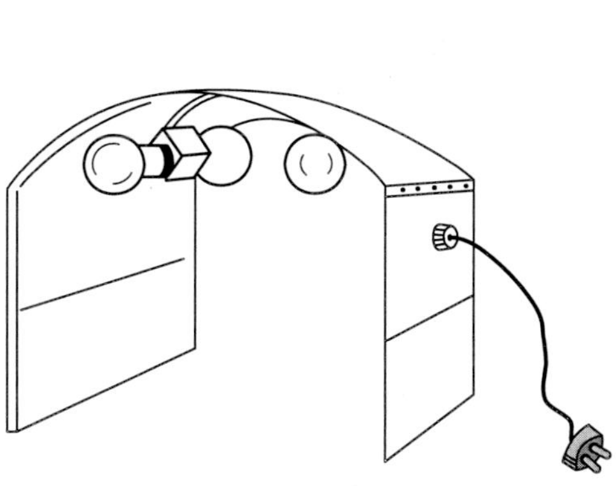

그림 5-4. 베이커

3) 전기 광선욕

금속이나 나무로 된 케비넷(cabinet) 속에 여러 개의 백열등을 장치하고 이를 조절하는 스위치가 있다. 케비넷은 열고 닫고 할 수 있으며 온도계로써 케비넷 안의 온도를 수시로 측정할 수 있다. 이 장치는 빛이 나지 않는 등으로 예열시간이 5분 필요하다. 백열등은 텅스텐 또는 탄소(carbon) 필라멘트로 되어 있는 60왓트의 전구이다.

4) 석영 적외선등

요리하기 위한 석영 구이판(quartz boiler)과 비슷한 열이 나온다. 전기에너지는 보통 115V로 사용한다. 이 등은 가스가 차 있는 석영관이나 석영전구 안에 텅스텐 필라멘트로 되어 있다(그림 5-5).

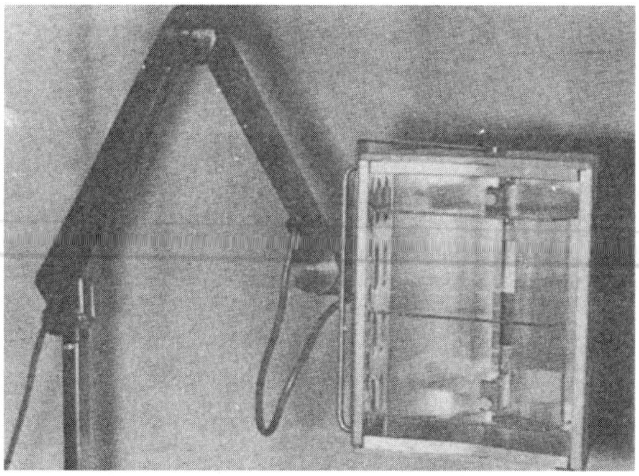

그림 5-5. 석영 적외선등

5) 빛이 나지 않는 적외선등

빛을 내지 않는 등은 포물선형 또는 반구형의 반사경 중심에 열 요소(heating element)로 구성되어 있다. 반사경은 열선(heat rays)을 인체피부에 집중시키도록 고안되어서 열 반점(hot spot) 없이 골고루 복사된다(그림 5-6).

열 요소는 절연물(non conducting material: porcelain, steatite) 주위를 저항 높은 철선이 감겨져 있는 것이나(그림 5-7 a) 또는 저항금속(resistant metal: carborundum)의 막대기나 원형판으로 되어 있다(그림 5-7 b, c, d).

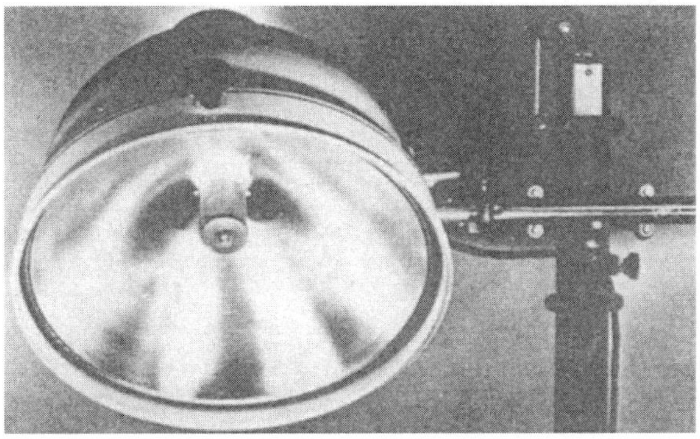

그림 5-6. 빛이 나지 않는 등

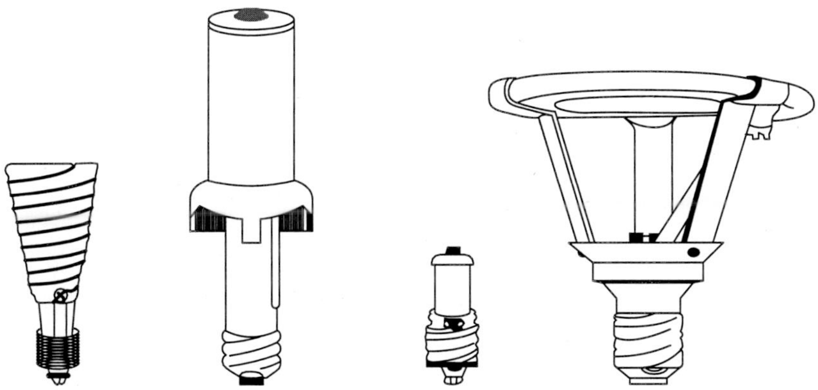

a–coil typeary household heater unit is a perfectly satisfactory substitute)
b–solid carborundum rod type, large
c–solid carborundum rod type, small
d–plate type

그림 5-7. 적외선 복사기

이것도 빛을 내는 등과 유사해서 보통 작은 것은 50-300W에서, 큰 것은 1,500W 그 이상까지 있다. 이 등의 대부분은 약간의 시간동안 예열시켜서 최대 강도가 나타나도록 해야 한다. 대부분 예열 시간은 5분 정도이나 기계에 따라 10-15분이 되는 것도 있다.

빛을 내지 않는 등은 7,700-150,000Å의 광선을 방출하지만 약간의 가시광선이 방출될 때도 있으며 최대방출 광선은 40,000Å의 영역이다(표 5-3). 출력은 적은 것(small element)이 500W이고 큰 것은 750-1,000W이다. 등은 대부분 거리를 조절할 수 있도록 되어 있다.

복사되는 광선 중 34%의 원위적외선은 표피에서 반사하고, 59%는 표피의 모든 층에서 흡수되고, 약 6.4%는 표피의 깊은부분까지 침투한다.

표 5-3. 광선

광 선	파 장	침 투	생리적 작용
90% 장파 적외선	15,000-150,000Å (1,500-15,000nm) (주로 3,500-4,000nm)	0.05-1mm	· 진동에너지 열 발생 · 신경자극 · 말초혈관 충혈
10% 단파 적외선	7,700-15,000Å (770-1,500nm)	1-3mm	·미세한 작용

6) 에너지 방출과 침투

(1) 방출

열등(heat lamp)은 약 95%의 적외선, 4.8%의 가시광선 그리고 1%의 자외선이 방출되는데 자외선은 진구유리(glass)에서 흡수된다. 적외선의 파장은 8,000-40,000Å(3,500-40,000Å: from Scott PM) 정도가 분포되며 최대 방출광선은 8,000-16,000Å(10,000Å: from Scott PM)의 광선이다.

빛을 내지 않는 등(non luminous lamp)에서의 방출은 150,000Å까지의 광선인데 열 요소(heating element)의 표면온도에 따라 복사의 질이 다르다. 그래서 보통 강도에서는 20,000-30,000Å(7,700-150,000Å: from Scott PM)의 광선이 주로 방출된다. 최대 방출 광선은 40,000Å의 광선이다.

최근에 적외선 복사량의 측정에 대한 평가가 많이 연구되고 있다. 복사량에 대한 정의는 복사율(radiation flux)의 특수성(specification)으로 대치될 수 있다. 복사율이란 단위시간당 환자피부의 단위면적을 통과하는 에너지의 흐름(flow)이다. 복사량의 측정은 복사율을 측정하게 되면 알 수 있으며, 복사율(radiation flux)의 측정에 대한 단위는 g · cal/cm/min이다. 복사강도는 거리제곱 반비례 법칙, 코사인 법칙에 의해 결정된다.

(2) 침투 및 흡수

적외선의 침투는 오랫동안 연구가 되어졌다. 적외선이 복사되면 변화없이 통과되기도 하고 반사되기도 하며 또한 흡수되어 열이 발생되기도 한다.

적외선 흡수 및 침투는 다음 조건에 따라 다르게 나타난다.

① 광선의 주파수 및 파장
② 조직의 열전도도
③ 조직의 밀도
④ 조직의 비열
⑤ 광선의 복사각도
⑥ 광선의 복사거리
⑦ 환자의 순환정도
⑧ 적외선 광원의 세기

등이다.

파장이 짧을수록 깊이 침투하나 피하조직에는 비교적 적은 양이 침투되어 약간의 양만이 이 조직에 도달하게 된다. 적외선의 침투는 파장에 의해 결정된다. 침투의 차이에 따라 설명하면 비교적 저온 복사체에서는 긴 파장의 광선이 방출되며 일차적으로 피부의 각질층(stratum corneum)에서 흡수된다. 그러나 고온 복사체(텅스텐 필라멘트)는 근위적외선이 방출되며 깊이 침투되어 피부층 깊숙히 심지어 지방의 피하조직이나 근육까지지도 침투된다. 석영 적외선 등은 약 15,000Å의 근위적외선이 최대로 방출되므로 조직의 표면과 치료시간의 정도에 따라 비교적 심부에도 열 발생이 일어난다.

200,000Å의 긴 파장 광선에서는 에너지의 95%가 피부에서 흡수되고 거의 반사나 통과가 없다.

원위적외선은 근위적외선보다 덜 침투하여 대부분 피부의 0.1mm 층에서 흡수된다. 파장이 30,000Å 이상의 광선은 피부 표면의 습기에 의해 흡수된다.

Scott는 근위적외선(7,000-15,000Å)은 10-30mm 정도 침투하고 원위적외선(15,000- 120,000Å)은 대부분 상피층에서 흡수하고 0.1-3mm 정도까지 침투한다고 보고했다.

또한 Peck에 의하면 근위적외선은 5-30mm 정도까지 침투하며 최대 흡수층은 7mm이고 원위적외선은 10mm 정도까지 침투하기도 하나, 최대 흡수가 표피에서 나타난다고 보고했다.

같은 강도로 복사에너지를 방출했을 때, 원위적외선이 근위적외선 보다 뜨겁게 느껴지는 이유는 원위적외선이 주로 흡수되는 상피층에 온각을 느끼는 신경말단(nerve ending)이 많이 분포되어 있기 때문이다.

복사열로 인한 심부조직의 열 전달은 전도나 순환의 대류(convection action)에 의한다.

그림 5-8에서 A는 2,970 K의 텅스텐에서 방출되는 광선(근위적외선)이 피하조직에서 침투, 반사, 흡수에 대한 설명이고 B는 1,000 K의 철에서 방출되는 광선(원위 적외선)이 피하조직에 침투, 반사, 흡수에 대한 설명으로 A와 비교하고 있다.

빛을 내는 등에서 빨강색의 전구는 파장에 따라 전파와 침투에 문제가 된다. 전구의 유리는 약 3%의 에너지를 흡수한다. 이 흡수된 것은 전체가 손실되지 않고 유리를 뜨겁게 하는데 실질적으로 도움을 주게 되어 전구에서 원위적외선을 방출하게 된다. 따라서 빨강색 유리의 전구를 사용할 때는 가열된 전구에서 복사되는 매우 파장이 긴 적외선을 포함하여 7,000-20,000 Å의 적외선을 방출하게 된다. 빨강색 전구는 실제적으로 백색 유리보다 적은 적외선이 통과한다. 그러나 실제 사용상에서 빨강색 전구가 백색 전구보다 더 편리할 때가 있다.

파장에 따른 침투의 정도는 저자에 따라 약간의 차이가 있으나 표 5-4에서 침투와 생리적 작용을 정리하고자 한다.

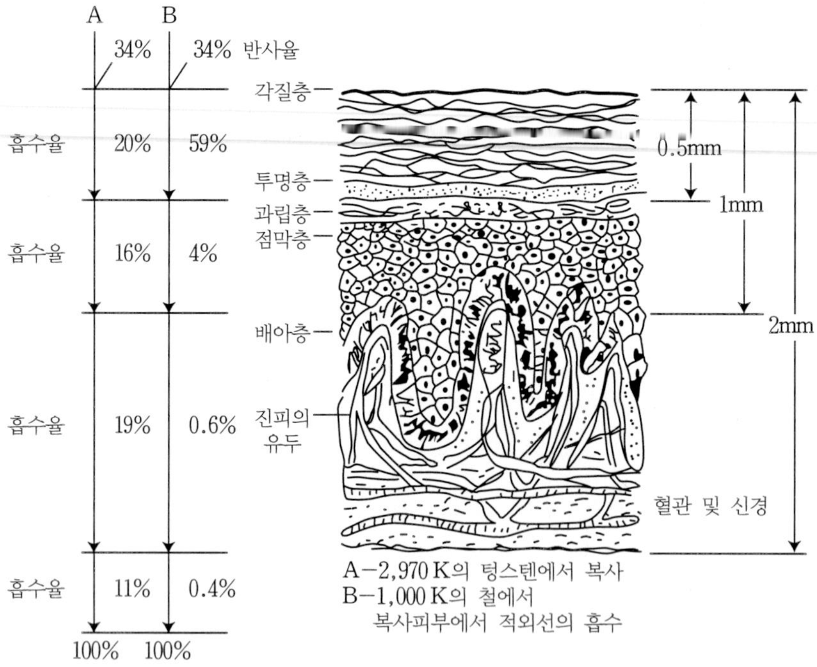

그림 5-8. 광선의 피부침투 및 흡수(백인)

표 5-4. 파장별 광선침투와 생리적 효과

파 장	광선의 침 투	생리적 작용
가시광선 3,900-7,700Å	1-10mm	열 : 신경자극
근위적외선 7,700-15,000Å	1-10mm	열 : 신경자극
원위적외선 15,000-150,000Å	0.05-1mm	열 : 신경자극

from Forsythe and Christian

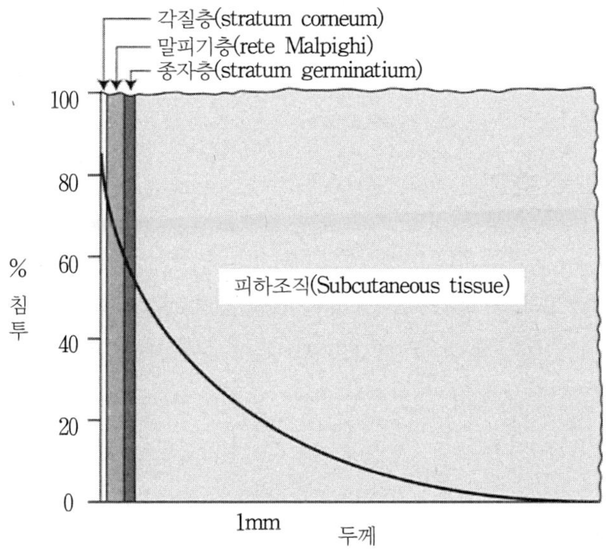

생체에서는 혈류에 의해 적외선 침투가 더 원활하다.

그림 5-9. 사조직(dead tissue)의 적외선 침투분포

괴사조직(dead tissue)의 적외선 침투분포를 알아보는 연구에서 생체에서는 혈류에 의해 적외선 침투가 더 원활하다는 것을 알게 되었다.

Hardy와 Muschenheim은 괴사조직(dead tissue)에 12,000Å의 파장을 가진 광선을 복사시켰을 때 침투에 대하여 연구하여 그림 5-9와 같은 결과를 얻었다.

피부표면 아래 1mm에서 20% 이하의 광선이 반사하고 흡수되지 못했고 남은 광선 중 2mm에서 95%가 흡수되고 3mm에서 거의 99%가 흡수됨을 볼 수 있다.

3. 적외선의 생리적 효과

적외선과 가시광선 복사시 조직에 흡수되면서 나타나는 효과는 열의 생산이다.

단파 적외선(7,700-15,000 Å)은 진피까지 침투하나 장파 적외선(15,000 Å 이상)은 표피의 얕은 층에서 흡수된다.

빛이 나지 않는 등은 최대 방출광선의 파장이 거의 40,000 Å 근처이고 빛이 나는 등은 최대 방출광선의 파장이 거의 10,000 Å 근처이다.

빛이 나는 등에는 가시광선과 자외선이 방출되어 피부에 흡수되면 열 효과와 함께 화학작용이 일어나 약간의 자극효과(irritating effect)가 나타난다. 그러므로 빛이 나는 등은 깊이 침투하는 반면 자극효과도 나타난다.

1) 적외선 복사의 생리적 효과

적외선 복사에 의해 신체의 얕은조직(superficial tissue)에 전신 또는 국소로 열 효과를 나타내게 되는데 이 효과는 노출되는 부위와 복사강도에 따라 달라질 수 있다. 국소치료와 전신치료 사이에는 상호작용을 하는 때도 있다. 임상에서 열 복사의 두 가지 중요한 국소효과는 국소순환의 자극과 피부의 신경말단(nerve eding)의 자극이다.

(1) 순환에 미치는 효과

복사열의 노출 후, 몇 분 안에 피부는 붉게 변하고 뜨거움을 느끼게 되는데 자외선 치료에서 볼 수 있는 잠복기는 없다. 노출 결과로 홍반이 나타나는데 이 홍반은 붉은점(red spots)의 형태 또는 붉은 선이 그물(network)처럼 나타난다. 이 홍반은 노출시간에 따라 다르지만 보통 10분에서부터 1시간까지 지속된다.

이 홍반은 혈관운동성 기전의 자극에 의한 말초혈관의 능동적 혈관이완에 의해 그리고 동맥 및 정맥순환의 지속적인 증진에 의해 나타난다. 말초혈관은 고유긴장성(inherent tone)에 의해 혈관수축이 일어나지만 열을 받게 되면 혈관을 능동적으로 확장시키는 물질의 유리로 인해 혈관확장이 일어난다. 혈관확장 물질의 유리로 인해 보다 많은 말초혈관이 확장되고 보다 많은 혈액이 복사열의 조사영역으로 공급된다. 발광등에서 나오는 근위적외선 복사에 의해 피부의 진피층에 혈관이 확장되면서 홍반이 나타나며 더해서 근위적외선은 보다 깊이 침투하여 피하조직에 있는 땀샘을 자극하여 발한작용을 일으킨다. 전기 광선욕(electric light bath)과 같은 열 기구를 이용하여 피부에 열 복사를 시키면 홍반과 발한효과가 발생한다. 적외선 복사에 반복 노출되면 영구적인 색소침착(pigmen-ta-tion)이 일어날 수 있다. 이는 자외선 노출에 의해 나타나는 균질한 태움(homogenous tanning)과 달리 항상 대리석 표면과 같은 반상(班常, mottled)의 형태로 나타난다. 열 복사의 노출에 의해 생기는 피부의 반상출현을 일광성 홍반이라고 부른다(그림 5-10).

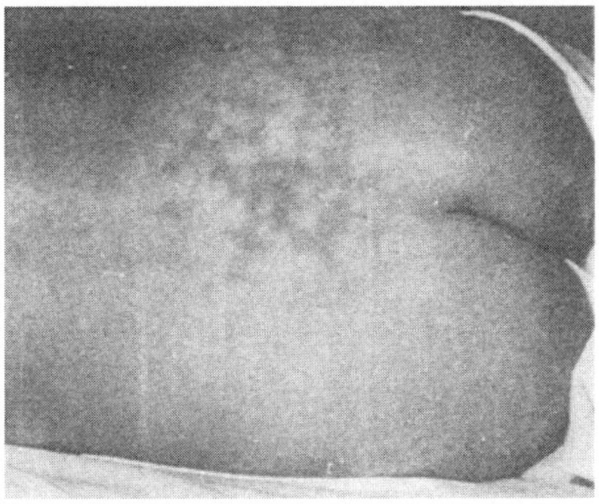

그림 5-10. 일광성 홍반(erythema ab igne)

(2) 신진대사의 증진(increased metabolism)

반트호프의 법칙(Vant Hoff's law)에 의하여 신진대사량이 증가하는데 이 법칙은 체온상승에 의해 신진대사량의 증가를 보이게 되는 것으로 열에 의한 화학적인 변화가 활발히 일어나기 때문에 일어나는 현상이다. 신진대사의 증가는 열의 발생이 많은 곳인 표면조직에서 가장 높게 나타난다.

신진대사의 증가에 따라 산소와 영양분의 공급이 증가되며 노폐물의 배출도 증가하게 된다. 반트호프의 법칙이란 온도가 10℃ 상승함에 따라 신진대사량 또는 산화량이 2.5배 증가하는 것이다(즉, 1℃당 13%).

(3) 혈관 확장(vasodilation)

복사열은 혈관을 확장시키는데 작용하는 히스타민 유사물질의 유리를 자극하여 체표조직의 말초혈관이나 세동맥을 확장시킨다. 혈관확장은 열에 의한 직접적 효과에 의해 발생되기도 하고 신진대사물(metabolites)의 작용에 의해서도 발생한다. 또한 매우 경미한 열이 아니라면 일반적으로 열은 체표 감각신경 말단을 자극하여 반사적으로 혈관 확장을 일으킨다. 이 결과 혈류량이 증가하고 혈액의 증가에 따라 산소와 영양분공급이 증가하며 노폐물 제거도 일어난다. 체표혈관 확장은 자외선에 의한 홍반과 다른 형태의 피부 홍반이 된다. 따뜻한 부위에 나타났다가 적외선 노출이 그치면 곧 사리지게 된다.

(4) 색소침착(pigmentation)

적외선의 반복 노출에 의해서 색소침착이 나타난다. 색소침착은 자외선 복사로 인해 생긴 것과 다른 적혈구의 파괴에 의해 생기게 되는 것이다.

표 5-5는 적외선과 자외선 복사의 홍반형성, 색소침착 그리고 내성(耐性)에 대한 비교이다.

과다한 적외선 노출이나 특별히 감각이 예민한 환자에게는 구반(丘斑, wheal)형성, 국소부종, 그리고 결국에는 물집이 나타난다. 과다한 적외선은 피부의 탈락(sloughing)을 일으킬 수 있는데 피부에서 뿐만 아니라 인접 피하조직과 섬유성 구조(fibrous structure)에서도 나타난다.

표 5-5. 적외선과 자외선 복사의 홍반형성 비교

광 선	적 외 선		자 외 선	
	장 파	단 파	장 파	단 파
파 장	15,000-150,000Å	7,700-15,000Å	3,900-2,900Å	2,900-1,800Å
홍 반	형성시기 : 즉시		몇 시간 후(잠복기)	
	출현상태 : 어두운 붉은 색, 점과 그물 모양		밝은 붉은색, 분명한 경계	
	지속시간 : 한 시간 이내		몇 시간-며칠	
색소침착	반상(mottle)		태움(homogenous tanning)	
내 성	가끔 발달		일정하게 증가	

(5) 피부의 신경말단에 미치는 영향

경미한 열은 진정(sedation) 또는 통증의 감소를 가져오나 반면 강한 열 자극은 현저한 반자극(counter irritation)의 원인이 된다.

표 5-6은 인체의 피부에서 최대로 참을 수 있는 온도를 나타낸 것이다.

표 5-6. 인체의 피부에서 최대로 참을 수 있는 온도

복사(radiation)	표면 온도(surface temperature)	표면하 온도(under surface temperature)
단파 적외선과 가시광선	110.8°F(43.8℃)	117.8°F(47.7℃)
장파 적외선	113.9°F(45.5℃)	107.0°F(41.7℃)

반자극의 기전은 표면감각 신경의 제통법(除痛法, desenitization)으로 설명할 수 있고 또는 감각신경을 통과하는 자극의 증가가 커서 통증의 느낌이 감소하는 것으로도 설명할 수 있다.

경미한 열은 감각신경 말단(감마섬유)을 진정시키는 효과가 있지만 강열한 열은 자극효과가 있다. 자극효과는 빛을 내지 않는 기구에 비해 빛을 내는 기구가 더 강하게 나타내는데 이것은 아마 적외선보다 파장이 짧은 가시광선이나 자외선의 활동에 의한 것으로 추리할 수 있다(from Scott PM).

(6) 근조직의 효과(effects on muscle tissue)

체온상승은 근 이완이나 근 작용의 효율성(efficiency)에 대한 증가를 돕게 되는데, 근섬유가 빠르게 수축하고 이완되도록 한다. 따라서 주동근의 작용이 원활히 이루어지도록 하기 위해 길항근을 이완시킬 때 사용할 수 있다.

(7) 조직파괴(destruction of tissue)

열이 강하게 되면 조직파괴가 오기 쉽다.

(8) 체온의 전신적 상승(general rise in temperature)

만약 넓은 부위에 오랫동안 적외선 치료를 하면 체온상승이 나타나고, 체표 혈관의 혈액이 가열되면 신체의 다른 부분으로 이동하게 되어 전신적으로 체온 상승이 나타난다. 전신적으로 혈관이 확장되면 체온조절 기능에 관여하는 중추의 혈액역시 온도 상승이 일어난다.

(9) 혈압감소(fall in blood presure)

만약 전신적으로 혈관확장이 일어나면 말초혈관의 저항이 감소되고 혈압이 강하된다. 또한 열은 혈액이 점도(粘度, viscosity)를 감소시키고 이에 따라 혈압감소의 경향이 나타난다.

(10) 땀샘의 활동성 증가(increased activity of sweat gland)

열은 직접적으로 땀샘을 자극하여 발한을 일으키기도 하며, 열에 의해 가열된 혈액이 체온조절 중추를 자극하여 땀샘의 활동을 증가시키기도 한다. 땀샘의 활동이 증가하면 노폐물 제거도 증가하게 된다.

(11) 식균작용(phagocytosis)

열은 식균작용을 증진시키고 염증이 있는 부위(종기나 농)의 배농을 증진시킨다.

(12) 전신적 효과(general effect)

열의 모든 국소작용은 어느 정도 전신적 효과를 가져다주기도 한다. 국소의 과다한 열은 혈류에 의해 흡수되며 전신적인 순환에까지 기여하게 된다. 과다한 열이 생기면 체온조절 중충에서 체온을 떨어뜨리기 위해 발한(sweating)을 일으킨다. 커다란 열 기구(베이커, 고압등 또는 전기열욕)를 이용한 강한 전신적인 열 적용은 체온 조절 중추를 자극하여 들어오는 열과 나가는 열을 동일하게 맞추는 작용이 일어나게 한다. 신체의 전반에 주는 경한 열의 효과는

첫째, 열을 제거하기 위해 풍부한 발한 발생
둘째, 순환증진, 열 발생 즉시 맥박이 증가하는데 1°F씩 상승함에 따라 10회 정도씩 증가함
셋째, 혈압감소(冷일 경우는 높아짐)
넷째, 호흡증가
다섯째, 콩팥을 통한 배설물 증가이다.

일반적으로 신경의 민감도(sensibility)는 보통 현저하게 저하된다.

2) 가시광선 복사의 생리적 효과

가시광선 복사는 백열광원, 탄소방전이나 수은방전등과 같은 모든 복사체에서 발생하나, 그 가시광선 복사의 총량은 실제적으로 전체 광선 중 적은 부분(5-15%)에 불과하다.

이러한 열원으로부터 복사의 열 효과는 주로 근위(단파) 적외선에 기인된 것이다. 조직과 관련지어서 가시광선의 물리학은 다음과 같다. 텅스텐 필라멘트 등으로부터 복사되는 가시광선의 11%는 전구에 의해 흡수되고 34%는 피부에서 반사되며, 나머지 거의 전부가 피부의 표면층에서 흡수되기 때문에 단파 적외선 같이 깊이 침투하는 복사선은 적은 양이다.

모든 동물생활은 식물에 의해 유지되는데, 식물의 형성은 초록빛의 영향하에서 엽록소(chlorophyll)가 이산화탄소(carbon dioxide)를 이용해 탄수화물(carbohydrates)을 만드는 광합성(photosynthesis)에 기초를 둔 것이다.

가시광선은 피부와 피하조직에 침투하고 에너지 흡수에 의해 열로 전환이 되며 적외선 복사와 마찬가지 방법으로 작용한다. 가시광선의 스펙트럼을 프리즘 또는 적절한 여과기(filter)로 분리해서

보면 서로 다른 파장을 갖는 다양한 색이 나타나게 된다(표 5-7).

가시광선 중 색띠(colored bands)를 치료에 이용할 수 있는데, 예를 들면 청색(blue)은 진정, 빨강색(red)은 자극의 효과이다.

표 5-7. 가시광선 스펙트럼

색	파 장	색	파 장
보라(violet)	4,000-4,500Å	노랑(yellow)	5,500-5,900Å
청색(blue)	4,500-4,900Å	오렌지(orange)	5,900-6,300Å
초록색(green)	4,900-5,500Å	빨강(red)	6,300-7,700Å

그러나 여과기(filter)를 이용해야 하고 높은 효과가 없어 그리 널리 사용되고 있지 않다.

(1) 조명치료(bright light therapy)

태양광선은 모든 살아있는 생명체의 근원이며 생명체의 유일한 에너지원이다. 비타민 D의 합성으로 칼슘 흡수를 원활히 하여 신체두뇌, 면역시스템의 반응력을 강화시킨다. 20억 개의 호르몬(멜라토닌 등)을 직간접으로 조정하여 주기적인 재생과 생물학적 리듬을 촉발시킨다. 태양의 녹색(550nm)은 신경물질전달을 재활성하여 계절장애증후군(seasonal affective syndrome, SAD)을 치료한다. 편광빛은 세포막의 역동적인 활동을 촉진시키고 재생 프로세스를 유발하여 인체조직내의 산소 흡수를 증대시킨다. 미토콘드리아는 더 많은 ATP를 생산하고 생명에너지의 잠재력을 증진시키며 세포단의 전기장에 음전하가 증가함으로 세포막 활동증대, 신진대사촉진 재생작용이 활발해진다.

조명치료는 자연빛이 감소할 경우, 인간의 신체는 이러한 불리한 생활조건에 대하여 호르몬 분비로 신체 바이오 기능을 조절함으로써 생리학적으로 반응한다.

이 조절 기능에서 나오는 여러 증상은 다음과 같다.

- 폐경이후, 히스테리, 골다공증
- 극심한 피로, 기진맥진, 여러 수면장애
- 식욕증가로 인한 체중의 증가
- 전반적으로 소극적인 태도와 우울함
- 작업 능률성 저하와 활력감소

조명치료는 눈을 통해 작용한다.

빛은 먼저 시각신경의 망막으로부터 나아가 두뇌에서 규칙적인 생체기계 기능의 중요한 부분을 담당하는 광신경근역(초염색체교차 세포핵)에 이르기까지 진행한다. 송방울샘에서 분비되는 수면 호르몬 멜라토닌은 인체에 필요한 수면량과 정신적 민첩성에 대해 중요한 영향을 끼친다. 조명치료는 이 멜라토닌의 분비를 감소시킨다.

적응증
- 정서장애(SAD) 혹은 우울증
- 여러 종류의 수면장애
- 월경증후군(PMS)

또 강력한 백색광은 다음과 같은 경우에도 이용된다.
- 과식증
- 강박증
- 알콜중독 휴유증
- 만성무기력증
- 우울증으로 인한 정신분열증
- 계절적 요인 이외의 우울증
- 두통(우울증환자의 약 50%가 두통을 호소하고 두통환자의 25%는 우울증임)

가시광선 대역 중 400nm에서 450nm의 푸른빛과 580nm에서 659nm의 붉은빛은 여드름 치료에 사용된다.

4. 원위적외선의 인체작용 메카니즘

1) 원위적외선의 유래와 파장의 특성

근래에 와서 국민들의 웰빙에 관한 관심이 증가하면서 원위적외선의 다양한 사용이 관심의 대상이 되고 있다. 오랜 전통을 가지고 있는 침구학은 지금까지 우리 일상생활에 공존하고 있다. 그러나 침구학 이전에 이미 울법이라 하여 달구어진 돌을 가지고 환부에 적용하여 치료하던 방법이 있었고, 동의보감에는 내과적 질환치료와 방제에 사용하였다(김재윤 등, 2001).

지구에 생명체가 살기 시작한 태초부터 모든 생명체는 직간접으로 태양의 복사에너지를 받아 움직이고 생명을 유지하였다.

적외선은 학자에 따라 근위적외선(near IR), 중적외선(middle IR) 그리고 원위적외선(far IR)으로 나누어 사용하기도 하고 단순하게 근위적외선과 원위적외선으로 나누기도 한다.

열의 전달방법 중에는 전도, 대류, 그리고 복사의 세 가지 방법이 있으며, 이 가운데 열전달 효율이 가장 뛰어난 것은 복사인데, 그것은 대류와는 달리 중간 매체를 필요로 하지 않고 열을 전달할 수 있으며, 중간의 공기층과는 관계없이 피조사물까지 직진하여 열을 발생시킬 수 있기 때문이다.

특히 원위적외선은 공진할 수 있는 진동수를 가진 물질 분자에 닿을 경우 그 분자 속에서 공진을 일으켜 활동이 활발하게 일어나게 함으로써 물질 내부에 열을 내도록 하는 성질을 갖고 있다(백우현, 1997; 高嶋廣夫, 1998). 원위적외선은 물체에 흡수되고, 물체 내부에 도달하여 분자수준에서 활성화하게 하는데, 이것을 침투력이라 하며 진동주파수와 파장에 따라 다르다. 침투력은 이론적으로 파장의 제곱근(Square Root)에 비례한다. 그러므로 파장을 4배 길게 하면 투과력은 2배, 파장을 9배로 길게 하면 투과력은 3배가 된다(山嶠梅子, 1987).

2) 원위적외선의 공명 흡수작용

원위적외선의 특성 중 가장 중요한 것은 공명 흡수작용인데, 각종 물질을 구성하는 여러 가지 분자의 구조는 그 분자를 구성하는 원자와 원자의 질량, 결합의 상태, 배열 상태에 따라 다른데, 그에 따라 특유의 진동과 회전의 주파수를 가지게 된다. 예를 들면 신축, 변각, 회전운동 등이 그것이다.

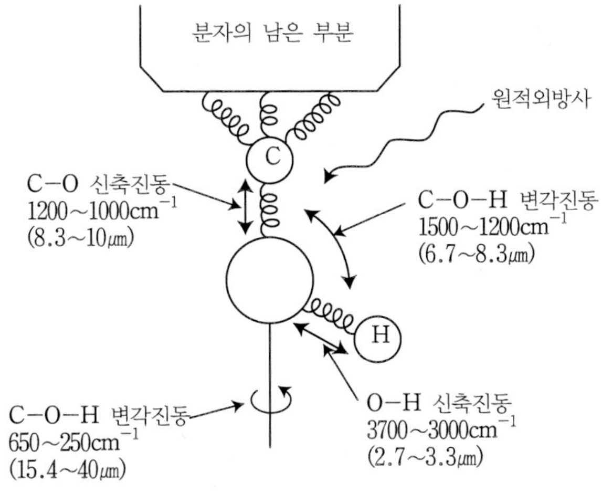

그림 5-11. 원자의 진동운동

이러한 것의 일정한 진동을 진동수라고 하는데 이것은 분자에 따라 다르므로 분자가 가진 진동수와 같은 진동수의 원위적외선을 복사하면 원자 및 원자단에 흡수되어 공명현상을 일으킨다. 이것을 공진운동이라 한다(Fessenden, 1993; 조순탁 외, 1992)(그림 5-11).

5. 적외선의 임상적 적용(Clinical application)

1) 치료적 효과 및 적응증

(1) 치료효과(therapeutic effect)

(1) 치료효과(therapeutic effect)

① 통증 감소

적외선 복사는 통증감소의 목적으로 자주 사용된다.

경미한 열로 치료할 경우는 진정효과에 의해 통증감소를 시킬 수 있고, 강한 열로 치료할 경우는 반자극(counter: irritation)에 의해 통증감소를 시킬 수 있다.

대사물의 노폐물이 조직에 축적되면 통증을 일으킬 수 있는데 적외선 복사를 통해 혈액순환을 증진시켜 노폐물을 제거함으로써 통증을 완화시키기도 한다. 또는 근육이완을 시킴으로써 통증을 완화시키기도 한다.

급성 염증이나 손상 직후에 오는 통증은 경미한 열을 줄 때 효과적이며 너무 강한 열을 주게 되면 오히려 노폐물의 증가로 통증을 가중시키게 된다.

그러나 만성병으로 인한 통증은 강한 열이 요구된다. 이 경우는 적어도 30분 정도 치료를 해야 한다.

② 근육 이완

조직이 따뜻할 때 근육은 이완되며 통증완화는 근육 이완을 촉진시킨다. 적외선 복사는 근경축(muscle spasm)을 완화시킴으로써 통증완화도 시킬 수 있게 된다. 적외선 복사는 통증을 완화시키고 근육을 이완시킴으로써 운동의 효율을 높여주어 운동치료를 하기 전에 많이 이용된다.

③ 혈액순환 증진

적외선 복사는 표피조직에 현저한 효과가 있어 표피 상처나 감염치료에 자주 사용된다. 혈액순환의 증진은 감염부위에 백혈구를 증가시키고, 노폐물 제거를 통해 살균에 도움을 준다. 관절염이나 다른 염증이 있는 경우에는 통증 및 근경축 완화와 혈액순환의 증진효과가 있기 때문에 많이 사용된다. 또한 심부조직의 울혈(congestion)을 완화시키기 위해서도 사용된다.

④ 노폐물 제거
넓은 부위 치료에 대한 적외선 복사는 한선의 활동을 증가시키므로 노폐물 제거 역시 증가하게 된다.

(2) 적응증(indication)

적외선 치료의 적응증은 전도 및 전환열과 중복되는 경우가 많다. 치료적 효과는 통증제거(진정), 근육 이완 그리고 혈액순환의 증진을 들 수 있다. 다음과 같은 경우에 통증완화의 목적으로 적응증이 된다.

① 아급성 외상 또는 염증, 만성 외상 또는 염증
타박상(contusion), 근좌상(muscle strains), 외상성 활막염(traumatic synovitis), 건초염(tenosynovitis), 염좌(sprains), 탈구(dislocation), 골절(fracture)

② 관절염(arthritis)이나 류마티즘(rheumatism), 신경염(neuritis), 신경통(neuralgia)
급성일 경우 경미한 적외선으로 통증을 완화시킨다. 이런 경우는 습포로 하는 것보다 좋은 것은 압력을 주지 않는 점이다.

③ 점막의 급성, 아급성 또는 만성 염증
결막염(conjunctivites), 코감기(coryza), 코곁굴염(sinusitis)

④ 사지의 순환장애
혈전맥관염(thromboangitis), 폐색(obliterans), 혈전성 정맥염(thrombophlebitis), 폐색성 동맥내막염(endartheritis obliterans), 레이노병(Raynaud's disease), 지단홍 통증(erythromelalgia), 특히 주의할 점은 과다한 열을 주지 않도록 하여 온도를 95°F 정도에서 안전하게 유지시켜야 한다.

⑤ 피부감염, 모낭염(folliculitis), 절창증(furunculosis), 피부의 농양(abscess)
특히 욕창(decubitus ulcer)인 경우는 빛을 내는 등으로 10-15분 정도 복사시키면 욕창에서 나오는 노폐물을 건조시키는데 도움이 되기도 한다. 하반신 마비환자에게는 화상을 주의해야 한다. 신체검사, 마사지, 운동치료 그리고 전기자극치료 하기 전에 복사열로 검사나 치료부위를 가열시키면 좋다. 특히 전기치료를 진행하면서 적외선 복사를 시키면 피부의 전도성이 증가하여 치료에 도움을 주게 된다.

특히 전신치료의 경우 신진대사나 순환증진의 경미한 계통 가열(mild systemic heating) 효과와 진정효과가 있다. 전신치료를 수치료와 겸해서 만성관절염(chronic arthritis), 류마티즘(rheumatism), 정신신경증(psychoneuroses) 등의 치료에 일차적으로 사용한다.

2) 적외선 복사의 장점

빛을 내는 등이나 빛을 내지 않는 등에 의한 복사는 노출부위의 현저한 충혈, 조직이완, 통증제거의 효과가 있다.

복사열의 방법으로 치료할 경우 다른 열치료와 비교하여 장점을 들면 다음과 같다.

첫째: 전도열에 비해서 열침투가 깊으며 비교적 넓은 부위도 치료할 수 있다.
둘째: 치료부위에 압력이 가해지지 않는다.
셋째: 치료부위를 치료하면서 계속 관찰할 수 있다. 그래서 즉시 과다한 열을 발견할 수 있다.
넷째: 기계조작이 쉽다. 그래서 가정에서도 사용할 수 있다.

적외선 복사의 단점이라면 치료부위가 건조해지게 되며, 드물지만 전구의 파열로 인해 유리조각이 환자에게 떨어져 손상을 줄 수 있고, 전환열에 비해 비교적 얕고 제한된 영역에서 효과가 나타난다는 점이다.

3) 등의 선택

적외선 복사기구는 크게 두 가지 형태로 구분하여 빛을 내는 등과 빛을 내지 않는 등으로 나누는데, 각각 복사열의 질이나 복사열의 침투깊이가 다르게 된다. 빛을 내는 등은 고온이며 깊이 침투하며, 빛을 내지 않는 등은 저온으로 약간 침투하게 된다. 빛을 내지 않는 등은 피부의 표면에서 강하게 흡수되어 같은 조건하에서의 빛을 내는 등보다도 훨씬 뜨겁게 느껴진다. 환자에 따라서는 빛을 내는 등을 싫어하는 수가 있으며 오히려 저온체인 빛을 내지 않는 등을 편안하게 느끼는 경우가 있다. 빛을 내지 않는 등이 사용되는 경우는 특히 안면 마비(Bell's palsy)의 안면치료시 또는 감정이 불안정한 사람이나 어린이 치료시이다. 일반적으로 급성 염증이나 손상직후 치료시는 경미한 열을 위해 빛을 내지 않는 등을 선택하고 만성일 경우 강한 열에 의해 반자극(counter irritation)효과를 얻기 위해 빛을 내는 등을 선택하는 것이 이상적이다. 물론 치료부위에 따라서 등의 형태를 잘 선택해야 한다. 국소 부위에는 적은 등, 넓은 부위에는 큰 등 그리고 전신이나 매우 넓은 부위는 전기열욕을 선택해서 치료한다. 빛을 내지 않는 등은 치료하기까지 몇 분 동안 가열시켜 최고의 열 효과가 나타날 때 사용한다.

4) 치료기술

이 치료기술은 중요한 사항만 선택하여 기술하였다.

(1) 준비사항

① 등의 선택: 빛이 나는 등으로 할 것인가? 빛이 나지 않는 등으로 할 것인가를 결정하고 치료부위에 알맞은 등의 크기를 선택한다.

② 등의 검사: 등의 조작법을 익히고, 등의 반사경을 깨끗이 닦아내어 먼지를 없앤다.
등을 안전하고 효율적으로 다룬다. 즉, 닳아 헤어진 코드를 사용하지 않으며, 모든 플럭(plug)과 전선(wire)은 탄탄해야 하고, 전구(bulbs), 코어(cores) 또는 관(tubes)은 반드시 안전해야 하며, 반사경을 덮는 스크린도 안전해야 한다. 모든 조작은 작업주문(또는 처방)에 의해서 시행한다. 빛이 나지 않는 등은 5-10분 동안 가열한 후 사용하도록 한다.

③ 환자가 편안하고 안전한 자세로 치료하도록 하며 치료하는 곳에 적절하게 등을 설치할 수 있도록 한다.

④ 치료에 필요한 물건은 미리 준비해 놓는다.

(2) 치료시작

① 환자에게 치료과정을 설명한다.
"따뜻하게 느껴진다"는 것을 설명하고 만약 따뜻하지 않거나 너무 뜨거울 때는 즉시 물리치료사를 부르도록 한다.
또한 환자에게 치료기의 전선을 잡지 못하게 하고 치료기구의 어느 부분도 만지지 못하게 하며 필요시는 치료사를 부르도록 지시한다.

② 환자가 바른 자세로 있도록 하고 적절히 휘장을 친다(그림 5-12).

③ 치료하는 부위를 검사한다.
피부가 깨끗한가?, 피부의 감각은 있는가? 를 검사한다.
열상을 일으킬만한 금속(예: 반지, 시계)을 제거한다. 금속은 열 전도도가 높기 때문이다.
안면 치료시는 눈이나 입술 등은 젖은 솜이나 거즈로 덮어주고 콘택트 렌즈(contact lens)는 제거한다.

④ 등의 위치
모든 등은 환자 위에 위치하고 환자와 등과의 거리는 빛이 나는 등은 약 18-20인치 정도, 빛

이 나지 않는 등은 24-30인치 정도로 유지한다.

국소치료시는 등의 높이를 조절할 때 주의깊게 하며 등은 치료부위의 중앙에 위치하게 한다. 등의 반사경은 치료부위와 90도를 이루도록 한다. 코사인 법칙에 의해 90도일 때 가장 효율이 높기 때문이다. 만약 15도 정도로 경사되어 복사시키면 강도가 약 3% 정도 감소된다.

⑤ 등의 스위치를 켠다.

다시 한 번 환자에게 주의를 주어 열이 너무 강하면 치료사를 부르게 한다. 환자 바로 위에서 스위치를 끄거나 거리조절을 하지 않도록 한다.

⑥ 치료시간은 보통 20-30분 정도이다.

동맥순환에 최대효과를 얻으려면 최소한 20분 정도 치료해야 한다(Krusen).

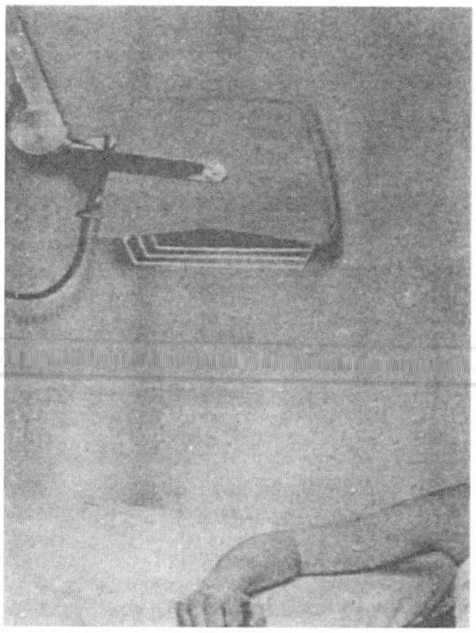

그림 5-12. 환자 치료자세

(3) 치료 종료시

① 등을 끄고 코드를 뺀 다음 등을 덮고 환자로부터 멀리 옮겨 놓는다. 곧바로 다음 환자에게 적용할 경우는 등이 뜨겁다는 것을 경고한다.

② 환자에게 타월을 주어 피부의 습기를 제거하도록 한다.

파장이 30,000Å 이상 되는 광선(150,000-400,000Å은 제외)은 피부의 습기에 의해 전부 흡수되기 때문에 습기를 제거하도록 한다.

③ 피부를 검사한다(그림 5-13).

④ 환자에게 5-10분 정도 식힌 다음 밖으로 나가도록 한다.

그러나 국소치료시는 환자와 등의 거리를 2-10 feet 정도로 하고 질병의 상태에 따라 약간의 차이가 있지만 20분부터 45분까지 노출시킨다. 그러나 한 번 치료시간은 시계(time clock)를 사용하여 정확히 치료해 주는 것이 좋다. 그래야 치료시간의 조정이 필요할 때 기준을 세우게 된다.

베이커(Baker)의 치료기술은 위의 방법과 거의 유사하므로 생략하도록 한다.

치료의 대부분은 피부를 노출시키고 시행하나 타월이나 시이트 등으로 피부를 덮고 치료하기도 한다. 치료부위를 수건, 담요, 시이트 등으로 덮고 치료하면 장파 적외선은 20-30%, 단파 적외선은 30-40%만 통과하고 에너지의 25% 정도가 덮은 물질에서 소모된다. 덮은 물질은 일단 가열되어 이차적으로 전도열을 발생시키게 된다. 그래서 복사와 전도의 두 가지 형태로 치료하는 것이 된다.

안면 마비(Bell's palsy)나 코곁굴염(sinusitis)을 치료하기 위해 적외선을 적용할 경우 눈을 보호하기 위해 물에 적신 솜이나 거즈 등으로 덮어주어야 하는데, 열상효과(burning effect)로부터 망막(retina)을 보호하기 위함이다.

전기 광선욕(electric light bath)은 환자가 들어가기 전에 미리 가열시킨(5분 정도) 후 치료를 시작한다. 환자는 넓은 시이트 등으로 몸을 덮고 치료한다. 머리는 차게 해주어 두통이나 얼굴이 심하게 붉어지는 것을 방지한다. 환자가 치료하는 동안 음료수를 쉽게 마실 수 있도록 하며 혼자 있게 해서는 안 된다. 만약 환자가 어지러움을 느끼거나 맥박이 100/분(min) 이상이거나 불규칙할 때는 치료를 중단한다. 대중적으로 많이 사용하는 것은 사우나탕(sauna bath)이다.

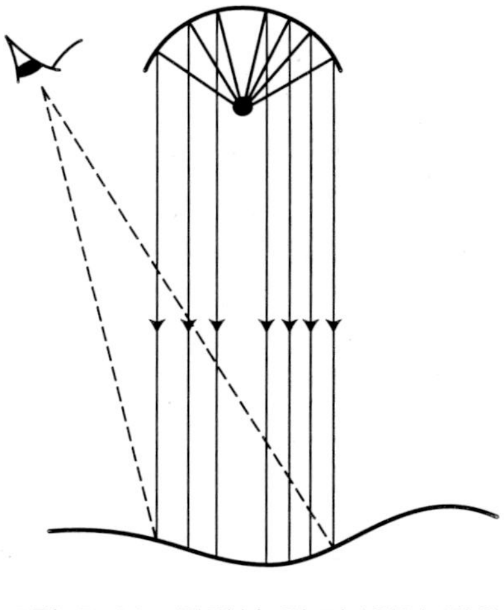

그림 5-13. 적외선 치료부위의 관찰

5) 주의점 및 금기증

(1) 화상(burn)

감각이 둔하거나 손실된 환자를 치료할 때는 경미한 열을 적용하고, 피부를 관찰하여 화상을 방지한다. 순환장애가 있는 환자는 과열의 위험성이 있다. 왜냐하면 열이 쉽게 다른 부분으로 이동되지 못하기 때문이다. 상처가 있는 부분은 거즈로 덮어 치료하도록 한다.

얼굴 치료시 얇은 조직인 눈, 입술, 귀 등은 습기 있는 솜으로 덮고 치료한다.

피부이식 수술 직후는 직접 복사는 피하고 반사열(reflex heating)을 이용한다. 복사용량은 거리(거리제곱 반비례의 법칙)조절을 통해 조절한다.

(2) 전기적 쇼크(electric shock)

치료기구나 전선이 불량품일 경우, 노출된 회로를 만지면 전기쇼크를 가져온다.

(3) 두통(headache)

과다한 열에 의해 땀을 많이 흘리거나 더운 날씨에 치료를 했을 경우 두통의 원인이 된다

(4) 변비(constipation)

만약 땀에 의해 수분 손실이 많을 경우 나타나는데, 물을 많이 섭취시킴으로써 보상할 수 있다.

(5) 어지러움(faintness)

과다한 복사에 의해 혈압이 떨어지게 되고 뇌의 빈혈이 생겨 어지러움이 나타나거나 실신하기까지 한다. 또한 열 치료 후 갑자기 일으켜 세우는 것은 피하는 것이 좋다.

(6) 떨림(chill)

과다한 복사에 의해 체온이 2°F(1℃) 정도 상승한 후 바로 바깥에 나가면 춥게 느껴지어 오한(chill)이 나타난다.

(7) 눈의 손상(injury to the eyes)

열 복사를 눈에 할 경우 망막(retina)에 손상을 주고 백내장(cataract)을 일으킬 수 있다.

(8) 통증(pain)

통증이 적외선 복사 후 약 5초 안에 나타나는 경우가 있으나 조직이 곧 7초에서 11초 안에 통증에 대한 적응이 되어 없어진다.

(9) 기타

그 밖에 금기증은 열(fever)이 있거나 심부종양(deep abscess), 출혈(hemorrhage)이 있거나 출혈성 부위, 몇 가지 심장병(some cardiac conditions), 콩팥염(nephritis), 악성종양(malignancy) 등이다.

참고문헌

1. 김재윤, 박영한, 박돈목, 박래준: 원적외선의 인체작용 메카니즘. 대한물리치료학회지 제13권 제2호, 2001
2. 백우현: 천연소재를 이용한 원적외선의 적용기술, FIR응용기술연구회, 1998.
3. 조순탁 외: 기초물리학, 1992
4. 지철근: 원적외선의 특성과 응용. 한국원적외선협회, 2000
5. 山崎梅子: 遠赤外線療法科學, 人間史社, 1987.
6. 高嶋廣夫: 遠赤外線工學, 1988
7. Fessenden RJ; Organic Chemistry, 3rd ed. 1993
8. Licht S: Therapeutic Heat and Cold, p.258. Elizabeth Licht, 1972.
9. Krusen FH, Kottke FJ, Ellwood PM: Physical Medicine and Rehabilitation, p. 265. W. B. Saunders Co., 1971.
10. Licht S: Therapeutic Heat and Cold, p. 259. Elizabeth Licht, 1972.
11. Krusen FH, Kottke FJ, Ellwood PM: Physical Medicine and Rehabilitation, p.266. W. B. Saunders Co., 1971.
12. Scott PM: Electrotherapy and Actinotherapy, p. 267. Bailliere Tindall, 1977.
13. Scott BO: The Principle and Practice of Electrotherapy and Actinotherapy. pp. 245-246. William Heinemann. Medical Book Ltd, 1959.
14. Scott PM: Electrotherapy and Actinotherapy, p. 262, Bailliere Tindall, 1977
15. Krusen FH, Kottke FJ, Ellwood PM: Physical Medicine and Rehabilitation, p. 267. W. B. Saunders Co., 1971.
16. Downer AH: Physical Therapy Procedures, p. 2127. Charles C. Thomas, 1977.
17. Ailay Wadsworth: A. P. P. Chanmugam: Electrophysical Agents in Phsiotherapy, p. 84. Science Press. 1983.

phototherapy

적외선 체열 촬영검사

6

Chapter 6

적외선 체열 촬영검사

학습목표

1. 피부의 온도 측정에 대한 필요성을 이해한다.
2. 체열 측정에 적외선 이용원리를 안다.
3. 적외선 체열 검사 방법 및 원리를 안다.
4. 체열 진단 방법의 종류를 안다.
5. 적외선 체열 측정의 작용을 안다.
6. 적외선 체열 촬영 검사법의 장점을 안다.
7. 적외선 체열 촬영 검사의 임상적 의미가 있는 온도차를 안다.

1. 피부 온도 측정

1) 역사

온도와 질병사이의 관계는 오래 전부터 알려져 있었다. 열병은 간단히 피부를 손으로 만져보는 것으로 알아낼 수 있었고, 진흙을 피부에 부착하고 각 부위별로 진흙이 마르는 속도에 따라 병의 존재를 진단하기도 하였다. 온도의 측정은 고대로부터 의사들을 중심으로 이어져 왔다. 기원전 17세기의 파피루스에는 화농의 상처는 주위보다 온도가 높다는 기록도 존재한다.

그러나 오늘날, 사람의 손이 감지할 수 있는 온도의 분해능은 잘 갖추어진 상태에서 대략 1℃정도로 알려져 있다. 온도 측정을 객관화하고 정밀도를 높이기 위한 실용적 온도계는 1592년경 Galileo에 의해 발명되었다. Galileo가 만든 온도계는 일종의 기체 온도계로 17세기초까지 쓰여져 왔다. 오늘날 사용되고 있는 봉인된 알코올 온도계는 1654년에 Ferdinand Ⅱ와 Grand Duke of Tuscany에 의하여 개발되었다. 이 온도계는 계속 개선되어 17세기 후반에는 상당히 민감한 정도까지 측정할 수 있게 되었다. 온도계의 임상에의 적용은 1871년 Carl Wunderlich에 의해서였다. 그는 Leipzig의 환자들을 대상으로 겨드랑이에서 10,000회 정도 체온을 측정하여 "On the Temperature in Disease: A Manual of Medical Thermometry"라는 제목의 논문을 발표하였다. 이로서 인체의 상태에 대한 첫 번째 척도로서의 체온 측정이 가능하게 되었다.

국부에서의 피부의 온도측정은 1825년 Seebeck에 의해 개발된 열전쌍을 이용하여 19세기 후반에 여러 의학자와 생리학자에 의해 이뤄졌으나 자료 해석에 어려움이 있었다. 1934년 미국의 생리학자 J. D. Hardy는 인체를 내쏘기율(emissivity)이 1에 가까운 흑체로 볼 수 있음을 밝혀 비접촉 체온 측정이 가능하게 되었고, 2차 대전 중 체열 촬영 장비가 개발되어 피부와 인체의 열 균형에 대한 생리학적 연구가 가능하게 되었다. 초기에 유방암의 영상화를 위해 적외선 체열 촬영 장비를 이용하여 많은 연구가 진행되었으나 긍정적 결과를 얻지 못하여 다른 의학적 영역에서의 적용 가능성에도 불구하고 체열 진단 장비는 외면당하게 되었다. 그 후 피부로부터 깊은 조직에서의 영상을 위해 극초단파(microwave)영역에서의 진단장비가 개발되었다.

2) 체온과 피부

피부는 인간의 열적 생태학에서 중요한 역할을 한다. 피부는 인체와 주변 환경 사이에 열적 경계 역할을 한다. 따라서 피부의 온도는 인체의 외부와 외부의 요인에 의해 영향을 받게 된다. 인체는 인체 내부의 온도를 일정하게 유지하려는 항상성을 가지고 있으며, 외부와의 경계인 피부의 온도 역시 일정하게 유지하고자 한다. 따라서 외부의 요인에 의해 피부의 어느 한 부분의 온도가 국소적으로 변하였을 경우 그 주위의 혈액의 흐름을 변화시켜 온도를 유지하게 된다. 피부의 온도는 혈액 공급과 피하 조직의 열전도성에 의존한다. 따라서 종양 등 국소적인 신진 대사의 증가가 일어나는 곳에서는 피부의 온도가 올라가게 된다.

피부 온도 측정에 있어 외부 환경의 영향은 중요한 변인으로 등장한다. 약물이나 화장품은 장벽 역할을 하여 측정이 불가능하게 하며, 의복이나 습도, 온도, 피측정자 주변의 공기의 흐름까지도 영향을 준다. 열 출입은 피부를 통해 이루어지지만, 25% 정도는 전도에 의해, 25% 정도는 증발에 의해 이루어지고 45% 정도만이 복사에 의해 외부로 빠져나가게 된다. 또한 복사는 표면에서 이뤄지기 때문에 피측정자의 자세에 따라 큰 차이를 보이게 되고, 인체 각 부위에 대해서도 그 해부학적 구조에 따라 각기 달라지게 된다. 운동에 의해 체온이 올라가게 되므로 어느 정도 안정을 취해야 하고, 음식과 음료 역시 영향을 준다. 음주와 흡연 등 혈액 순환에 영향을 주는 요인 역시 통제되어야 한다. 이러한 조건 아래 인체의 열적 균형이 맞게 되고, 항상성 유지를 위한 활동을 정지하게 된다. 이 조건이 되기 위해서는 30℃ 정도의 기온, 30% 이하의 습도가 되어야 하고, 공기의 흐름도 0.5m/s 이하가 되어야 한다. 그러나 피측정자가 편안함을 느끼는 상태에서 측정을 해야 하기 때문에 실제로 낮은 온도에서 측정이 이루어진다. 17℃ 이하의 온도에서는 혈관 수축이 일어나게 되고, 25℃ 이상에서는 발한으로 인한 증발이 일어나기 때문에 두 온도 사이의 온도에서 측정하여야 한다.

3) 피부 온도의 측정

피부 온도의 측정 방법은 열전달 방식과 마찬가지로 전도, 대류, 복사를 이용한 세 가지 방식이 있다.

(1) 전도

피부 온도 측정은 온도계의 개발을 계기로 가능하게 되었고, 알코올 온도계를 이용하여 이루어졌고, 후에 열전쌍을 이용한 온도계가 사용되었다. 현재는 온도에 따라 색깔이 변하는 액정을 이용한 온도계가 개발되어 이용되고 있다.

(2) 대류

인체 표면에서의 열의 흐름을 이용한 Schlieren 사진 기술이 대류가 잘 일어나는 환경에서 이용되고 있다.

(3) 복사

피부는 적외선과 극초단파의 영역에 대한 양질의 복사체이다. 적외선 영상 시스템은 비접촉 실시간 2차원 영상을 제공하기 때문에 많이 이용되고 있다. 극초단파 영상은 보다 깊은 영역의 양상을 나타내기 위하여 개발되고 있다.

피부 온도 측정 장비에 있어 유의할 점은 측정 장비가 피부 온도의 변인으로 등장하는 경우이다. 접촉시 장비는 그 자체가 피부와 열 교환을 하게 되고 그 압력으로 인해 피하의 혈류 흐름에 변화를 주게 된다. 비접촉식의 경우에도 오차 한계 내에서 측정이 가능한 위치까지 떨어뜨려야 한다. 바늘이 달린 열전쌍을 이용하는 침습적 방식은 손상된 피부를 회복하려는 대사 때문에 더욱 영향을 받게 된다. 따라서 이러한 변인들은 항상 측정 자료와 더불어 기록되어야 한다.

2. 적외선 이용 원리

1) 적외선의 특성

우리의 눈은 파장이 0.76㎛의 붉은색광까지 감지할 수 있으며 이보다 파장이 긴 전자기파는 인식할 수 없다. 이러한 전자기파 중 마이크로파보다 파장이 짧은 영역의 전자기파를 적외선이라고 한다.

즉, 파장 0.76-1,000㎛의 전자기파를 적외선이라고 부른다. 이 중 특히 0.76㎛에서 30㎛ 사이의 파장을 갖는 적외선이 열 현상과 관련하여 널리 사용되고 있다.

태양으로부터 지구에 도달하는 복사선 중 가시광선 대역의 조사량이 상대적으로 많기 때문에 지구상의 동물은 가시광선과 그에 근접한 전자기파 대역에 민감한 시각 기관을 발달시켜 왔다. 가시광선보다 파장이 긴 적외선은 태양으로부터 조사되는 양이 상대적으로 적지만 열을 가진 모든 물체에서 자발적으로 발생되고 있어서 적외선 카메라는 별도의 광원이 존재하지 않는 곳에서도 사물의 영상을 얻을 수 있다.

어떠한 물체든 열을 가지고 있는 한 전자기파를 방출한다. 물체 표면에서 방출되는 전자기파는 여러 가지 파장의 전자기파를 고루 가지고 있는데 그 중 가장 많은 에너지를 방출하는 파장을 중심으로 더 긴 파장이나 더 짧은 파장의 전자기파는 보다 적은 양이 방사된다. 표면 온도가 T(K)인 어떤 물체가 방출하는 전자기파 중 파장 λ(㎛)의 전자기파가 갖는 에너지 방출량(시간당 방출하는 에너지, W)은 다음의 플랑크 식으로 표현된다.

$$W_{\lambda} = \varepsilon \frac{2\pi hc^2}{\lambda^5} \frac{1}{\exp(hc/\lambda kT) - 1}$$

여기서 ε는 복사율, h는 플랑크 상수(6.63×10^{34} Js), c는 광속, k는 볼츠만 상수(1.38×10^{23} J/K)를 나타낸다.

매우 높은 온도를 가진 물체는 중심 파장이 가시광선 영역에 위치하기 때문에 가시광신 광원이 된다. 예로 태양(6,000℃)이나 백열등(2,500-2,700℃)이 그러하다. 한편 절대온도가 500K(227℃) 근처인 물체는 주로 3-5㎛ 대역(중간 적외선 영역)의 적외선을, 그리고 절대온도가 300K(27℃) 근처인 물체는 주로 8-14㎛ 대역(원위적외선 영역)의 적외선을 복사한다. 이러한 복사 특성에 근거하여 3-5㎛대역은 미사일을 추적하는 등 고온 물체의 감지에, 그리고 8-14㎛대역은 침입자 감시등의 상온 물체를 감지하는 목적에 주로 사용한다.

0.76-3㎛의 파장을 갖는 근위적외선은 가시광선과 여러 가지 특성을 공유하며 물체에서 자발적으로 방사되는 적외선보다는 물체에서 반사되는 빛을 이용한 각종 촬영에 주로 사용되고 있다. 적외선 램프를 장착한 야간 감시 장비가 그 대표적 예이다.

우리 인간들이 살고 있는 공간에서 대부분의 물체들은 대기온도인 300K 근처의 온도를 가지고 있기 때문에 이들 물체들은 10㎛ 근처의 적외선을 끊임없이 방출하고 있다. 적외선 체열 진단에 있어서도 이 영역의 적외선이 사용된다.

2) 적외선 탐지 방법

적외선을 탐지하는 데는 광전효과를 이용하는 방법과 열전효과를 이용하는 두 가지 방법이 대표적으로 사용되고 있으며 이 밖에 반도체 내부의 캐리어가 광자의 운동량에 의해 끌려 기전력을 만들어내는 현상인 광자 끌림 효과(photon drag effect)나 광자의 조사에 의한 전자 온도의 변화에 의해 발생하는 반도체 내의 전기 저항 변화 현상인 이른바 핫 일렉트론 효과(hot electron effect)를 이용한 적외선 감지 방법도 사용되고 있다.

파장 1㎛까지의 단파장 영역에서는 광전효과를 사용하는 가시광선 센서들을 사용하여 용이하게 적외선을 검출할 수 있지만 1㎛ 이상의 장파장 영역에서는 목적에 따라 가능한 여러 가지 방법을 동원하여 적외선을 검출하고 있다.

광전효과는 광자의 에너지가 물질에 전이되어 자유전자를 발생시키는 현상이며 물질 내부에 전자나 정공(正孔)을 발생시키는 내부 광전효과, 물질 외부로 전자를 방출하는 외부 광전효과가 있다. 내부 광전효과는 물질 내부에 증가된 전자나 정공으로 인해 전기 전도도가 증가하는 광전도 효과 또는 서로 다른 에너지 밴드를 갖는 두 물질의 접합부에서 기전력이 발생하는 광기전력 효과를 통해 전기적 검출이 가능하다. 외부 광전효과는 외부로 방출된 전자를 모아 기전력을 일으켜 전기적으로 검출하게 된다. 광전관이나 광전자증배관이 이러한 외부 광전효과를 사용하는 대표적인 센서이다.

광전효과는 가시광선의 검출에 흔히 이용되고 있으나 검출 소자를 충분히 냉각할 수 있으면 적외선 영역에서도 사용할 수 있다. 내부 광전효과를 이용하는 경우 검출 소자는 고체 반도체로 만들어지기 때문에 검출 소자의 냉각이 용이하며, 따라서 적외선 센서로 많이 사용되고 있다. 반면 외부 광전효과를 사용하는 센서들은 기본적으로 진공관이기 때문에 냉각이 곤란하여 1㎛ 이내의 단파장을 갖는 영역의 적외선 검출에만 사용되고 있다.

열전효과는 물질에 흡수된 열에 의해 나타나는 일체의 전기적 변화를 말하며 이러한 변화로는 열에 의한 전기저항의 변화, 열에 의한 기전력의 발생, 열에 의한 유전체 양면의 분극 전하 증가 등이 있다. 온도 구배에 의해 서로 다른 금속의 접점에서 기전력이 발생하는 현상을 제벡 효과(seebeck effect)라고 하며 열에 의한 분극 전하 증가 현상을 초전 효과(pyroelectric effect)라고 한다.

열에 의한 전기저항의 변화를 이용한 적외선 센서를 볼로미터(bolometer)라고 부르며, 현재 적외선 체열 촬영에서 비교적 많이 사용하는 센서이다. 제벡 효과를 검출하기 위해서는 2종 금속을 양쪽에서 접합시켜 회로를 만든 열전쌍(thermo-cuple)을 사용하는데 실제로 하나의 열전쌍에서 발생하는 기전력은 크지 않기 때문에 다수의 열전쌍을 직렬로 접속한 열전퇴(thermo-pile)를 만들어 센서로 사용하는 경우가 많다. 초전효과는 열의 변화가 있을 때 전하가 축적되는 현상이기 때문에 초전효과를 이용한 센서, 즉 초전센서는 열의 변화에 대한 교류 응답을 측정하는 센서로 작용한다. 따라서 초전센서를 이용하여 고정된 온도의 피사체를 촬영할 때는 입사 적외선을 주기적으로 단속하여 초전센서의 응답을 봄으로써 피사체의 온도 정보를 얻는 방법을 사용한다.

열전효과를 이용한 여러 방법들은 센서의 온도 상승을 감지하는 방식이기 때문에 적외선의 모든 파장 대역에서 동작할 뿐만 아니라 실온에서 동작한다는 장점이 있다. 반면 열전효과를 이용한 센서들은 광전효과형 센서에 비해 감도가 낮고 응답 속도가 느리다는 단점이 있다.

이러한 내부 광전효과를 이용한 센서에 사용되는 반도체로는 게류마늄(Ge)과 규소(Si) 및 납과 황의 화합물인 PbS, 납과 셀렌의 화합물인 PbSe, 인듐과 비소의 화합물인 InSb 등이 있으며, 이외에 수은과 텔루륨의 화합물인 HgTe와 카드뮴과 텔루륨의 화합물인 CdTe의 혼성결정 HgCdTe도 사용된다. HgCdTe 센서를 MCT 센서라고도 부르는데 HgTe와 CdTe의 비율을 바꾸어 적외선 감지 대역폭을 조절할 수 있다. 이들 반도체 센서 중 가장 많이 쓰이는 것은 InSb 센서와 MCT 센서이며, MCT센서는 향후 10㎛ 전후의 원위적외선 영역의 촬영에, 즉 인간을 비롯한 상온의 피사체를 촬영하는데 활발히 응용되리라 예상된다.

광전효과를 이용한 적외선 센서는 입력 광선의 파장에 따라 그 감도가 달라지므로 피사체의 성격에 따라 적당한 센서를 선택하여 사용할 필요가 있다. (그림 6-1)에 몇 가지 중요한 적외선 센서의 감도 곡선을 볼 수 있다. 열전 효과를 사용한 적외선 센서는 파장에 따라 감도가 달라지는 것이 아니므로 도표에서 감도 특성이 직선으로 나타나 있다.

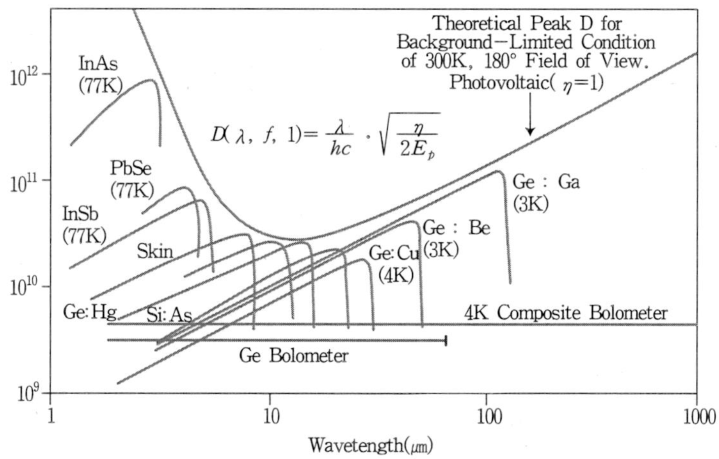

그림 6-1. 몇 가지 적외선 감지기의 감도 곡선

3) 적외선 영상의 구현

적외선 센서를 통해 영상을 얻으려면 피사체로부터 방출 또는 반사되는 적외선을 적절한 방법으로 집속하고 집속된 적외선을 적외선 센서로 검출하여 영상 신호를 얻어야 한다.

적외선을 집속하기 위해서는 두 가지 방법이 사용되는 데, 하나는 적외선을 투과하는 볼록렌즈를 사용하는 방법이고 또 하나는 적외선을 반사하는 오목거울을 사용하는 방법이다. 오목거울을 사용하는 방법은 집속부의 제작이 쉽고 값이 싼 장점이 있으나, 볼록렌즈에 비해 외형이 커서 이를 이용한 적외선 체열 촬영은 외형이 커지게 된다, 따라서 오목거울을 쓴 적외선 체열 촬영은 외형이 커도 크게 문제가 되지 않는 의료용으로 주로 쓰인다. 볼록렌즈를 사용하는 방법에서는 적외선을 잘 투과하는 특수한 소재를 사용한다, 현재 가장 많이 사용하는 적외선 렌즈의 소재는 게르마늄이며 게르마늄 렌즈는 2-10㎛의 파장을 갖는 적외선에 대해 높은 투과성을 갖는다. (그림 6-2)에 게르마늄 렌즈의 파장별 투과 특성을 나타내었다. 실제로 사용되는 게르마늄 렌즈에서는 표면에서의 적외선 반사량을 줄이기 위해 특수 코팅을 하게 된다. 게르마늄 이외에도 적외선 집속을 위해 사용할 수 있는 소재로 다양한 재료가 알려져 있으며 이들 소재의 종류와 투과 파장 대역을 (그림 6-3)에 나타내었다.

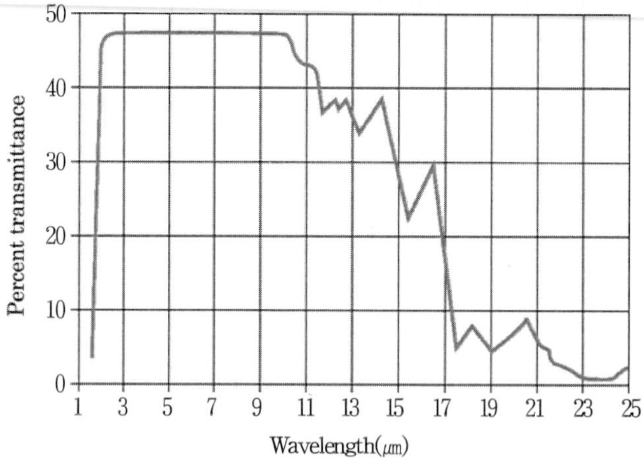

그림 6-2. 다양한 적외선 파장들에 대한 게르마늄 거울의 투과도

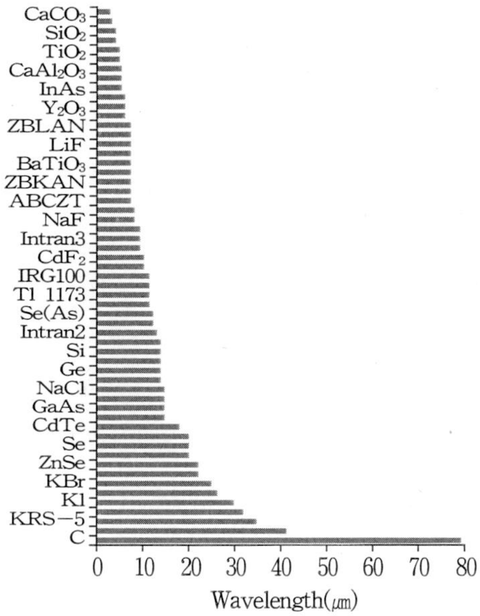

그림 6-3. 몇 가지 적외선 투과물질의 투과 전자창

3. 적외선 체열 촬영검사의 원리와 발전 동향

1) 적외선 체열 촬영검사 방법 및 원리

인체에서 방출되는 여러 가지 물리적 신호 중 열은 의학적으로 매우 중요한 의미를 갖는 물리량으로서 동서를 막론하고 예로부터 인체의 열 현상에 대해서 의학자들의 관심이 집중되어왔다. 몸 전체의 평균적 온도나 몸 전체에서 방출되는 열량에 대해서는 과거 여러 가지 수단을 통해 객관적으로 그 값을 측정할 수 있었으나 열의 분포에 대해서는 간편하고 정확하게 측정할 수 있는 방법이 오래도록 존재하지 않았다. 하지만 20세기 중반 이후 체표 온도의 공간적 분포를 측정할 수 있는 각종의 방법이 개발되어 현재 0.1℃ 이하의 온도 분해능으로 실시간 영상을 얻을 수 있는 체열 촬영 기기가 상품화되어 있다.

체열 촬영을 위해 사용하는 방법으로는 크게 두 가지 방식을 들 수 있다. 하나는 체표에 센서를 직접 접촉시켜 센서에 전도되는 열을 통해 체열 분포를 알아내는 방법이고, 또 한 가지 방법은 체표에서 공간으로 복사되는 적외선을 통해 체열 분포를 구하는 방법이다. 앞의 방법은 구현 방법에 따라 매우 저렴한 가격으로 기기를 구성할 수 있다는 장점이 있으나 동시에 접촉할 수 있는 영역에 한계가 있고 사용하기가 불편하여 현재에는 일부를 제외하고는 임상적으로 사용되고 있지 않고 있다. 반면 후자의 방법은 지금까지 줄곧 기술적 발전이 이루어져 왔고 기기의 성능과 편의성이 초기에 비해 상당히 향상되어 있다. 따라서 일반적으로 적외선 체열촬영검사법(thermography)은 인체의 피부표면에서 자연적으로 방출되는 적외선을 감지하여 신체의 이상유무, 질병의 변화를 살피는 검사법을 의미한다.

적외선 체열촬영검사법은 통상 피하 수밀리 이내에 분포하는 체포의 상태를 피부온도로 감지하는데, 이 피부온도에 영향을 미치는 요인으로는 교감신경의 기능과 근육의 활동성이 주요하게 작용한다. 적외선 체열촬영검사법은 1957년 Lawson에 의해 유방암의 피부온도분포가 연구된 이래 각종 염증성 질환, 순환계 질환, 피부질환, 근골격계 질환, 암종 등에 광범위하게 적용되어 왔다.

체표 일정부위의 이상반응은 임상에서 다양하게 나타나며, 주로 동통, 압통, 소양감, 탈모, 다한증, 건조감, 심한 경우에는 외형적 변성으로 나타나기도 한다. 발열감과 냉감은 이러한 증상들과 병발될 수 있는 빈번한 증상이다. 그러므로 체표의 한열정도를 객관적으로 측정하는 것은 신체의 생리적 특성과 함께 병적 상태를 파악하는데 유용한 수단이 될 것이다.

하지만 인체의 피부온도분포는 대뇌의 시상조절, 척수의 반사조절, 국소혈류조절 등과 같이 여러 단계의 조절인자가 복합적으로 작용하여 최종적으로 나타난 결과이다. 그러므로 피부온도의 변화가 특정요인에 의해 야기되었다고 단정 지을 수 없다.

2) 체열진단 방법

(1) 정적 체열상(static thermography)

적외선 체열촬영은 정상인의 경우 대칭부위의 온도가 같거나 유사하다는 것을 전제로 시행되며, 미국의학협회(American Medical Association)에서도 양측 체열 분포의 대칭성을 적외선 체열상 판독의 기본으로 하고 있다. 따라서 적외선 체열촬영을 실시하기 전에 탈의상태에서 20분간 실내 온도에 적응하도록 하여 외적 요인으로 인해 변화되어 있는 온도를 안정화시키는 것이 필요하다. 안정된 상태에서 촬영을 실시한 다음 영상을 보면서 비대칭적인 온도 양상을 보이는 부분을 찾아내어 그 원인을 분석하는 것이 적외선 체열상의 기본적인 해석 방법이며 가장 보편적으로 사용되고 있는 방법이기도 하다. 이 경우는 적외선 체열촬영을 하기 전에 어떠한 변화를 유도하는 부하를 주지 않는 방법이기 때문에 편의상 정적 체열상(static thermography)이라고 할 수 있다. 그러나 경우에 따라서는 이러한 방법만으로는 그 병태생리를 충분히 반영하지 못하는 경우가 있다.

(2) 동적 체열상(dynamic thermography)

이 방법은 정적 체열상의 단점을 보안하기 위하여 최근에 사용하는 방법으로서 부하검사라고 할 수 있다. 부하검사는 정상인의 경우 주변 온도의 변화 시에도 대개 양측의 온도변화 양상 및 그 정도가 대칭적이라는 것을 전제로 하고 있다. 결국 인위적이지만 균일한 체열 변화를 유발시킬 수 있는 부하를 주었을 때, 정상인의 경우 가해진 부하로 인한 체열 변화의 정도 및 변화 양상과 그 부하가 제거된 이후 방안의 대기 온도와 재평형을 이루는 과정에서 온도 회복의 양상 및 그 정도가 양측에서 대칭적으로 이루어질 것이라는 가정하에 부하검사를 이용한 다양한 검사법이 고안되었다. 이러한 부하검사를 통해 부하에 따른 온도변화와 시간에 따른 온도변화를 연속적으로 관찰할 수 있어 체열진단법의 진단 민감도와 특이도를 높일 수 있을 것이다.

물론 기본적인 적외선 체열상의 해석법과 마찬가지로 부하검사에서도 가장 기본이 되는 것은 대칭점의 온도차를 관찰하는 것이지만, 부하검사는 보다 더 다양한 변수들을 관찰, 기록할 수 있으므로 이를 이용한 다양한 해석법이 가능하다. 단, 부하검사시 부하는 양측에 대칭적으로 동일한 강도, 동일한 시간 등의 동일 조건에서 가해져야 한다. 관찰해야 할 변화에는 먼저 부하를 가하는 중과 부하를 제거한 이후에 양측의 온도가 어떻게 얼마나 변화되었는가를 분석한다. 이때 두 가지의 측정값을 얻을 수 있는데, 하나는 동측의 온도 변화량으로 좌우 양측에서 각각 얻을 수 있고, 다른 하나는 양측의 온도차가 부하 전, 후에 변화된 값을 얻는 것이다. 또한 부하 후 온도 회복율, 부하 후 양측 온도차 회복율을 검사한다.

부하방법은 여러 가지가 있는데, 열이나 냉의 부하는 혈류의 장애나 신경계의 이상을 알아볼 수 있다. 체위 부하는 혈류의 역동적인 변화를 관찰하는데 사용할 수 있고, 체중 부하는 체중 부하시 증상이 발현되거나 체중 부하로 인한 변화가 예견되는 경우에 효과적이다. 운동 부하는 근육, 골격, 신경계의 이상 등을 관찰하기 위해 시행된다. 진동 부하는 말초 특히 수지 말단부의 허혈성 변화를 검사하는데 많이 사용되는 방법이다. 시각 부하도 있는데, 시각 자극에 따른 교감신경계의 반응을 혈류 또는 체온 변화를 통해 검사하는 방법으로 주로 감정적인 변화를 관찰하는데 많이 사용되는 방법이다.

기본적인 분석방법은 정상 측을 기준으로 하여 양측의 비대칭성을 관찰하는 방법이나 양측에 이상이 있는 경우의 판정에는 어려움이 있기 때문에 정상기준값을 실험을 통해 충분히 집적시키는 것이 필요하다.

3) 적외선 체열 측정의 적용

(1) 피부의 열적 유형

인체의 피부 온도는 여러 가지 생물학적 변인들에 의해 영향을 받지만 적외선 체열 진단의 임상 결과를 볼 때 피부 온도가 어느 정도 병인과 관련성이 있음을 보여준다. Houda와 Ring에 따르면, 피부의 관류와 온도 사이에는 분명한 관련이 있음을 알 수 있는데, 혈액에 의한 물질 공급이 잘 되는 피부에서는 피부 온도가 높고 추운 환경에서도 피부 온도의 감소가 적으며 반대로 잘 안되는 경우에는 피부에서의 열 손실이 더 큰 것을 볼 수 있다. 물론한열에 의한 생리학적 자극이나 약물 등의 화학적 자극과 같은 외부 자극이 교감 신경을 자극하여 혈관계의 조절 현상을 유발하기도 한다. 또한 피부내에 염증이 발생하면 국소부위에 관류가 증가되기도 한다. 반면 체액과 신경의 영향에 직접적인 영향이 없이도 혈관 확장에 의한 충혈이 발생할 수도 있다.

(2) 피부 온도의 증가

관류와 온도 사이의 자연적인 상관관계를 이용하면 적외선 영상으로 모니터 할 수 있는 질환들이 많을 수 있다. 예를 들어 충혈은 수세기 동안 발열, 발적, 통증, 부종, 기능 상실 등과 관련이 있는 것으로 인식되어 왔는데, 충혈이 있는 경우 체열 영상은 국소부위의 발열 정도와 범위 및 치료 효과를 알아내는데 도움이 된다. 적절한 조건하에서는 관절염과 같은 염증도 측정이 가능하며, 염증 치료제나 관절 수술 등의 효과에 대해서도 적외선 영상을 통해 모니터링이 가능하다.

(3) 질환이 있는 피부의 온도

혈액 순환에 장애를 초래할 수 있는 여러 종류의 질환에 의해 피부 온도의 감소가 나타나기도 한다. 질환의 이환이 일측성인 경우에는 양측의 동일부위를 비교함으로써 쉽게 알아낼 수 있다. 정맥궤양(venous ulceration)과 같은 경우에는 종양 주위 피부에 혈액 순환의 장애로 인해 적외선 영상에서 저체온 영역으로 표시된다.

질환이나 상해가 없는 경우 인체는 열적으로 높은 대칭성을 가지는데, 여러 연구 결과를 보면 좌우, 상·하반신의 온도차이가 최대로 한다 해도 0.3℃ 이상 차이를 보이지 않는다. 단 정규적으로 운동을 하는 사람의 경우 팔이나 다리에서 혈액순환이 많아지기 때문에 정상치보다 약간 더 차이가 발생할 수는 있다. 그러나 정상상태에서는 좌우, 상·하반신에 높은 대칭성을 유지한다. 하지만 말초신경이 손상되는 것과 같은 특정한 상황이 발생하면 질환이나 손상된 부위의 온도 감소가 분명하게 나타난다. 이 저체온 영역이 항상 피부로 나타나는 것은 아닐지 모르지만 질환의 소견을 짐작하는 데는 유용하게 이용될 수 있다. 따라서 저체온의 특성은 신경 기능 장애 (Neurological Dysfunction)의 진단에 이용된다. 물론 체열 측정이 곧바로 신경의 손상을 확진해주는 것은 아니지만, CT, MRI, EMG 등과 같은 다른 진단과 함께 사용한다면 유용한 진단방법이 될 수 있다. 자율신경에 손상이 발생한 경우에는 신경지배를 받는 사지에서 주위 온도가 22℃일 때를 기준으로 한다면 5-6℃ 까지 감소하는 것을 볼 수 있다. 따라서 신경성 질환을 가진 환자를 진단할 때 체열 측정을 통해 실제 질환 여부를 판단할 수 있게 된다.

또한 체열 진단은 사지를 절단하는 수술을 시행하기 전에 절단의 정도를 어느 정도로 할 것인지를 확인하는데도 유용하게 이용될 수 있으며, 화상 환자에 대한 조직 이식 시에도 이용이 가능한데, 특히 이식된 피부에 대한 거부 반응 여부를 판단하기 위해 이용된다. 거부 반응을 보이는 경우에는 이식 부위에 지속적으로 낮은 피부 온도가 유지된다.

4) 적외선 체열 촬영 검사법의 장점

(1) 인체에 무해하여 임산부, 유아에게도 사용이 가능하다.
(2) 비침습적 방법으로 통증이 전혀 없다.
(3) 통증에 대한 객관적으로 평가, 측정, 진단할 수 있는 유일한 장비이다.
(4) 인체의 생리학적인 기능의 이상 유무를 진단할 수 있다.
(5) 치료 전, 후의 경과를 비교할 수 있다.

5) 적외선 체열 촬영 검사에서 임상적 의미가 있는 온도차

Feldman등은 0.6℃ 이상을 의미있는 차이라고 하였으며, Goodman등은 0.62℃ 이상, Uematsu는 0.3℃ 이상, Wexler는 1℃ 이상, 국내 임상 의료진들은 0.3-0.5℃ 이상(생리적 이상)을 제안하고 있다.

6) 체열 측정시 실내 환경

체열 진단 검사를 할 때에는 환경조건이 매우 중요하다. 피부온을 결정하는 인자로 내적인자와 외적인자가 있다. 내적인자로는 국소혈류, 조직 열발생, 조직 열전도 등이 있으며, 외적요인으로는 피부 주위의 고 또는 저 환경온도에 따른 열전도의 변화, 바람이나 기류에 따른 대류, 증발 등, 복사열의 유무 등을 생각할 수 있다. 특히 검사할 때 문제가 되는 것은 외적인자에 의한 체열상의 온도

변화이다. 따라서 검사실은 공기조절이 가능한 무풍의 밀폐된 방을 이용한다. 실온은 중간 온도를 생각한다면 25℃ 이상이 되지만 일상 임상에서는 23-25℃를 유지해야 하며, 습도는 60% 정도가 적당한 것으로 설명하지만 Anglo-Dutch Thermographic Society와 Ring은 45%가 적당하다고 하므로 습도는 45-60%가 알맞다고 할 수 있다. 검사 중 사람의 출입을 금지하며 검사시 가능한 한 환자가 움직이지 않도록 주의하여야 한다. 그리고 백열등이나 태양광도 반드시 차단하여야 하며 검사 때의 검사시간, 실내온도, 습도 등을 반드시 기록해두어야 한다.

7) 적외선 체열 촬영기의 설치시 유의 사항

(1) 적외선카메라 촬영거리 확보를 위한 한 벽면의 길이는 최소 3m를 확보해야 한다.
(2) 카메라 주위에 차단 커튼을 설치한다(커튼은 무채색상으로 밖에서 비치지 않는 것으로 설치한다).
(3) 벽면은 흰색 무광 페인트로 칠하는 것이 좋다.
(4) 창문이 있을 경우 채광을 차단하는 것이 좋다(환기는 촬영조건과 큰 관련성은 없다).
(5) 카메라 위치에 백열등 설치를 삼간다.
(6) 실내온도를 일정하게 유지하기 위하여 에어콘(제습기능이 있는 것으로)을 설치한다.
(7) 겨울철 실내온도가 너무 낮을 경우 온풍기를 실시한다(평균 실내온도는 22-24℃ 정도).
(8) 실내 온도계를 비치하여 실내온도를 항상 확인할 수 있도록 한다.

8) 촬영전 주의 사항

(1) 검사전날 준비사항

① 각종 운동, 물리치료, 침 치료를 중단한다.
② 피부에 자극을 주는 모든 검사와 치료를 피한다.
③ 진통제 등 약물 복용을 중지한다.

(2) 검사당일 준비사항

① 가벼운 샤워목욕은 가능하며 몸의 심한 자극은 금한다.
② 화장, 연고, 파스 등을 사용하지 않는다.
③ 악세서리(안경, 반지, 시계, 목걸이 등)를 착용하지 않는다.
④ 불가피한 경우를 제외하고는 코르셋, 보조기 등을 착용하지 않는다.

⑤ 의복은 조이지 않는 헐렁한 옷을 입고 강한 햇빛에 노출을 피한다(특히 여성은 거들이나 속옷 착용을 금지).
⑥ 차거나 뜨거운 자극성 음식(커피, 알코올성 음료 포함)과 흡연을 금하고 긴장을 푼다.
⑦ 측정실에서는 옷을 완전 탈의하고 15-20분간 체표온도를 실내 환경 25℃에서 적응시킨다.
⑧ 측정 중 자세를 고정시키고 피부를 긁거나 피부끼리 서로 닿지 않도록 한다.
⑨ 생리 중 검사는 피한다.

6. 향후 전망

적외선 체열 촬영 검사는 잘 개발된 진단 장비이지만 임상에의 적용에 대해서는 몇몇 영역에서는 논란이 되고 있다. 그럼에도 불구하고, 의학의 시초부터 계속되어 온 피부 온도에 대한 연구에 있어서는 가장 효율적은 장비임에는 논란의 여지가 없다. 통제된 조건에서 정확하게만 이용된다면 기존의 체온계 등을 이용하는 경우보다 훨씬 더 많은 정보를 제공한다.

특히 진단 및 치료의 목적으로 현재 많이 사용되고 있는 장비에 비해 적외선을 이용한 장비들은 인체에 대한 안전성 때문에 최근에 더욱 활발하게 연구되고 있다. 근위적외선을 이용한 비침습적인 영상 장비들이 피부 종양과 혈액 성분 분석, 혈류 측정 등을 목적으로 개발되고 있으며, 현재에도 적외선 체열 촬영기는 인체 표면의 온도 분포에 대한 신빙성 있는 정보를 제공할 수 있다. 그러나 적외선 체열 촬영은 주위 환경과 인체 내부의 여러 변인들에 의해 많은 영향을 받기 때문에 활용 범위를 넓히고 보다 정확한 진단을 위해 적절한 측정 표준이 마련되어야 한다. 또한 적외선 장비들은 그 개발에 비해 다양한 임상에서의 연구가 부족한 편이다. 따라서 잘 통제된 측정 표준이 정해지고 임상에서 다양한 연구 결과들이 산출된다면 빠르고 간편한 비침습적 진단 장비로 활용 가능성이 높아질 것이다. 또한 대부분 안전하고 간단한 장비로 개발되고 있기 때문에, 재택 원격 진료 시스템의 적용에 있어 건강 상태에 대한 유용한 정보를 제공할 수 있게 될 것이다.

과거 적외선 촬영기기는 가격이 고가이고 유지 보수에 많은 비용과 노력이 필요한 장비였으나 최근 반도체 소자 제조 기술의 발전으로 보다 저렴한 가격에 간편하게 사용할 수 있는 적외선 촬영 장비가 개발되고 있는 상황이다. 현재 화소수 640×512의 적외선 영상을 실시간(30프래임/초)으로 얻을 수 있는 장비가 출시되어 있으며, 적외선 촬영 장비의 온도 해상도는 실온 부근에서 0.01-0.1℃ 수준에 이르고 있다. 또한 냉각 방식 역시 보다 간편해져서 유지 보수에 필요한 노력과 시간을 줄여주고 있다. 더욱이 냉각이 불필요한 적외선 촬영 방식 역시 성능이 꾸준히 개선되어 의료용으로 사용하기에 손색이 없는 수준까지 도달해 있다.

앞으로 진단 시스템의 개발과 열 생리학(thermal physiology)에 대한 이해의 폭이 증가됨에 따라 적외선 체열 진단은 의학에 있어 중요한 역할을 하게 될 것이며, 더해서 최근 지속적으로 발전하고 있는 컴퓨터의 성능은 획득된 영사의 저장과 가공에도 많은 편의를 제공하고 있어 적외선 체열 영상은 X선 영상이나 초음파 영상 및 자기 공명영상 등 각종 의료 영상들과 함께 향후 보급이 확대될 의료영상 저장전송시스템(PACS)을 통해 체계적으로 관리, 이용될 수 있게 될 전망이다.

참고문헌

1. 김종문: 부하검사를 이용한 적외선 체열촬영의 응용, 대한체열진단학회지 제2권 제1호, 2002
2. 박영재, 박영배: Thermography의 한의학적 임상적용에 관하여, 대한체열진단학회지 제1권 제1호, p 26, 27, 2001
3. 윤계숙, 이윤호, 최용태: 침구학분야에서 thermography의 활용성에 관한 문헌적 고찰, 대한침구학회지, 12:219-242, 1995
4. 이수열, 김기왕: 적외선 체열 진단기의 원리와 개발 동향. 대한체열진단학회지 제1권 제1호, p 11-17, 2001
5. 이수열: 적외선 체열촬영시스템을 위한 고속 광주사기의 구현. 의공학회지, 16:43-48, 1995
6. 이수열, 우응제, 조민형: 적외선 체열촬영시스템을 위한 광학계의 구성, 의공학회지, 15:97-104, 1994
7. 임경준: 적외선 체열 촬영의 정보(Ⅱ), 대한체열진단학회 춘계학술대회, 2002
8. Anglo-Dutch Termographic Society: Thermograph in locomoter diseases recommended procedure. Eur J Rheumatol Inflammation 2:299, 1979
9. Cheong WF, Prahl SA, Welch AJ: A Review of the Optical Properties of Biological Tissues. IEEE J Quan Elec 26:21662185, 1990
10. Cooke ED, Steinberg MD, Pearson RM, et al: Reflex sympathetic dystrophy and repeative strain injury: temperature and microcirculatory changes following mild cold stress. J R Soc Med 86(12):690-693, 1993
11. Engel JM, et al: Thermological Methods, VCH, p 35-171, 1985
12. Hartmann R, Smith WJ: Infrared opical design and fabrication, Proceedings of SPIE Vol CR 38:3-18, 1991
13. Hecht E: Optics, 3rd, Addison-Wesley, 1998
14. Kohen E, Santus R, Hirschberg JG: Photo Biology. Academic Press, 1995
15. Ring EFJ: Standardization of thermal imaging in medicine: physical and environmental factors, in Thermal Assessment of Breast Health, edited by M. Gautherie, MTP Press, Boston. 1983
16. Ring EFL: Thermal Imaging of Skin Temperature: in Handbook of Non-Invasive Methods and the skin, edited by J. Serup. p 457-491. CRC Press, 1995
17. Togawa T: Non-contact skin emissivity: measurement from reflectance using a step change in ambient radiation temperature. Clin Phys Physiol Meas 10:39, 1989
18. Togawa T, Huan J, Moinuddin H: in vion measurement of thermal properties of the skin. 대한의용생체공학회 1997 춘계 학술대회 논문집 19:2, 1997
19. Wilson BC, Patterson MS, Flock ST, et al: "Tissue Optical Properties in Relation to Light Propagation Models and in vivo Dosimetry," in photon Migration in Tissues, edited by BChance, pp. 25-42, Plenum Plenum Press, New York, 1989

Memo

phototherapy

자외선 치료

7

Chapter 7

자외선 치료

학습목표

1. 자외선의 정의를 안다.
2. 자외선의 파장은 분류하고 그 특성을 안다.
3. 자외선의 물리적 효과와 생리적 효과를 비교한다.
4. 자외선 치료기구와 그 특징을 안다.
5. 자외선의 생리적 효과를 안다.
6. 자외선의 임상적 응용방법을 안다.

1. 자외선

자외선은 1801년 2월 22일에 Johann Wilhelm Ritter가 발견하였으며 자색 광선을 넘어선 광선이라 하여 자외선 "Ultravioletten"이라 불렀다.

또한 1868년 Anders Jöns Angström(스위스 물리학자)은 불가시광선의 파장 도표를 발표하여 1이 10^{-10}m로 환산되는 단위를 제정하기에 이르렀다. 그 후 자외선은 파장이 136-3,900Å이라고 밝혀졌다. 태양에서의 자외선 방출 중 지구대기권에서 많은 양의 자외선이 흡수되고 지구표면까지는 적은 양이 복사되며 계절이나 지역에 따라 차이가 나타난다. 지구에 복사되는 자외선은 대부분 2,900-3,050Å(William T. Anderson)의 광선이다(비교참조: 2,900-3,900Å: Scott P.M).

태양광선 중 자외선의 함량은 지역과 계절에 따라 차이가 있으나 약 1-5%(Coblentz. W. W)이다(Krusen, 1942; Scott, 1977). 여름 한낮의 태양광선 중 자외선량은 겨울 한낮의 자외선량에 비해 6배나 높게 복사된다.

자외선은 매우 뜨거운 물체나 이온화 가스에서 방출되므로 인공적인 자외선 방출이 가능하다. 충분한 자외선을 방출시키기 위해서는 3,000℃ 또는 그 이상의 온도로 물체를 가열시켜야 한다. 인공적인 자외선을 방출시키기 위해서는 석영관 내에 두 전극을 설치하고 전기를 통전시켜야 하며, 이때 관내의 금속(탄소, 수은, 기타 금속)이 증기화 되어 전기방전을 일으킨다. 전기방전시 전극 간에 전류가 형성되고 불꽃이 나타난다. 만약 전극이 평행하게 놓여져 있을 때는 불꽃이 그림 7-1과 같이 위쪽으로 휘어져 나타난다. 또한 전기방전시는 전극 사이에서 사용하는 금속이 증기화 되고 이때 증기는 이온화 된 것이다(그림 7-2).

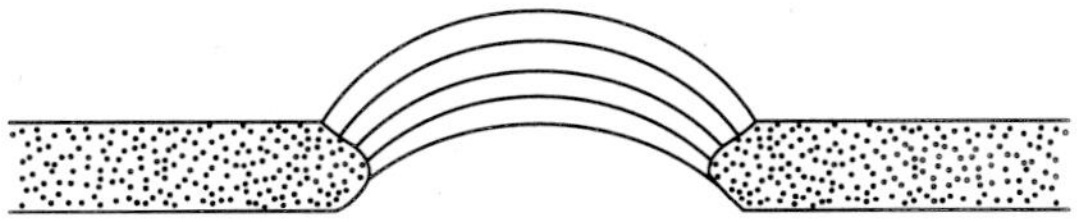

그림 7-1. 전기방전

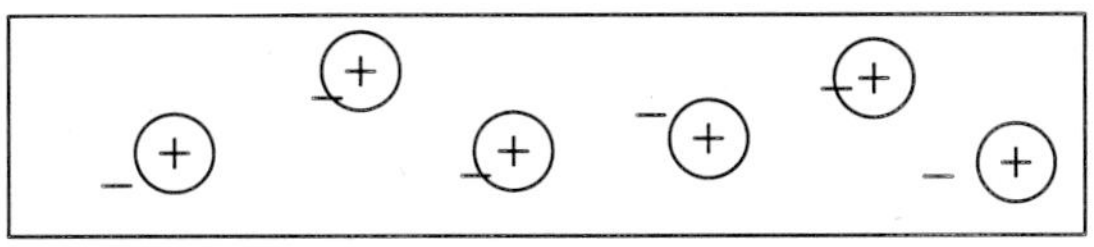

그림 7-2. 이온화 가스

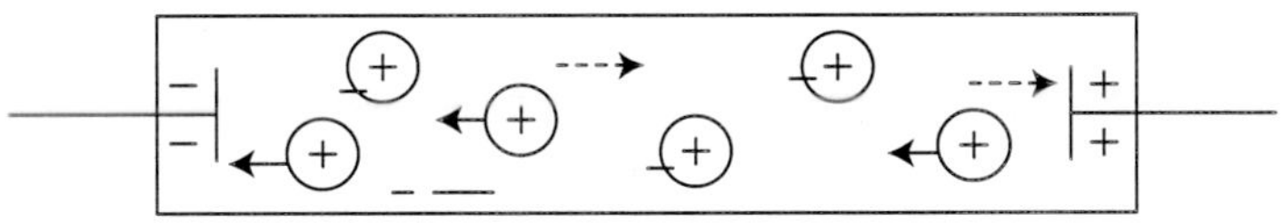

그림 7-3. 가스에 의한 전류형성

그러므로 두 전극 간에 전류가 형성되어 양이온(+)은 음극 전극으로 끌리고 음이온(-)은 양극 전극으로 끌리게 된다. 그러므로 전자는 음극에서 양극으로 흐르며 전류는 양극에서 음극으로 형성된다(그림 7-3).

전기방전 시 강한 열과 밝은 빛이 나는데 이때 적외선, 가시광선, 자외선 등이 방출된다. 표 7-1은 여러 가지 방전에 의해 방출되는 광선의 분포표이다.

1) 분류

자외선의 전자장에 의한 분류는 136-3,900Å이지만 치료에 이용되는 파장은 1,800-3,900Å(1,849-3,900Å: Scott P.M)이다.

종래에는 원위자외선(1,800-2,900Å, 180-290nm) 및 근위자외선(2,900-3,900Å, 290-390nm)으로 분류하여 설명하였으나 최근에는 UVA(315(320)-400nm), UVB(280(290)-315(320)nm) 및 UVC(280nm 이하 또는 180-290nm)로 분류하여 설명한다(비교 참고: UVA: 290-390nm, UVB:

180-290nm: Hilay Wadsworth, et. al.).

표 7-1. 광원에 따른 광선의 분포도

광 원	적외선(Infra-red)	가시광선(Visible)	자외선(Ultra-violet)
Sunlight	20,000-7,700 Å 80%	7,700-3,900 Å 13%	3,900-2,900 Å 7%
Plain carbon arc	20,000-7,700 Å 85%	7,700-3,900 Å 10%	3,900-2,900 Å 5%
Mercury vapour arc	20,000-7,700 Å 52%	6,600-3,900 Å 20%	3,900-1,890 Å 28%
Kromayer lamp	Absorbed by the water	6,000-3,900 Å	3,900-1,849 Å
Fluorescent tubes	20,000-7,700 Å	6,000-3,900 Å	3,900-2,800 Å
Incandescent lamp	40,000-7,700 Å	7,700-3,900 Å	3,900-3,500 Å
Pure infra-red lamp	150,000-7,700 Å	None	None

2) 물리학 및 생물리학

(1) 물리학

양자이론(quantum theory)은 각 양자(quanta)가 지니고 있는 에너지는 전자복사의 주파수가 높을수록 크다고 명기하고 있다(그림 7-4).

자외선 — 가시광선 — 적외선

보라 파랑 초록 노랑 주홍 빨강

파장(κ)~Å	3,000	4,000	5,000	6,000	7,000	8,000
주파수(μ)~ sec	1.0	0.75	0.50	0.50	0.43	0.37
양자 에너지~ Kilo:Calories per Mol	95	71	57	47	41	36

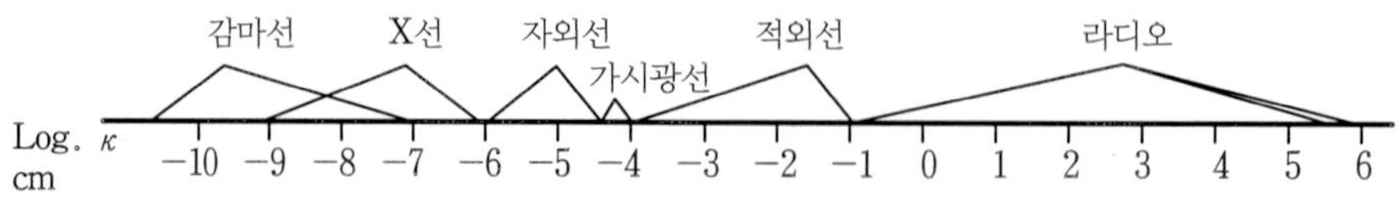

Map of spectral ranges on two different scales.

그림 7-4. 파장과 양자 에너지의 관계를 표시한 전자기 스펙트럼

에너지양은 다음과 같은 공식에 의해 설명된다.

$$q = hv$$

여기서, q: 에너지양

v: 주파수

h: 프랑크 상수(Planck's constant: 6,6236×10: erg seconds)

자외선 광자의 에너지는 가시광선이나 적외선보다 더 강하다. 자외선은 진피의 말초혈관까지 침투할 수 있다.

자외선은 몇 가지 물리적 성질이 있다.

① 반사: 자외선은 다른 복사체와 같이 반사법칙에 의해 입사각과 반사각이 동일한 각을 이루며 반사한다. 광택이 높은 금속은 검경처럼(specularly) 반사한다. 그러나 반사면이 평면이 아니고 거칠면 여러 방향으로 반사하게 되어 산란현상이 나타난다.
그림 7-5는 금속물질에 의한 자외선 반사로서 금속에 따라 반사율이 다름을 볼 수 있다.
그림 7-6은 비금속물질에 의한 자외선 반사로서 D는 인체의 피부에서 광선의 반사를 측정한 것이다. 그림 7-7은 자외선 복사의 통과율을 보여준다.

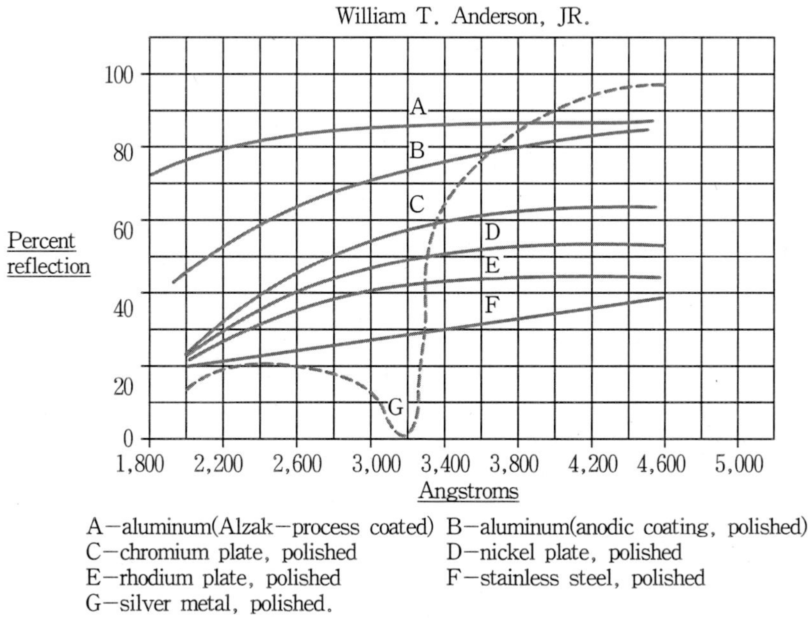

그림 7-5. 금속에 의한 자외선의 반사(specular surface 5, 6)

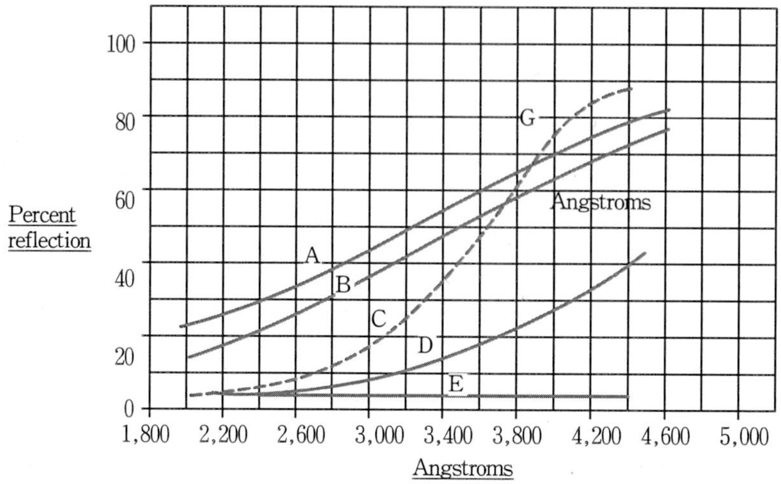

A−water paints, white ; wallpapers, ivory
B−linen bed sheets, white;wallpapers, white
C−enamels, baked, white, oil paints, lead base, white
D−skin, human, untanned, white
E−water, clear;glass, clear colorless, plane surface.

그림 7-6. 비금속에 의한 자외선의 반사(diffuse reflections)

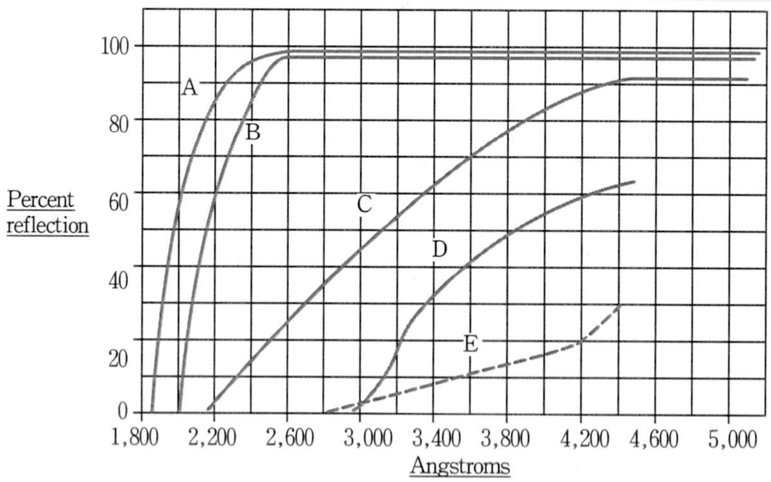

A−silica, optical quality fused quartz, 1mm thickness
B−water, distilled C−water, lake
D−air, sea level, 100feet;about the same as A(silica)
E−skin, human, 0.13mm, thickness.

그림 7-7. 자외선복사의 통과율

② 통과와 흡수: 대부분 매개체는 자외선에 대해 불투명하다. 자외선 에너지가 높은 정도로 통과되는 것은 공기, 순수한 물, 수정물질(crystalline materials: fluorite, sapphire, quartz, fused quartz, very high silica, phosphate glasses) 등이다. 석영(quartz)은 1,800Å 이상이 통과되기 때문에 여과기(filter)나 연소기(burner)로 사용된다. 창문유리는 3,200Å 이상의 파장만 통과시킨다.

자외선은 우리 피부에서 저지당하며 4,500Å 이상의 가시광선의 경우는 2mm 또는 그 이상 침투할 수 있게 된다. 종이나 얇은 옷이라도 대부분 자외선을 차단할 수 있다.

자외선 강도(ultraviolet power or intensity)의 에너지는 단위로 표시할 수 있다. 예를 들면 칼로리(calories), 그램 칼로리(gram: calories), 쥴(joules), 마력(horsepower), 왓트(watts) 등이다. 표 7-2는 강도의 단위와 에너지의 단위이다.

그러나 자외선이 인체에 나타나는 이차적인 효과에 영향을 주는 인자는 (1) 파장, (2) 표피에서 어떤 파장의 광선이 흡수되고 반사되는가? (3) 표피의 각질층의 두께 등이다.

표 7-2. 자외선복사의 강도와 에너지 단위

Power Units(Intensity)	Symbol	erg/sec. cm^2	$\mu m/cm^2$	w/cm^2
erg. per second per sq. centimeter	erg/sec. cm^2	1	0.1	10^{-7}
microwatts per sq. centimeter	$\mu w/cm^2$	10	1	10^{-6}
watts per sq. centimeter	w/cm^2	10^7	10^8	1
Energy Units(Work)	Symbol	erg/cm^2	$w-min/cm^2$	$w-hr/cm^2$
erg. per sq. centimeter	erg/cm^2	1	1.67×10^{-3}	2.78×10^{-11}
microwatt minutes per sq. centimeter	$\mu w-min/cm^2$	6×10^2	1	1.67×10^{-5}
watt-hour per sp. centimeter	$w-hr/cm^2$	3.6×10^{10}	6×10^7	1

③ 침투(penetration): 1819년 공식화된 그로투스 드래퍼 법칙(Grotthus Draper's law)에 의하면 광선은 오직 흡수된 것만 생리적 변화를 일으킨다고 한다.

인체의 피부는 크게 둘로 나뉘는데 표피(epidermis)와 진피(dermis)로 나뉜다(그림 7-8).

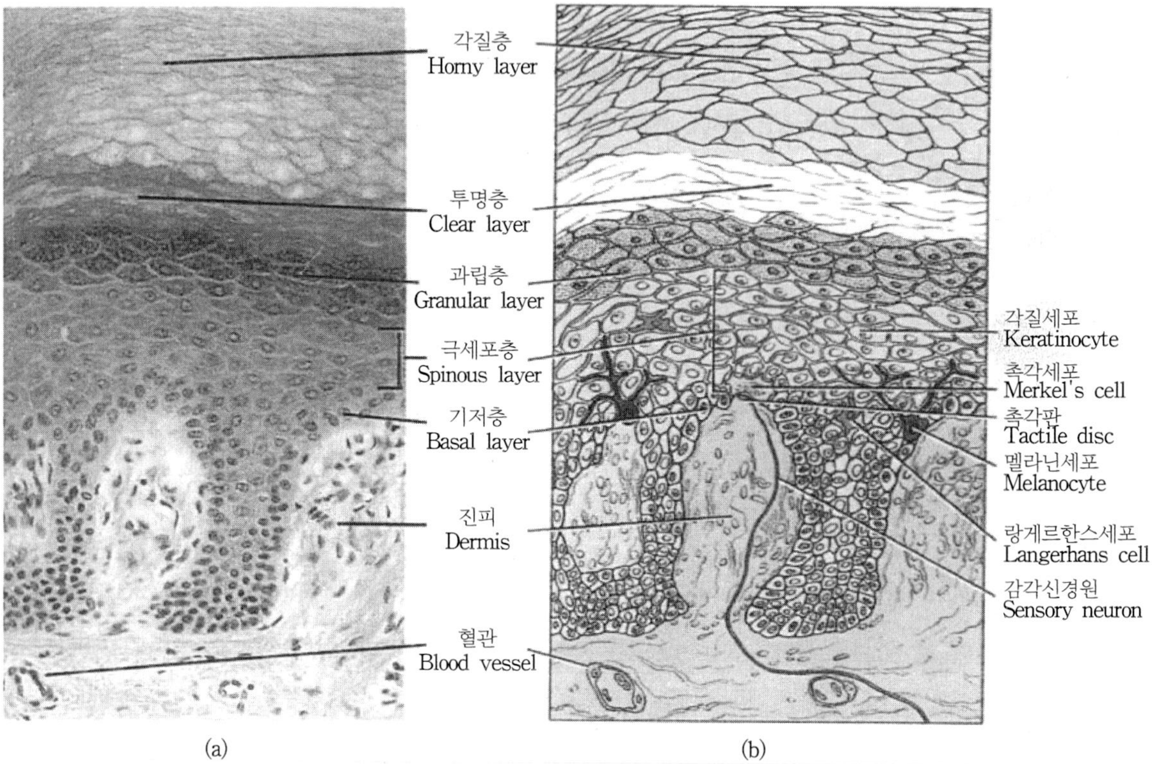

그림 7-8. 피부의 전자현미경 구조(×800)

피부 맨 바깥층이 있는데 이는 각질층(horny layer 또는 corneum)으로 평편 상피세포(flat epithelial cell)로 되어 있고 다음은 과립층(granulosum)으로 평편 과립세포(flat granular cells)로 되어 있으며, 다음은 유극층(spinosum)으로 기저세포(basal cell)나 색소세포(pigment cell)로 되어 있다. 진피에는 유두층(papillary layer) 또는 맥광망(rete vasculosum)이 있다(그림 7-9).

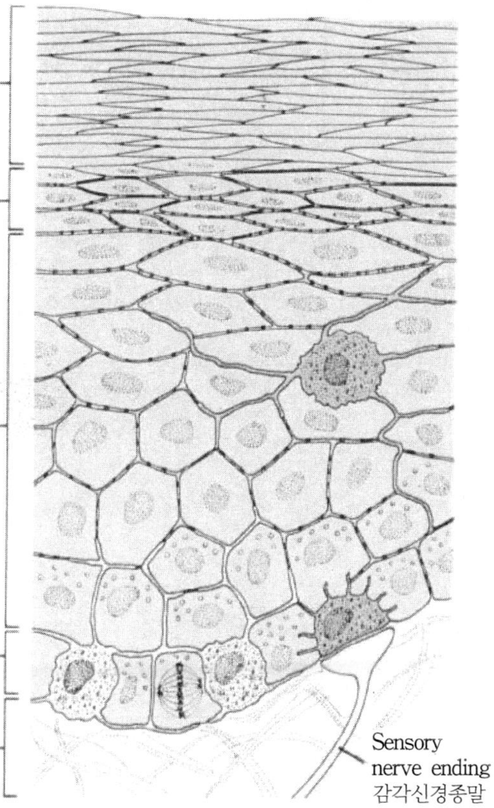

그림 7-9. 피부의 전자현미경 구조(×2,900)

여기에는 신경말단과 혈관, 그리고 결합조직 섬유 속으로 이루어진 그물층(reticular layer)이 포함된다. 피부의 두 층 밑에는 피하조직(subcutaneous tissue)인데 지방(fat)으로 구성된다. 색소(pigment)는 심부 표피(deep epidermis)에서 형성되며, 자외선복사에 의해 형성되는 물질은 투명층(stratum lucidum)과 과립세포층(stratum granulosum) 사이에서의 체액 유출(effusion)이 원인이지만 상처 없이 치유가 가능하다.

복사에너지는 파장에 따라 침투가 다르며 흡수되는 층에서 생리적 효과가 나타난다. 인체 피부에서 복사에너지의 침투, 전파 그리고 흡수는 다음과 같다.

④ 원위적외선(far infrared): 실제적으로 침투가 매우 적으며 표층(0.5mm)에서 흡수된다.

⑤ 근위적외선(near infrared): 상층에서 흡수가 강하고 하층으로 갈수록 흡수가 약하나 진피(5-10mm)까지 침투한다.

⑥ 가시광선(visible ray): 각질층에서는 적은 양이 흡수되고 대부분 진피에서 흡수된다. 적외선과 가시광선의 복사는 피하조직까지 침투한다.

⑦ 근위자외선(near ultraviolet): 비교적 유극층에서 강하게 흡수한다.

⑧ 원위자외선(far ultraviolet): 각질층에서 대부분 흡수한다.

최외각 자외선(extreme ultraviolet)은 거의 모두 각질층에서 흡수되고 기저세포층까지 도달하지 않는다.

Scott가 파장별로 구분하여 침투를 표시하였으며 Shriber에 의한 분류와 유사한데, 침투길이는 근위적외선이 가장 깊고 근위자외선, 원위적외선, 원위자외선의 순으로 낮아진다(표 7-3).

표 7-3. 광선의 침투깊이 비교

광 선	Forsythe & Christian	Shriber	Coblentz & Stair
원위자외선	-	0.1-0.3mm	0.01-0.1mm
근위자외선	-	0.3-0.5mm	0.1-1mm
가시광선	1-10mm	-	1-10mm
근위적외선	1-10mm	10-30mm	1-10mm
원위적외선	0.05-1mm	0.1-3mm	0.05-1mm

그림 7-10은 광선치료별 침투깊이와 파장의 도표이다.

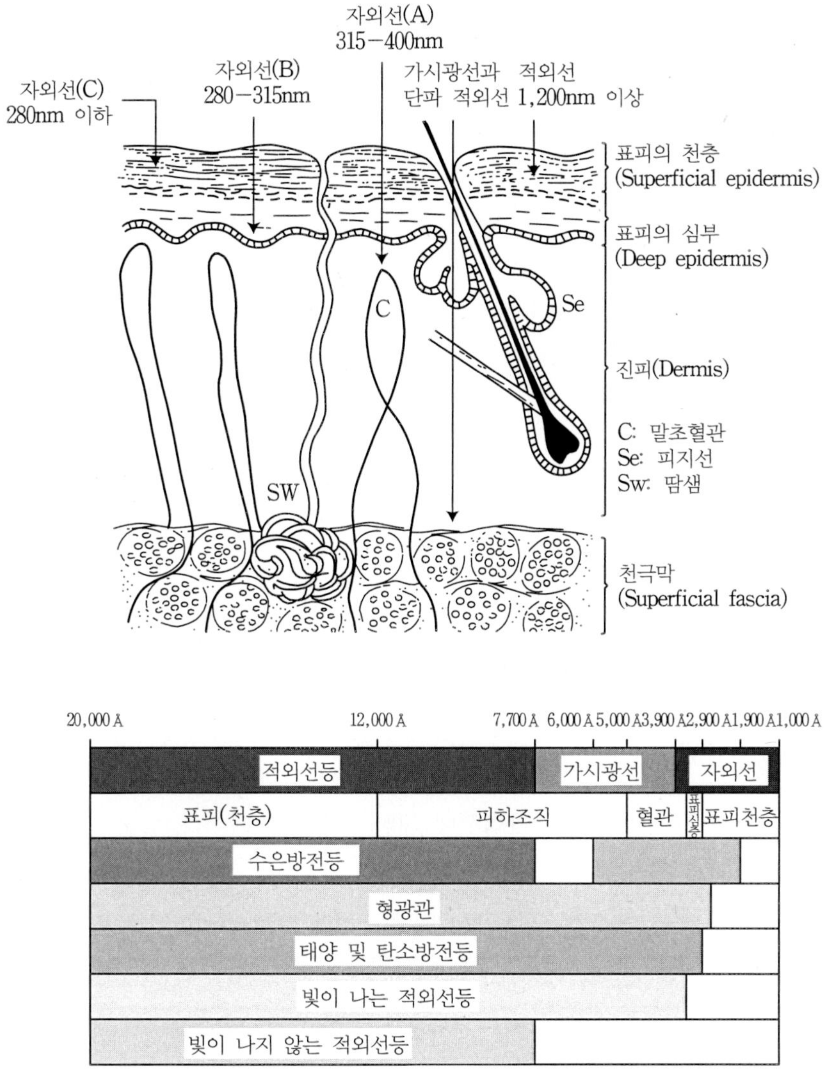

그림 7-10. 광선의 피부 침투(피부의 절단면)

(2) 생물리학(biophysics)

자외선의 화학변화(광화학적 변화)를 일으키고 분자의 엔트로피(entropy)를 변화시킬 수 있기 때문에 중요하다.

자외선 에너지는 대부분 특수한 생물학적 효과가 있으며 직접 또는 간접반응으로 나타난다. 직접반응은 에너지가 흡수되어 화학반응을 일으키거나 광 감각성(photosensitization)을 증가시킴으로 일어나는 반응이다. 간접반응은 에너지가 광수용기(photoreceptor in retina)에 전달되고 이 에너지가 신경내분비통로(neuroendocrine pathway)와 시상하부, 척수, 뇌하수체 및 솔방울샘에 있는 신경전달체(neurotransmitters)의 유리를 촉진시킨다.

이들 효과기(effector area)에서 혈액이나 뇌척수액 안에 멜라토닌의 합성 분비를 억제하는 물질을 분비하고 그 결과 뇌하수체 활동의 증가와 난소, 부신 그리고 다른 내분비선의 호르몬 활동이 적절히 나타나는데 이러한 반응을 간접반응이라 한다. melatonin은 솔방울샘에 의해 혈류로 분비되는 유일한 호르몬으로 혈중농도는 낮보다 밤에 10배나 올라간다. 이 호르몬은 성선자극호르몬을 포함한 수많은 내분비 기능을 억제하며, 피부색소 침착을 감소시키는 기능이 있다.

자외선은 피부에 있는 단백질 또는 핵산 등에 의해 흡수되며, 광화학적 작용에 의해 홍반형성, 색소침착, 상피형성, 살균효과, 비타민 D 합성 및 간접반응에 의한 신경호르몬 효과 등이 나타나는 것이다.

3) 물리적 효과 및 생리적 효과의 비교

물리적 측정에서는 자외선, 가시광선 그리고 자외선 복사를 분명히 구분할 수 있지만 생리적 효과의 측면에서는 정확하게 구분할 수 없다.

표 7-4는 적외선, 가시광선 그리고 자외선에 대한 물리적 효과이다.

표 7-4. 적외선, 가시광선 및 자외선에 대한 물리적 성질

주 효 과	광 선	기타 효과
열	적외선	약간의 감광효과, 강한 열효과
	빨 강	현저한 열효과
	노 랑	현저한 발광효과
발 광	초 록	약간의 열효과
	보 라	약간의 열효과, 현저한 발광효과, 현저한 감광효과
화 학	자외선	현저한 감광효과

복사에너지는 조직세포에 흡수될 때, 물리적, 화학적, 생물학적 반응이 복잡하고 다양하게 나타난다. 물리치료의 측면에서 복사에너지는 광열복사(photohermal radiation)와 광화학 복사

(photochemical radiation)로 구분된다.

광열복사는 적외선, 가시광선 복사에 의해 이루어지며 피하조직(subcutaneous tissue)까지 침투하여 혈액을 가열시키고, 생명반응(vital reactions)을 가속시킨다. 또한 복사를 통해 순환 증진 및 심부조직의 통증을 감소시키는 효과가 있다.

광화학 복사는 자외선에 의해 이루어지며 불과 1mm 정도 침투한다.

자외선은 원형질(protoplasm)에 의해 흡수되며 흡수된 광선은 물리적 및 생물학적 변화를 초래한다. 광열복사는 빠른 국소효과를 위해 이용하는 반면 광화학 복사는 대부분 2차적 또는 부수적 효과를 위해 사용된다.

자외선 복사는 형광(fluorescence)과 인광(phosphorescence)의 효과가 있다. 어떤 광선에 자외선의 유무를 간단히 검사할 수 있는데, 자외선의 광합성(phostosynthesis)에 의하여 공기 중에 산소가 오존(ozone)으로 바뀌기 때문에 광선복사 후 오존(O^n)의 유무를 알면 광선 중 자외선이 있음을 알 수 있다.

오존은 특별한 냄새를 가지고 있기 때문에 쉽게 인식할 수 있다. 표 7-5는 각 복사광선의 생리적 효과와 침투깊이를 비교한 것이다. 일반적으로 1,800Å은 0.01mm, 2,900Å은 0.1mm, 3,900Å은 1mm, 7,700Å은 10mm, 15,000Å은 1mm, 150,000Å은 0.05mm 침투하는 것으로 알려져 있다(Coblentz et al. 1993).

표 7-5. 각 복사광선의 생리적 효과와 침투

광선과 파장	침 투	생리적 효과	원 천
원위자외선 1,800-2,900Å	표 면 0.01-0.1mm	광화학적 효과	탄소방전, 금속방전(수은)
근위자외선 2,900-3,900Å	표 면 0.1-1mm	광화학적 효과	태양, 금속, 탄소방전
가시광선 3,900-7,700Å	심 부 1-10mm	열:신경자극	태양, 탄소방전
근위적외선 7,700-15,000Å	심 부 1-10mm	열:신경자극	태양, 탄소방전, 빛을 내는 등
원위적외선 15,000-150,000Å	표 면 0.05-1mm	열:신경자극	적외선등, 빛을 내지 않는 등

(from Coblentz & Stair)

2. 자외선 치료기구(Ultraviolet lamps)

1983년 코펜하겐(Copenhagen)에서 핀센(Niels Finsen: 1860-1904)은 실험을 통해 자외선과 화학선이 하등 동물에게 자극 및 살균효과가 있음을 보여준 것을 계기로 인공적 광선치료가 시작되었다. 수은증기등은 1901년 쿠퍼 휴에트등(Cooper Hewitt lamp)으로부터 발전되었다. 1903년에 헤라우스(Heraeus)는 석영을 녹여 관을 만들었다. 바흐 나젤슈미트(Bach Nagelschmidt)는 일반적으로 사용하는 석영 수은증기등(quartz mercury vapor lamp)을 개발하였다.

그리고 크로마이어(Kromayer, Ernest Ludwig Franz: 1862-1933, 독일 피부과의사)는 수냉식 수은증기등을 국소용으로 고안해냈다. 최근에는 새롭고 효율이 좋은 자외선 기구가 개발되어 사용되고 있다.

자외선등은 크게 세 가지로 구분하는데 탄소방전등(carbon arc lamp), 수은증기등(mercury vapor lamp) 그리고 형광관(fluorescent tubes)이다. 이 기본적인 등을 더 개발하여 여러 형태로 사용하는데 가장 많이 사용되는 것은 수은증기등이다(표 7-6).

표 7-6. 광선치료 기구비교

종 류	주복사광선	파 장
열등(heating element)	적외선	6,000-120,000Å
백열등(incandescent lamps)	적외선, 가시광선	4,000-50,000Å
탄소방전(carbon arcs)	적외선, 가시광선, 장파 자외선	2,400-120,000Å
열형 석영수은등(high-amperage mercury arc, hot quartz)	가시광선, 장·단파 자외선	2,000-30,000Å
냉형 석영수은등(high-voltage mercury arc, cold quartz)	단파 자외선	거의 2,500Å

그 밖에 크세논(xenon: xe: 원자번호 54)에 의한 xenon compact arc가 있다. 다음(그림 7-11)은 자외선 복사원의 몇 가지 전형적인 형이다.

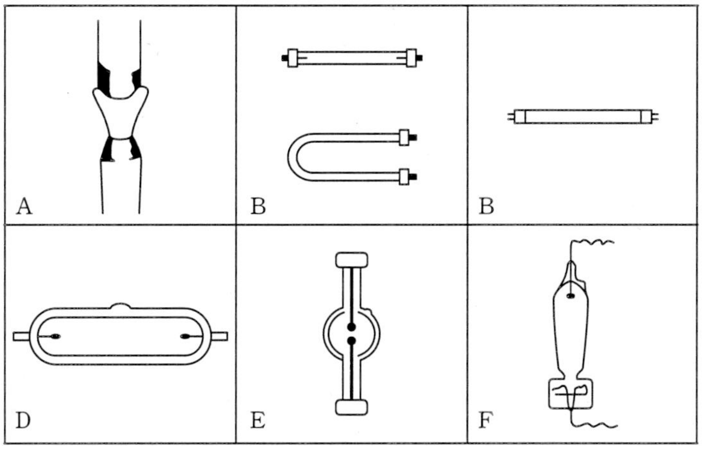

A－탄소방전등
B－저압수은등(살균)
C－형광등
D－고압수은등(열형 석영 교류)
E－크세논 가스방전(고압)
F－고압수은등(냉형 석영 직류)

그림 7-11. 자외선 복사원의 종류

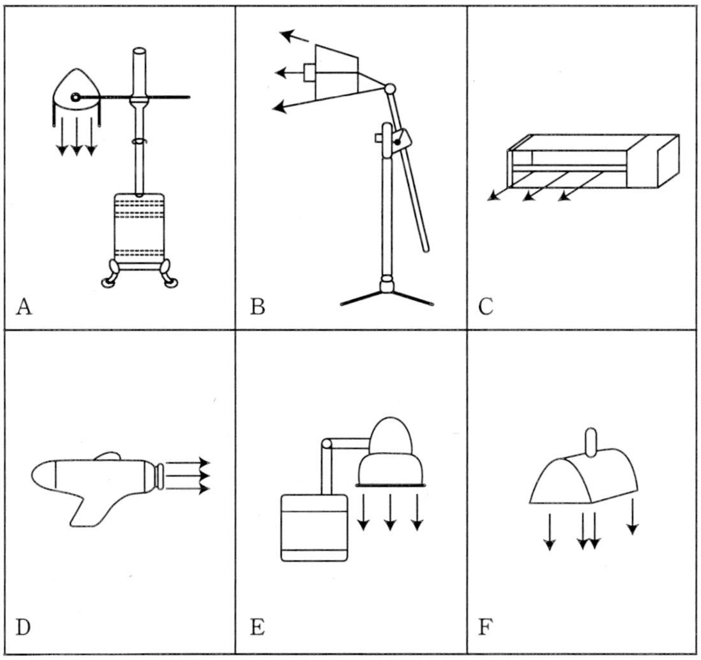

A－병원용 치료기
B－처방 및 진단용치료기
C－살균용으로 벽에 고정한 치료기
D－크로마이어등
E－진단용등
F－태양광선등

그림 7-12. 자외선치료기의 종류

임상에서 자외선 치료기는 크게 다섯 가지 형으로 나뉜다(그림 7-12).

① 전문적형(professional type)
② 처방형(prescription type)
③ 살균형(germicidal type)
④ 진단형(diagnostic type)
⑤ 일광욕형(solarium type)

광선의 반사는 효율을 증진시키는데 중요한 역할을 하며 좋은 반사경(reflector)은 반사자외선을 증가시키도록 하여 치료부위를 평균 5회 이상 반복 복사하도록 한다.

또한 자외선을 렌즈를 이용해 집중시키거나 방향을 일정하게 할 수도 있다(그림 7-13). 이러한 장치는 국소치료시 자주 사용되기도 한다. 또한 언제나 반사경을 깨끗이 하여 산란을 막도록 하는 것도 유의하여야 한다.

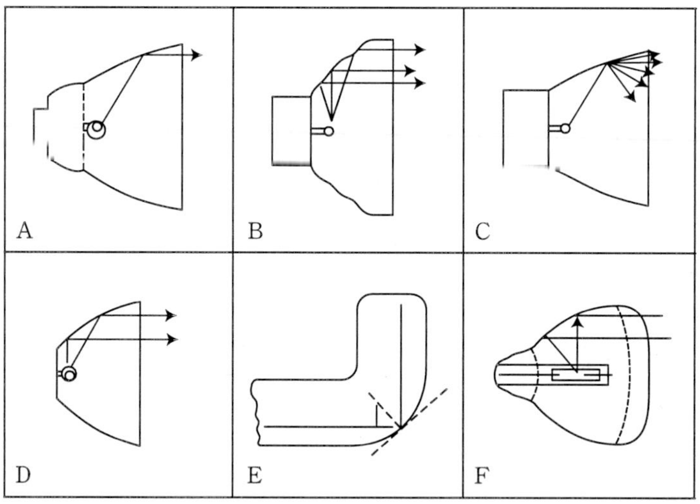

A—specular reflection B—terrace with specular reflection
C—diffuse reflection D—parabolic specular reflection
E—interanl total reflection in fused quartz
F—electrodeposited aluminum on glass in protective atmosphere

그림 7-13. 자외선복사기 반사경의 종류

(1) 여과기(filter)

여과기는 광선을 선택하여 자외선을 통과시키는 역할을 한다.

① 창문유리는 3,300Å 이하의 자외선을 흡수한다.

② Vitaglass는 2,750Å 이하의 자외선을 흡수한다.

③ 물은 적외선을 흡수한다.

④ Chance's Crookes A glass는 자외선을 흡수하기 때문에 자외선치료시 사용하는 안경(goggles)에 이용된다.

⑤ 청색 우비올 유리(blue uviol glass)는 2,900Å 이하의 abiotic rays는 흡수하고 가시광선 중 적색띠도 흡수한다: Oxide of nickel glass Wood's filter 그리고 Chance's ultraviolet glass 등은 자외선만 통과시키므로 크로마이어등(Kromayer lamp)이나 수은방전(mercury arc lamps)등에 사용된다.

⑥ Mica는 크로마이어등의 방어용 캡(protective cap)으로 사용되는데 모든 자외선과 약간의 가시광선을 흡수한다.

⑦ 셀로판(cellophane), 액성 파라핀(liquid paraffin) 또는 간유(codliver oil)등은 가끔 청색 우비올 여과기(blue uviol filter) 대신 사용한다. 이런 물질들은 단파 자외선을 흡수시킨다.

1) 탄소방전등

(1) 연소기

두 개의 탄소막대 또는 전극으로 구성되어 전류가 흐르게 되는데 핵심의 온도가 약 5000~6000℃가 된다. 두 개의 전극 사이에 틈(gap)이 있어서 틈 사이에서 전류의 흐름이 형성되는데 이를 탄소방전(carbon arc)이라 한다. 탄소방전에 의해 생긴 빛을 치료에 이용하는 등이 탄소방전등이다(그림 7-14). 탄소등은 한 쌍, 두 쌍 혹은 네 쌍의 탄소로 되어 있다.

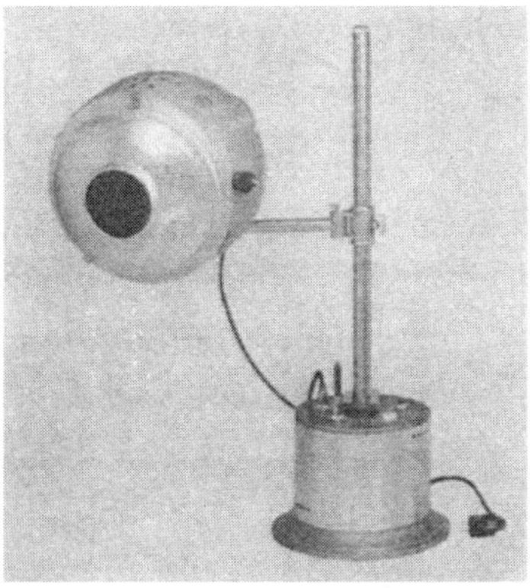

그림 7-14. 탄소방전등

(2) 방출(emission)

전극 양단에 불꽃에 의해 방출되는데 탄소 전극의 종류에 따라 약간의 차이가 있다.

- 태양광선형(sunshine type): 2,900-40,000Å
- 치료적 C형(therapeutic C type): 2,000-3,200Å
- 치료적 E형(therapeutic E type): 7,000-10,000Å

여기서 태양광선형은 태양의 백색광과 비슷한 광선이 방출되고 치료적 E형은 오히려 적외선이 많이 방출된다.

탄소방전등은 열이 발생되므로 자외선치료에 첨가하여 열을 적용시킬 필요가 있을 때 사용한다. 복사 강도의 질은 탄소의 크기 및 구성물, 탄소 방전시 소모되는 전력량 그리고 반사경의 효율에 따라 다르다.

탄소방전등은 가끔 유리나 석영(fused quartz)을 불꽃이나 스파크를 방지하기 위해 여과기로 사용하기도 한다.

일본에서 개발되어 사용하는 탄소등 치료기(黑田, 鈴木, 宇都宮 등)는 탄소봉의 성분에 따라 고유번호를 붙여 질환별로 선택하여 사용하도록 하고 있다.

탄소봉의 굵기는 약 8mm이며 교류 100V에 5-8암페어의 전류가 흐르면 탄소봉 사이에서 방전이 일어나 빛을 내게 되며 광선의 분포는 태양광선과 유사하나 적은 양의 자외선이 방출된다.

탄소봉은 그 성분에 따라 3,000-6,000의 번호를 붙이고 있다. 치료방법은 환부 직접복사와 경락(치료부위를 1-52번까지 번호를 붙어 구분하였음)을 이용한 한의학적 방법을 이용하고 있으며 피부과를 비롯하여 외과, 내과 등 임상 각과에 적용되며 많은 질병을 치료할 수 있다고 설명하고 있다(遺傳과 光線, 黑田著).

2) 수은 증기 방전등

수은은 액체금속(liquid metal)으로 강한 열에 의해 증기화 되고 풍부한 양의 자외선을 방출한다. 수은 증기 방전등은 대부분 석영(fused quartz)으로 등(lamp)을 만든다.

석영(quartz)이나 silicon dioxide glass는 강한 열에 잘 견디면서 자외선을 자유롭게 통과시킨다. 수은 증기 방전등은 압력 또는 열 발생에 따라 세 가지로 구분된다.

① 고압(1-10기압)인 열형 석영수은등(hot quartz mercury lamp)
② 중압(0.1기압)인 중온 석영수은등(moderated warm mercury lamp)

③ 저압(0.001기압)인 냉형 석영수은등(cold quartz mercury lamp)

그러나 임상에서 주로 사용되는 것은 치료용도에 따라 열형 석영수은등, 크로마이어등, 공냉식 크로마이어등, 냉형 석영수은등, 태양광선등으로 구분된다.

A. 열형 석영수은등(hot quartz mercury lamp)

(1) 연소기(burner)

일반적인 석영수은등은 석영관 내에 공기를 빼고 수은과 약간의 아르곤 가스를 채운 후 고압을 적용한 열형 석영수은등이다(그림 7-15). 반사경(reflector)은 크로뮴(chromium)이나 알루미늄(aluminum)으로 되어 있으며 항상 깨끗이 보관해야 한다.

또한 과열을 방지하기 위해 덮개(hood) 아래에 공기순환이 되도록 하였다. 관내에서 발생된 열을 공기로 식힌다고 하여 공냉식(air cooled type)이라 한다.

또한 석영은 자외선의 통과율이 높아 관(tube)으로 이용되고 있다(그림 7-16).

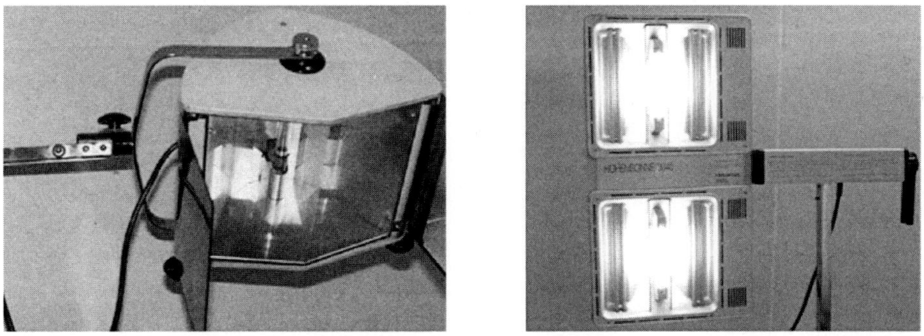

그림 7-15. 열형 석영수은등

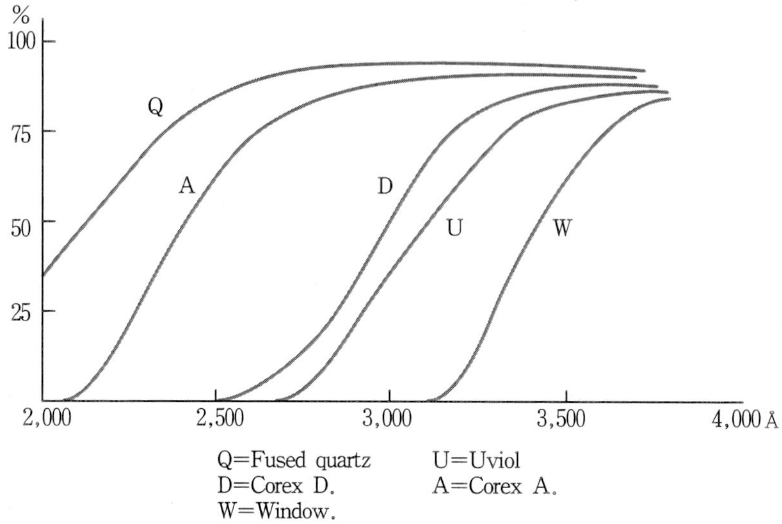

그림 7-16. 자외선 통과율(from Luckiesh)

(2) 방출(emission)

적은 양의 단파 적외선, 비교적 많은 양의 가시광선 등 사색이 그리고 많은 양의 자외선이 방출된다.

Stillwell은 2,652Å, 2,967Å, 3,025Å, 3,130Å과 3,660Å은 강한 강도(highintensity)로 방출되고 2,537Å의 파장이 약한 강도로 방출된다고 한다.

그러나 Scott는 일반적으로 수은등은 적외선(7,700-20,000Å)이 52%, 자외선(1,890-3,900Å)이 28%, 그리고 가시광선이 20%가 방출된다고 했다.

분광사진을 통해 방출파장의 종류와 강도를 알 수 있다. 수은방전의 분광사진(spectro gram)은 스펙트럼선의 연속으로 구성된다. 다음(그림 7-17)은 코렉스-디(corex: D)를 통과하는 수은방전의 분광사진이다.

수은등의 구조를 보면, 한쪽은 스위치가 가변저항기(rheostat 또는 choke coil)로써 직렬로 전극에 연결되고, 다른 한쪽은 자동변압기(autotransformer)와 저항이 직렬로 전극에 연결되어 있다(그림 7-18).

이 등(lamp)은 75cm의 거리에서 15초 동안 노출시키면 최소 홍반이 나타날 수 있다고 Stillwell은 서술했으나 Scott는 1m의 거리에서 2분 정도 노출시키면 최소 홍반을 일으킬 수 있다고 하였다.

국소부위를 위해서는 크로마이어등(Kromayer lamp)이 고안되었으며 그룹치료를 위해서는 센트로솔등(Centrosol lamp)이 고안되어 있다. 센트로솔등은 두 개의 저압 연소기로 반사경 없이 수직으로 장치되어 있다.

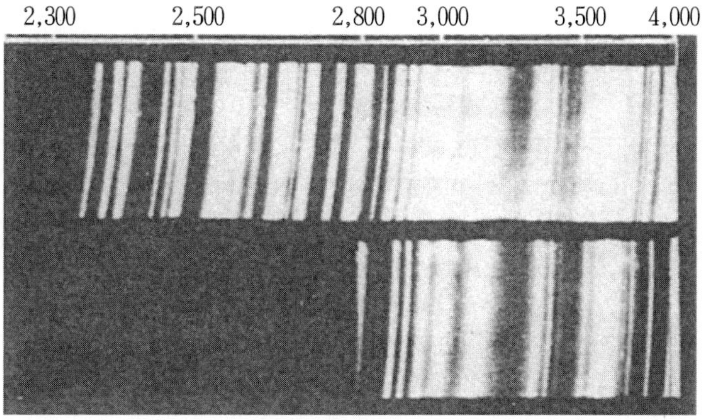

그림 7-17. 코레스 D 유리에 통과되는 광선(단위는 Å)

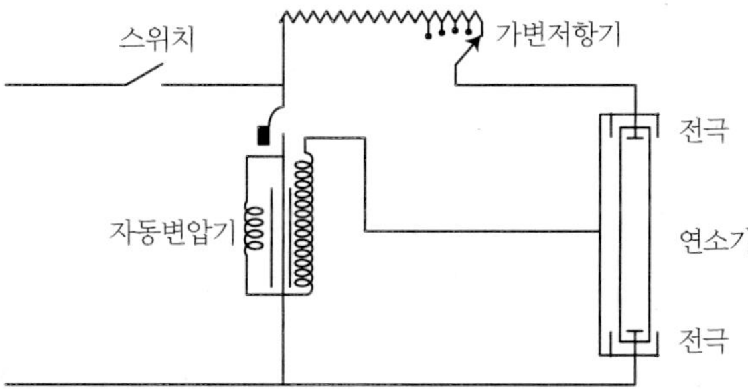

그림 7-18. 수은등의 회로

B. 크로마이어등(Kromayer lamp)

크로마이어등은 석영수은등으로 국소부위 치료를 위해 고안된 등인데, 독일 피부과의사 크로마이어(Kromayer, Ernst L. F.: 1862-1933)가 고안했다.

(1) 연소기(burner)

연소기는 수냉식(water: cooled type)으로 작은 "U"자 모양의 고압전자 방전관(high pressure discharge tube)으로 되어 있고, 겉은 금속자켓(metal jacket)으로 되어 있다. 앞과 안쪽은 석영창

(quartz window)이 두 개 있다. 냉각시키기 위해 사용되는 물은 탱크에 저장했다가 전자모터에 의해 펌프되어 공급되는데 물은 증류수를 사용한다(그림 7-19).

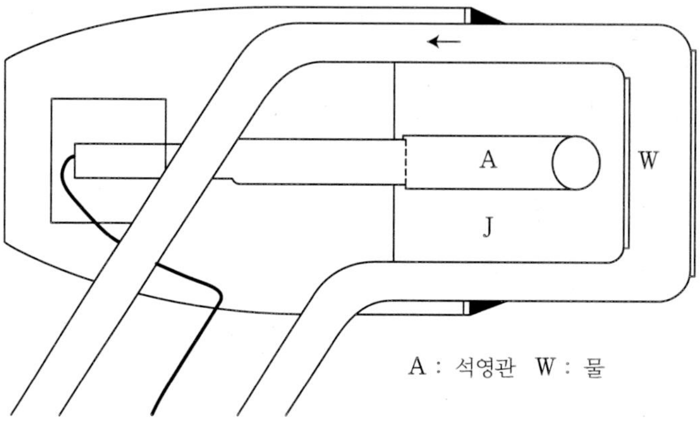

그림 7-19. 크로마이어등

(2) **방출**(emission)

가시광선(3,900-6,000 Å)이 40%, 자외선(1,849-3,900 Å)이 60% 방출된다.

대부분 단파 자외선이 방출된다. 이 등을 최대 강도로 방출시키기 위해서는 스위치를 켜고 5분 정도 예열시간이 필요하다. 또한 이 등은 5cm 거리에서 5초 동안 노출시키면 최소 홍반을 일으킬 수 있다.

그러나 Scott는 10cm 거리에서 10초 동안 노출시키면 최소 홍반을 일으킬 수 있다고 하였으며, 만약 피부와 접촉해서 노출시키면 2초 동안이면 최소 홍반을 일으킬 수 있다고 기술하였다.

창에 여러 가지의 원판(disk)이나 막대기(rod) 모양의 석영관을 달아 국소부위 치료에 이용하기도 한다(그림 7-20).

여러 가지 모양의 치료부위에 따라 석영관의 형태와 크기를 결정하며 크로마이어등의 전면에 연결하여 사용한다.

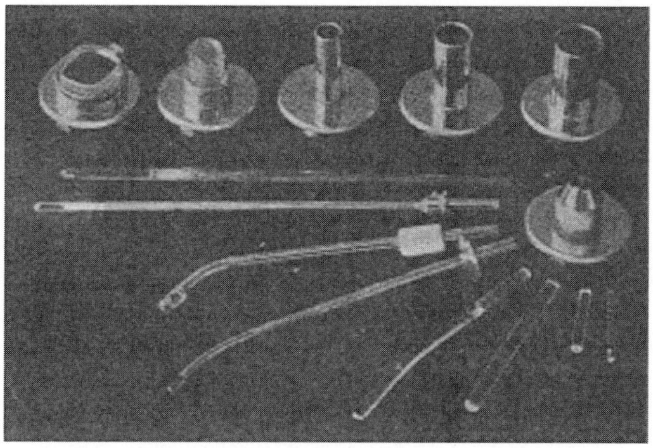

그림 7-20. 다양한 원판 및 석영관

C. 공냉식 크로마이어등(Aero Kromayer lamp)

(1) 연소기(burner)

공냉식(air cooled) 크로마이어등은 수냉식 크로마이어등과 동일하나 크기가 작고, 총모양으로 된 금속(metal gum)으로 둘러싸여 있다. 금속총에는 1 1/2 인치의 창이 있다. 총의 안쪽에는 바람개비(fan)가 부착되어 있어 공기를 순환시키며, 수냉식 크로마이어등보다 약간 무겁다(그림 7-21).

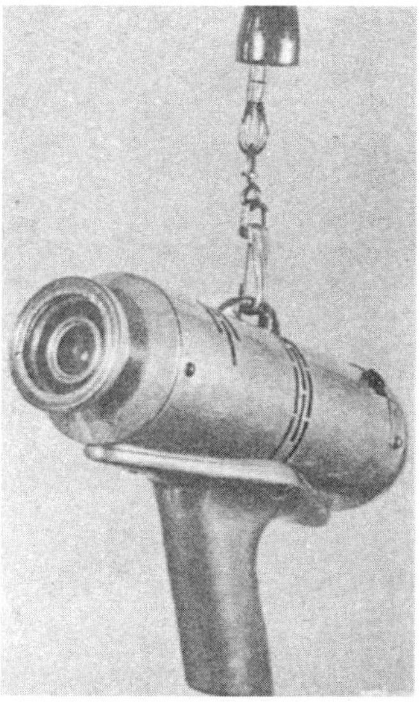

그림 7-21. 공냉식 크로마이어등

(2) 방출(emission)

방출은 열형 석영수은등과 같으나 여과기(filer)에 의해 가시광선과 단파 적외선(short ultra-violet)은 흡수되고 2,892-3,900Å의 파장만 전달된다.

D. 냉형 석영수은등(cold quartz mercury lamp)

(1) 연소기(burner)

공냉식(air cooled)으로 좁은 석영관으로 되어 있으며 관(tube)에는 네온가스(neon gas)와 수은(mercury)으로 차 있다. 또한 관의 모양은 육각형이며 알루미늄으로 만들어진 커다란 반사경이 있다(그림 7-22).

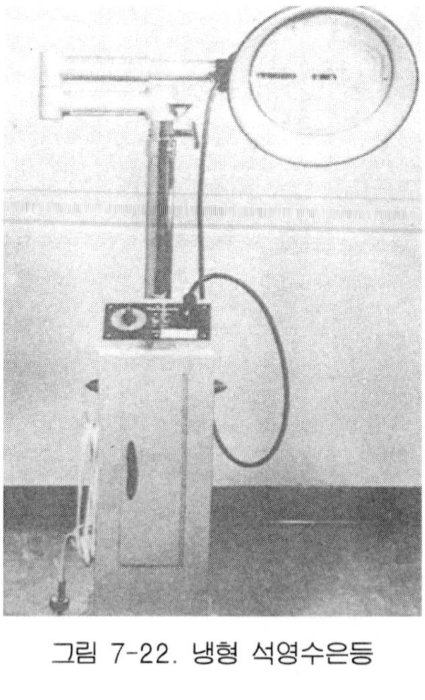

그림 7-22. 냉형 석영수은등

2,500V 정도 고압의 교류가 공급되어 수은이나 네온가스가 방전된다. 그러나 작열관(glow tube) 내의 전류량과 증기압은 매우 낮으며 적은 전류가 소비되어 관 표면이 약 60℃ 정도만 가열된다.

스위치를 켜고 1분 안에 최대 에너지가 방출된다.

(2) 방출(emission)

2,537Å의 파장을 95% 정도 방출시키므로 살균효과가 크기 때문에 살균용으로 주로 사용된다.

이 자외선은 표피에서의 침투력이 충분하여 색소침착이나 물집이 많지 않으며 생물학적 및 치료적 효과와 홍반을 일으킨다.

국소부위를 위한 등은 공냉식으로 연소기는 냉형 석영수은등과 유사하고 여러 가지 모양의 관으로 되어 있는 구멍식등(orificial lamp)과 저압연소기 수은등의 국소형이 있다(그림 7-23, 7-24).

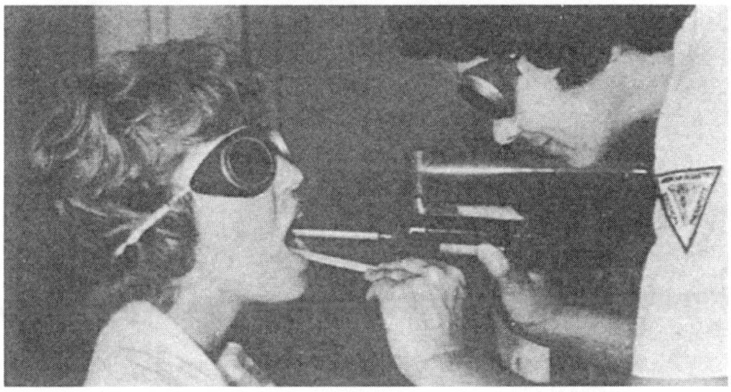

그림 7-23. 국소형 냉형 석영수은등

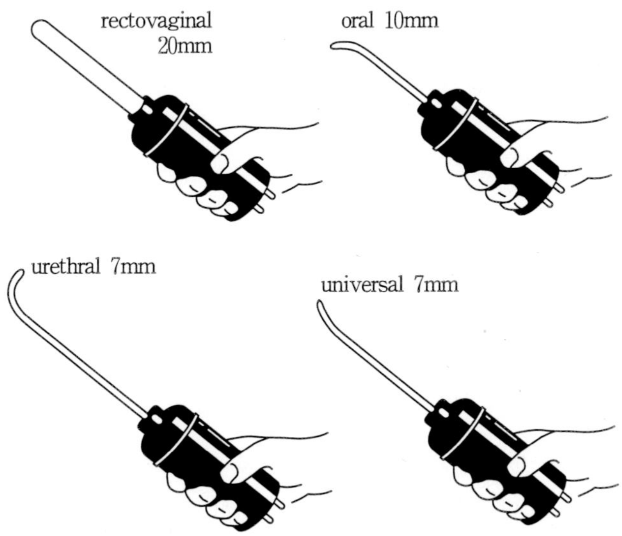

그림 7-24. 구멍식 냉형 석영등의 4가지 형태

냉형 석영수은등도 국소부위 치료를 위해 Wood's filter를 부착하여 사용하기도 한다(그림 7-25).

공기를 소독할 목적으로 냉형 석영수은등을 이용할 수 있지만 최근에는 특별히 고안된 살균등(germicidal lamps)을 사용한다.

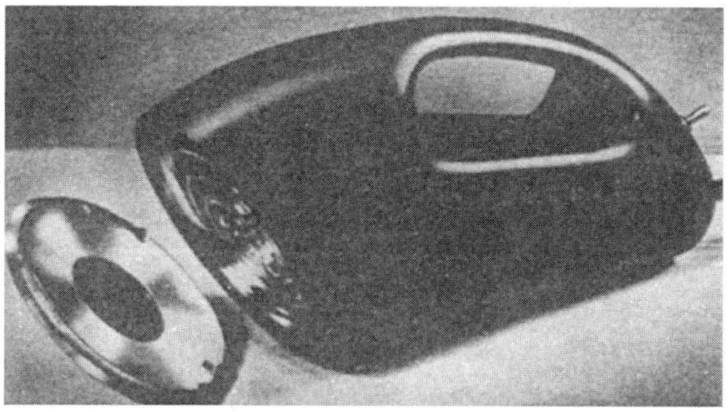

그림 7-25. 국소형 냉형 석영수은등과 Wood's filter

E. 태양광선등(sunlight lamps)

(1) 연소기(burner)

자외선을 잘 통과시키는 유리(Corex: D 또는 special Corning type)로 된 특수한 전구로 되어 있다. V자 모양의 텅스텐 필라멘트가 있으며 전구 내에는 약간의 수은이 들어있다. 전류가 흐르면 텅스텐 필라멘트가 가열되고 수은이 증기화 된다. 연소기의 종류에는 S^3형, S^4형 그리고 RS형이 있다. 그림 7-26은 RS형 등이다.

(2) 방출(emission)

등의 형에 따라 차이가 있지만 주로 방출되는 파장은 다음과 같다. 2,800Å, 2,970Å, 3,020Å, 3,130Å, 3,340Å, 3650Å, 4,050Å, 4,360Å, 5,460Å, 5,780Å 등으로 자외선은 5%, 빛을 내는 성분이 78%, 빛을 내지 않는 적외선등의 성분이 17%가 방출되어 오히려 적외선 부분이 더 많다.

기계에 따라 다르지만 전압이 110-125V이고 전력은 100-275W 정도가 소모된다. 전구의 일부는 알루미늄으로 도금(coating)되 반사경 역할을 한다. 60cm(24인치) 거리에서 5분 정도 노출시키면 최소 홍반이 나타날 수 있다. 이 등은 가정에서 치료하기에 적합하도록 고안되었다.

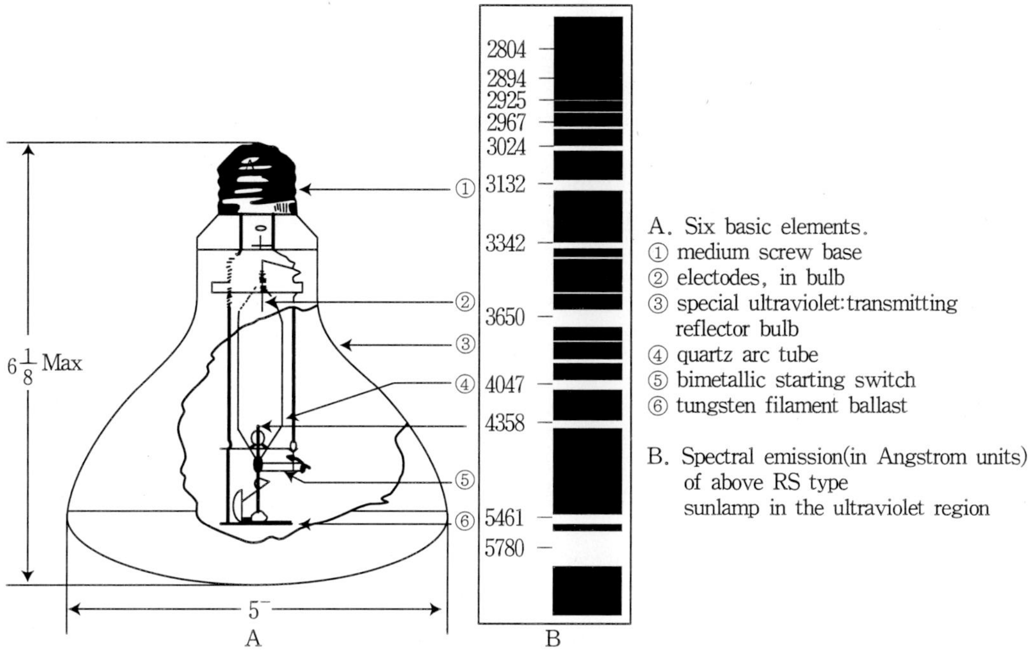

그림 7-26. RS형 태양광선등

3) 형광관

두 개의 텅스텐 필라멘트가 들어있는 저압수은등으로 전신 자외선복사치료에 사용된다. 형광관은 가정에서 사용되는 형광등과 유사하다(그림 7-27).

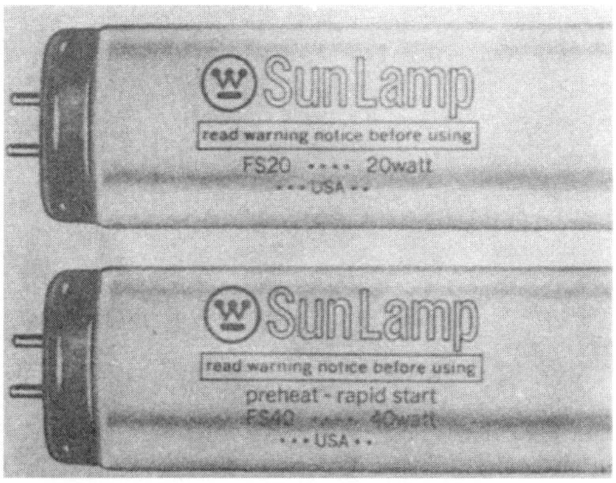

그림 7-27. 형광관(Westinghouse 제품)

Westinghouse 회사에서 개발한 형광관은 관 내부가 인으로 입혀져 있으며 전류방전에 의해 백색인(white phosphor)이 자극되어 빛을 내게 되며 2,537Å의 파장이 주로 발생된다. 또한 2,800-3,500Å의 자외선도 방출하게 된다.

이 등은 두 가지 형으로 "black-light"등이라 불리우는 검은 유리로 덮힌 자외선등으로 3,000-4,000Å의 광선이 방출되고, 하나는 맑은 유리로 된 자외선등으로 2,800-3,500Å이 방출되는 등이다.

약간의 적외선, 가시광선과 많은 양의 장파 자외선이 방출되나 2,800Å 이하의 파장은 전구에서 흡수된다.

20W의 등이 최소 홍반이 나타나도록 하려면 61cm(2피트)에서 20분 정도가 필요하고 반사경이 있으면 7분 정도면 나타난다. 그러나 40W의 등을 사용하면 같은 거리에서 절반으로 단축된 시간으로도 최소홍반을 일으킬 수 있다.

여러 개의 형광관이 원형을 이루며 수직으로 세워져 그룹치료의 목적으로 고안된 필립관(Phillip's tube)이 있다(그림 7-28, 7-29).

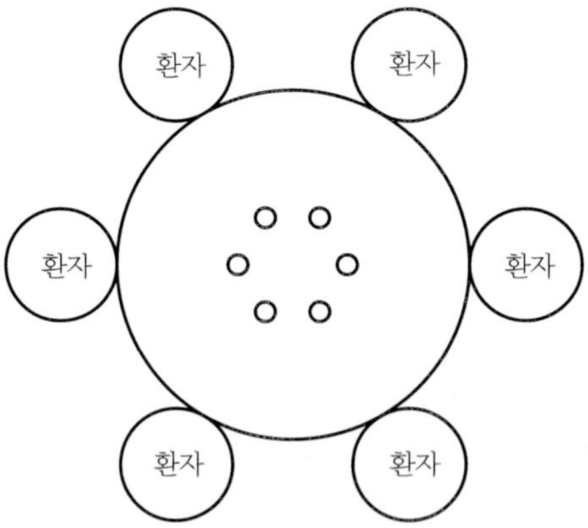

그림 7-28. 필립관의 그룹치료 모형

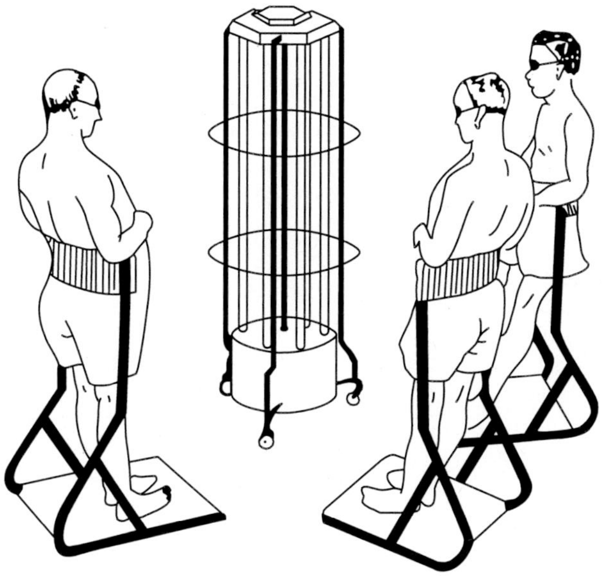

그림 7-29. 필립관을 이용한 그룹치료

또한 한 환자를 대상으로 넓은 부위를 치료하기 위해 터널형(tunnel model)으로 형광관을 고안한 것이 있다. 등과 환자의 거리는 45cm(18인치) 정도이다(그림 7-30).

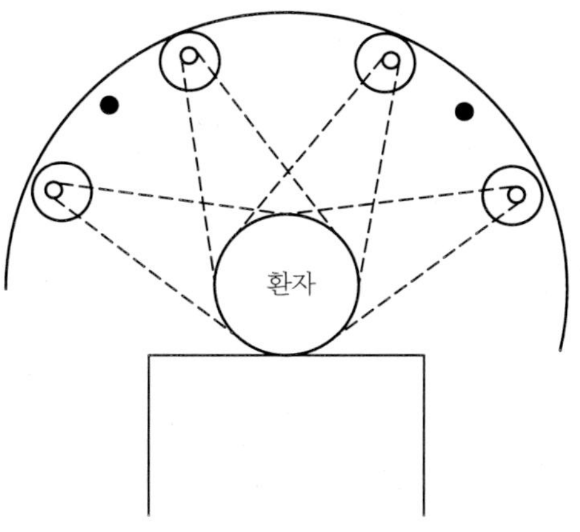

그림 7-30. 터널형등을 이용한 치료

4) UV-B등

2,800-3,200Å(280-320nm)의 UV-B파장을 발생시키는 관을 장착시킨 등으로 건강관리 및 치료용으로 국내에서 개발한 자외선치료기이다(그림 7-32).

주로 이 치료기는 UV-B파장대의 특징인 비타민-D를 생성시켜 이와 관련된 뼈엉성증, 구루병 등을 예방하고 식품에서 보충되지 않는 비타민-D를 인체에 무해한 UV-B 파장을 이용해 생성시키는 것이 치료의 목적으로 가정이나 병원 등에 설치하여 사용할 수 있다.

사용방법은 치료부위를 노출하고 자외선으로부터 눈을 보호하기위하여 고글을 착용시킨 다음 매일 약 1m 30cm거리에서 20분간 노출시켜 치료한다.

비타민-D의 인체에서의 역할은 그림 7-31에서 볼 수 있다.

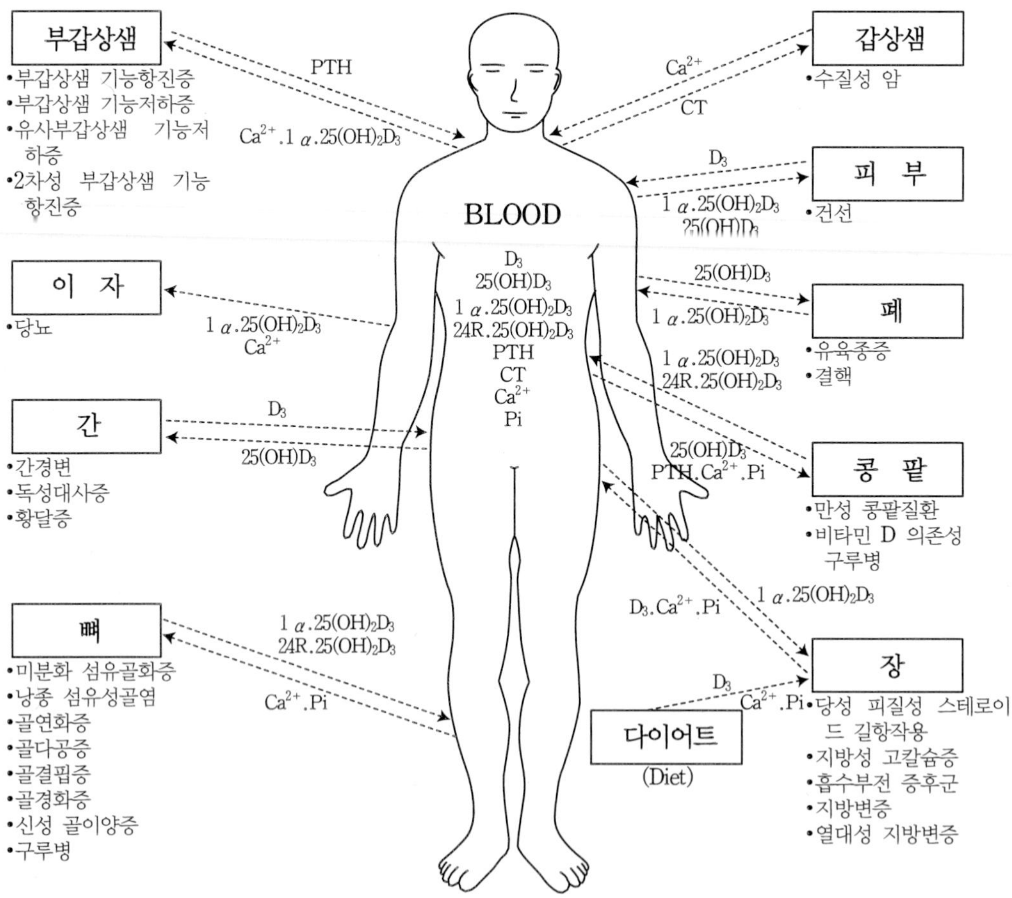

그림 7-31. 비타민-D의 인체에서의 역할

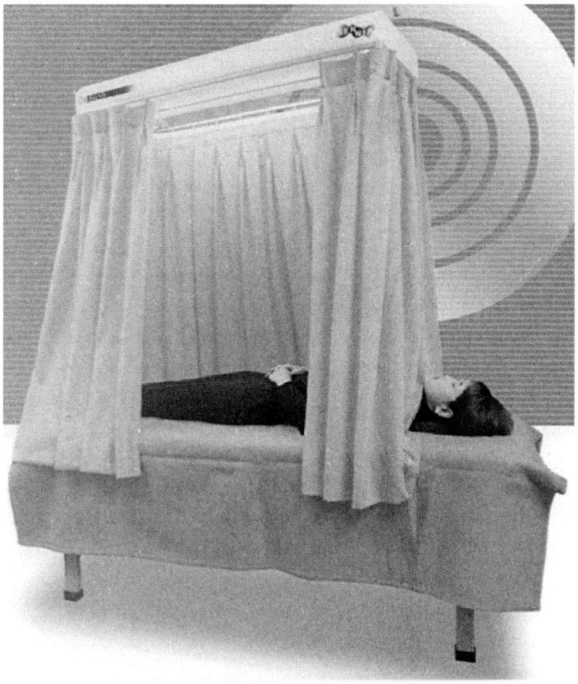

그림 7-32. (주)엔비테크사(한국)의 UV-B치료기

5) 자외선등의 비교

지금까지 설명한 자외선등을 표 7-7에 요약해 놓았다.

표 7-7. 자외선등의 비교

등의 종류	연 소 기	방 출	참 고
1) 탄소방전등	탄소전극	적외선, 가시광선, 자외선 ※전극에 따라 다르다	
2) 수은증기등			
A. 열형 석영 수은등	공냉식 석영관, 아르곤가스, 수은	자외선, 적외선, 가시광선	그룹치료용 센트로솔등
B. 크로마이어등	수냉식 고압전자 방출관, 아르곤가스, 수은	자외선 60% 가시광선 40%	국소용

표 7-7(계속). 자외선등의 비교

<table>
<tr><td>C. 공랭식 크로마이어등</td><td colspan="2">공냉식
크로마이어등과 동일</td><td>2,892-3,900 Å</td><td>크로마이어등 보다 무겁다.
국소용</td></tr>
<tr><td>D. 냉형 석영 수은등</td><td colspan="2">공냉식 좁은 석영관,
네온가스, 수은</td><td>2,537 Å이 95%</td><td>주로 살균용</td></tr>
<tr><td>E. 태양광선등</td><td colspan="2">전구형 텅스텐필라멘트, 수은</td><td>자외선, 적외선, 가시광선
2,800-4,050 Å</td><td>가정치료용</td></tr>
<tr><td rowspan="4">3) 형광관</td><td rowspan="2">형광관</td><td>검은 유리</td><td rowspan="4">적외선, 가시광선, 장파
자외선</td><td rowspan="4">그룹치료용 필립관</td></tr>
<tr><td>맑은 유리</td></tr>
<tr><td colspan="2">형광등과 유사</td></tr>
<tr><td colspan="2">수은</td></tr>
</table>

3. 자외선의 생리적 효과(Physiological effects of ultraviolet)

자외선은 모두 동일한 생물학적 반응을 일으키는 것은 아니고 자외선의 파장에 따라 서로 다른 생물학적 효과(biological effects)를 일으킨다. 긴 파장(3,100-3,200 Å)의 광선은 피부 깊이 침투하여 약간의 생물학적 반응(biological effects)을 일으키지만 짧은 파장(2,300 Å 이하)은 실제로 거의 침투하지 않는다. 또한 생물학적 입장에 서 볼 때 자외선의 효과는 두 가지로 분류할 수 있는데 피부에서 나타나는 광화학적 효과와 혈액과 신진대사에서 나타나는 생물학적 효과이다.

광화학적 효과는 피부병 치료와 피부에 존재하는 물질을 활성화 하는 효과이고, 생물학적 효과는 대사, 성장, 순환 등으로 나타나는 효과를 말한다. 한편 치료적 측면에서 자외선의 생리적 작용은 홍반형성, 색소침착, 살균효과, 항구루병성 효과, 그리고 혈액이나 신진대사에의 증진효과 등이다.

다음 표 7-8은 파장에 따른 피부 각층에서의 흡수, 통과, 반사 등을 표시한 도표이다.

깊이 침투할수록 복사강도는 감소함을 볼 수 있고 2,500 Å의 광선은 각질층에서 광화학효과가 나타나며, 3,000 Å의 광선은 말피기층이나 진피에서도 효과가 나타남을 볼 수 있다.

표 7-8. 광선의 파장별 흡수, 통과, 반사율(from Scott)

		파장(Å)								
		2,000	2,500	2,800	3,000	4,000	7,500	10,000	14,000	
층	깊이(mm)		에너지 적용을 100으로 계산해서							효과
각 질 층	0.03	100	81	85	66	20	22	29	56	흡수
										반사
말피기층	0.05		19	15	34	80	78	71	44	통과
			8	6	18	23	13	6	16	흡수
진 피	2.0		11	9	16	57	65	65	28	통과
			11	9	16	56	44	48	20	흡수
피하조직	25.0					1	21	17	8	통과
						1	20	17	8	흡수
						1				통과

1) 홍반

자외선은 피부에서 흡수될 때 화학적 작용과 세포를 파괴시키는 효과가 있다. 화학적 작용은 일반적으로 "H"물질의 유리(liberation)가 원인으로 알려져 있다. 이는 히스타민(histamine)과 유사한 방법으로 삼중반응(triple reaction)을 일으킨다. 홍반은 삼중반응에 의해 일어나는데 이 반응들은 "H"물질의 화학적 효과에 의한 모세혈관 확장, 축삭반사(axon reflex)에 의한 세동맥확장, 그리고 모세혈관 벽의 투과성 증대에 의한 조직내 체액의 삼투현상이다. 이러한 효과는 염증(inflammation)에서도 관찰되며, 홍반은 염증반응이라고도 간주할 수 있다. 이 외에도 홍반반응의 기전을 설명하는 여러 가지 기전이 있다.

(1) 홍반반응의 기전

반응의 정도는 복사의 노출강도에 의해 다르게 된다. 약간의 용량일 경우는 다른 증상 없이 약간의 발적(redness)이 생기며 곧 없어진다. 그러나 오랫동안 노출시키면 피부의 발적이 심하고, 궤양

(sore), 혈관확장에 의한 체액과 백혈구의 삼투가 현저히 나타난다.

과거부터 직접작용설과 매개물질설이 주류를 이루었다. 최근에는 광면역학적 기전으로 인터루킨과 같은 사이토카인, 세포 부착 분자들에 관한 연구가 진행되고 있다. 또한 sub-stance P와 같은 신경전달물질이 단독 또는 interleukin과 협동하여 작용할 수 있을 것으로 추정된다.

① 직접 작용설(Direct hit theory)

광자가 진피 혈관에 직접 작용하여 혈관을 확장시킨다는 설명이다. UVA는 진피에 대한 침투력이 강하므로 자외선 중 UVA 홍반은 이 설명으로 가능하다.

② 매개물질설(Mediator theory)

광자가 표피에 흡수된 후 매개물질을 내며 이 매개물질이 진피로 확산되어 혈관을 확장시킨다는 설명이다. 자외선이 조사된 후 임상적으로 홍반이 나타나기까지에는 잠복기가 있는데 이 잠복기는 표피에 흡수된 후 표피세포에서 매개물질이 나와 진피로 확산되는 기간으로 설명하고 있다. 매개물질에는 프로스타글란딘, 히스타민 등을 비롯하여 백혈구 생산물, 라이소좀 가수분해효소 또는 용해소체 가수분해효소, 키닌(kinin), 아라키돈산(arachidonic acid) 대사물질 등이 알려져 있다. 이 중 prostaglandin이 가장 유력시 된다.

ⓐ Prostaglandin

자외선 조사 후에 흡입수포 내의 정량검사 결과를 보면 다른 매개물질보다 홍반의 과정과 가장 유사하게 증가하였다가 감소하는 과정을 밟는다. prostaglandin은 피부에서 생성되며, 혈관내피세포에서도 생성된다. prostaglandin은 혈관확장을 일으키는 기능을 가지고 있다. 그러나 24시간 후 사실상 홍반이 지속되고 있어도 prostaglandin치는 정상으로 돌아와 버린다. 그러므로 prostaglandin이 정상치로 돌아온 홍반의 후반 경과에는 다른 매개물질이 관여할 가능성이 많다. UVA와 UVB, UVC 조사 후 모두에서 prostaglandin이 증가되는데 UVA 홍반의 경우 indomethacin에 의하여 영향을 받지 않다는 보고도 있다.

ⓑ Histamine

자외선 조사가 비만세포에서 탈과립을 일으켜 histamine을 분비시키면 분비된 histamine은 혈관확장을 일으킬 수 있다. 그러나 UVA나 UVB 자외선 조사 후에 흡입수포를 만들어 수포속의 histamine양을 측정한 바 prostaglandin보다 훨씬 이전에 나타나며 홍반의 초기 및 prostaglandin 증가의 초기에 histamine은 이미 증가되었다가 소실된다. 그래서 histamine의 정확한 홍반 발생에의 기여정도는 미상이나 아마도 홍반의 발생초기에 관여하는 것으로 보인다.

③ Cytokine

cytokine이 홍반반응에 관여한다. 자외선이 각질형성세포에 조사되면 cytokine이 분비되며 분비된 cytokine은 면역반응과 염증반응에 관여하다. 염증반응은 피부에 홍반으로 나타난다. 각질형성세포에 UVB를 조사하면 IL-1(interleukin 1), IL-3, IL-6, GM-CSF(granulocytes-macrophage CSF), tumor necrosis factor α(TNF-α) 등의 cytokine들이 분비된다. 이중 현재까지 IL-1과 IL-6에 대한 보고들이 주류를 이루고 있다. UVB를 조사하면 IL-1 α와 IL-1 β가 증가하는데 IL-1은 백혈구의 화학주성을 일으키고, 각질세포를 자극하여 IL-6 등을 생산하게 하며 endothelial leukocyte adhesion molecule-1(ELAM-1), intercellular adhesion molecule-(ICAM-1), vascular cell adhesion molecule-1(VCAM-1)과 같은 염증반응을 조절하는 adhesion molecule들의 발현을 유도한다. IL-6도 UVB 조사 후 증가되는데 UVB가 각질형성세포를 자극하여 직접 증가시킬 수도 있고 IL-1의 증가를 통하여 IL-6 증가가 유도될 수도 있다.

삼투액의 유출로 인해 투명층이 과립층으로부터 분리되면서 부종이 생기며 물집(blister)이 형성된다. 홍반은 2,400-3,200Å의 광선을 2-8시간 동안 노출시키면 나타난다.

두 가지 광선그룹은 2,500Å 부근과 2,970Å 부근인데 2,500Å 부근의 광선은 표피(epidermis)의 상층에서 흡수되어 나타나고, 2,970Å 부근의 광선은 표피의 심층에서 나타난다.

2,400Å 이하의 광선이나 3,300Å 이상의 광선에서는 홍반효과를 기대할 수 없다(그림 7-33).

그러나 3,300-4,200Å까지는 그림 7-33에서와 같이 홍반효과가 전혀 없는 것은 아니지만 0.1% 정도의 효율 밖에 없기 때문에 홍반효과를 기대할 수 없는 것이다. 같은 홍반을 내기 위해서 UVA 파장은 UVB보다 1,000배의 광량이 필요하며 UVB라도 3,000Å에 의한 홍반과 비교시 3,100Å파장은 10배, 3,200Å파장은 100배의 광량이 필요하다고 알려져 있다.

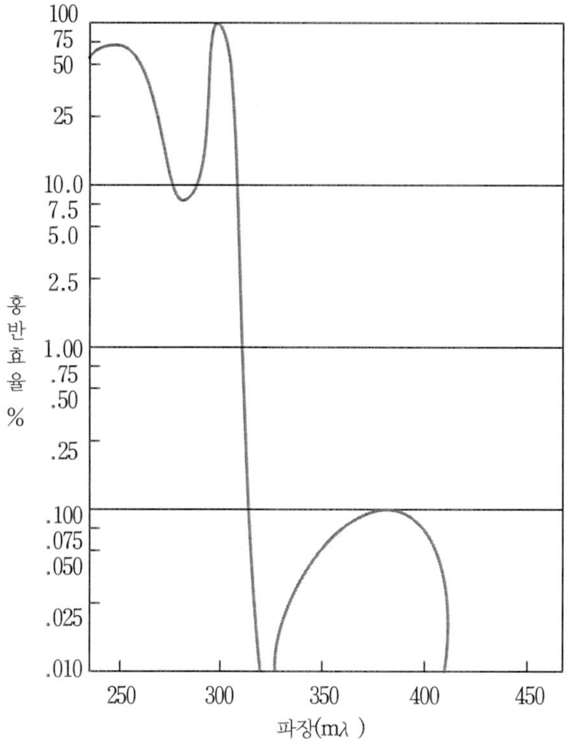

그림 7-33. 파장별 홍반 반응

파장에 따른 홍반의 시기 등 특징들을 표 7-9에 요약하였다.

표 7-9. 자외선의 파장별 특징

	UVA	UVB	UVC
파장	320-400nm	290-320nm	200-290nm
홍반 발생력	약	강	강
발현 시기	4-6시간	2-6시간	0.5-1.5시간
최고 반응	10-12시간	24-36시간	6-8시간
반응 기간	24-120시간	72-120시간	12~36시간
홍반의 색조	dark red	bright red	pink red
즉시 색소 침착	강	약	음
색소 생성력	중등도	강	약
일광 화상세포 생성	미약	강	강

홍반은 적외선에 의해서도 나타나지만 적외선에 의한 홍반은 혈관에 직접 작용하여 발생되는 것이고 자외선에 의한 홍반은 간접적인 화학적 작용에 의한 것으로 차이가 있다.

유리된 "H"물질(histidine)은 화학적 작용에 의해 히스타민(histamine)으로 변화되며, 이 히스타민이 홍반 반응을 일으키는데 그 수식은

$$\text{Histidine}+\text{UV} \rightarrow \text{histidine}* \rightarrow \text{histamine}+CO_2$$

이다.

주로 2,700Å 이하의 광선이 히스티딘이 히스타민으로 변화하는데 작용한다.

(2) 홍반 반응의 측정

피부의 홍반은 염증반응으로 강도에 의해 구분된다. 대부분 홍반의 정도는 네 가지로 구분한다.

① 최소 홍반용량(minimal erythema dose: 또는 1도 홍반용량)
이 반응은 경미하므로 자세히 관찰해야 한다. 피부의 발적은 매우 약하며 6-8시간 후에 나타나고 24-36시간 내에 사라진다. 강장용량(tonic dose)이라고도 한다.
최소 홍반용량 바로 아래 반응을 홍반하용량(suberythema dose)이라고 하며 발적을 관찰할 수 없다.

② 2도 홍반용량(2nd erythema dose)
경미한 그을리는 반응(sunburn reaction)이 나타난다. 발적이 확실하고 4-6시간 후 나타나며 2-3일 내에 사라진다. 약간의 박리(desquamation)가 남으며 약간의 가려움증도 발생된다. 또한 약간의 색소침착(pigmentation)이 남는다.

③ 3도 홍반용량(3rd erythema dose)
노출 후 3-4시간 후면 현저한 발적이 나타나고 약간의 부종(edema)이 나타난다. 색소침착이 남고 뜨거운 느낌과 궤양(sore)이 생긴다. 발적이 약 1주일까지 남는다. 반대 자극용량(counter: irritant dose)이라고도 한다. 국소치료에 주로 처방되는 용량이다.

④ 4도 홍반용량(4th erythema dose)
짧은 복사(2시간) 후, 강한 발적이 나타나며 3도 홍반보다 더욱 강한 반응으로 물집도 나타난다. 괴사효과가 있어 피부가 벗겨지고 파괴시키는 용량(destructive dose)이다. 주로 국소부위에 접촉시키거나 가까운 거리에서 치료하며 짧은 시간 동안 작용한다. 이상을 표 7-10으로 정리하면 다음과 같다. 또 다른 임상적 소견의 판정기준은 표 7-11과 같다.

표 7-10. 홍반의 정도

정 도	반 응	출현시간	시각반응	지속시간	치 료
1도	최소 홍반	6-8시간	약한 붉은색	24-36시간	검 사 전신치료
2도	그을리는 반응	4-6시간	붉은색	2-3일	전신치료 국소치료
3도	반대자극	3-4시간	붉은색, 부종	1주일	국소치료
4도	파괴	2시간	강한 발적, 물집, 괴사	수주일	국소치료

표 7-11. 홍반의 정도 판정기준

판 정	기 술	기 준
0	NR	반응 없음
±	MPE	최소 인지홍반(minimal perceptible erythema)으로서 홍반이 있으나 경계가 불명확함
+	1+, MED	최소 홍반량, 경계가 명확한 홍반
++	2+	심한 홍반, 부종은 없음
+++	3+	심한 홍반과 부종
++++	4+	심한 홍반 및 소수포 내지 수포들

(3) 홍반에 의해 일어나는 반응

① 조직변화(histological changes)

홍반반응은 조직변화를 일으킨다. 말초혈관의 확장으로 적혈구의 증가가 나타나고 투과성의 증대로 혈장단백의 삼투현상이 나타나며 적혈구의 증가가 일어난다. 이러한 변화는 자외선 노출 30분 후 나타나기 시작하여 8-24시간에서 최대의 변화가 일어난다.

강한 복사 후에는 장액섬유소성(serofibrinous) 삼출이 나타나고 가끔 출혈성 삼출(hemorrhagic exudation)도 나타난다. 심하면 동맥혈관에 응혈형태(thrombi form)가 되기도 한다.

극세포층(prickle cell layer)에서 빛을 흡수하여 단백질을 변질시키고 세포를 손상시킨다.

혈관확장 물질은 피하에서 분산되며 혈관확장의 원인이 된다. 그리고 조직변화의 재생기는 96시간 후부터 시작된다.

② 비후(hyperplasia)

인체 표피를 태양광선에 노출시키면 피부가 두꺼워진다. 처음 24-48시간 안에 세포간(intracellular) 부종 및 세포내(intercellular) 부종에 의해 표피의 두께가 증가한다.

노출 후 72시간 안에 현미경으로 비후를 볼 수 있는데 유사분열(mitosis)의 증가를 의미한다. 노출 후 72시간에서 최대의 유사분열이 일어난다.

표피의 기저층을 제외하고 모두 두터워지며 일주일 안에 극세포층(spinosum layer)은 최고의 두께가 된다. 세포증식율은 7-10일 후면 떨어지고 30-60일 안에 점차적으로 표피의 두께가 정상으로 된다.

③ 탈피(desquamation)

표피 배아층(stratum germinativum) 내에 재생산이 증가하게 되어 표피세포가 손상을 받게 된다. 강한 용량이 홍반현상을 반복시키게 되어 광선에 대한 방어작용이 일어나고 이로 인하여 표피가 두터워지게 된다. 홍반이 사라진 후 표피로부터 죽은 세포(dead cell)가 떨어져 나가게 된다. 자외선에 의해 세포가 손상을 받게 되는 것이 심할수록 탈피현상도 심해진다. 탈피의 양도 홍반 반응의 강도에 따라 좌우된다. 1도 홍반은 탈피현상이 일어나는 것을 지각할 수 없을 정도이고 2도 홍반은 미세하고 가루 모양의 탈피가 나타난다. 3도 또는 4도 홍반은 확실한 탈피가 나타난다. 표피가 두터워지면서 저항이 감소함으로 탈피도 감소하게 된다.

2) 색소침착

2,800-3,300Å의 광선은 표피층심부(기저세포층)에서 흡수되며, 먼저 화학적 작용이 나타나 아미노산 티로신(amino acid tyrosine)이 표피의 기저세포층(basal cell)에서 멜라닌 아세포(melanoblast)에 의해 멜라닌 색소(pigment melanin)로 전환된다(그림 7-34). 멜라닌 아세포는 많은 혈장 가지돌기를 가진 세포이다. 티로신은 표피의 각질층에 침전되어 있다가 색소를 침착시킨다. 2,500Å의 광선은 홍반을 일으키나 색소침착은 일으키질 않는다. 자외선 이외에도 마찰이나 기계적인 자극에 의해서도 색소침착이 발생한다. 조직학적으로 색소침착은 표피의 상피세포(epithelial cell)와 기저세포(basal cell)에서 국소반응으로 나타난다. 색소침착의 정도(extent)는 개인적으로 차이가 나며 자외선의 파장(sources)에 따라 서로 색의 차이가 난다.

태양이나 탄소방전으로부터 나오는 자외선에 노출되면 갈색의 침착이 나타나고 수은증기등에 노출되면 회색이 감도는 색소침착이 나타난다. 색소침착은 피부암에 대한 방어 작용을 한다.

색소침착은 두 가지 기전이 있는데 그 하나는 세포증식(cell proliferation)이고 두 번째는 순수한 광화학적 반응에 의한 것이다.

두 번째 기전인 광화학적 반응은 태양광선 노출 후에 오는 피부의 현저한 태닝효과(tanning effect)에 의한 것이다. 태닝효과는 3,000-4,400Å에서 나타나며 3,400Å에서 가장 강하게 나타난다(그림 7-35). 태닝효과는 햇볕에 타서 검게 되는 현상으로 멜라닌 색소침착의 결과이다.

그 외에도 2,540Å 광선에 의한 최대 태닝효과는 약 2-3주 동안 유지되며, 2,970Å의 광선은 최대 태닝효과가 약 1개월에서 5개월까지 유지되기도 한다(그림 7-36).

일반적으로 UVA는 피부세포에 존재하는 멜라닌 색소를 천부로 빠르게 이동시키는 즉각적인 반응을 일으키고, UVB는 멜라닌 세포를 자극하여 새로운 멜라닌 색소의 생성을 촉진하여 피부천층으로 이동시키는데 2-3일이 소요되는 지연적인 반응을 일으킨다.

색소 침착을 일으키는 기전은 세 가지가 있는데, 첫째는 위에서 설명한 UVA와 UVB의 복사를 들 수 있다. 두 번째는 스트레스인데 뇌하수체에서 부신겉질자극호르몬이 분비될 때 함께 분비된다. 세 번째는 내분비 기능장애로서 부신의 기능이 떨어지면 부신겉질자극호르몬이 과다 분비되는데 이 때 함께 분비되고, 간기능이 저하되면 에스트로겐(여성호르몬)의 증가와 더불어 멜라닌 자극 호르몬이 많이 분비되어 색소 침착을 일으킨다.

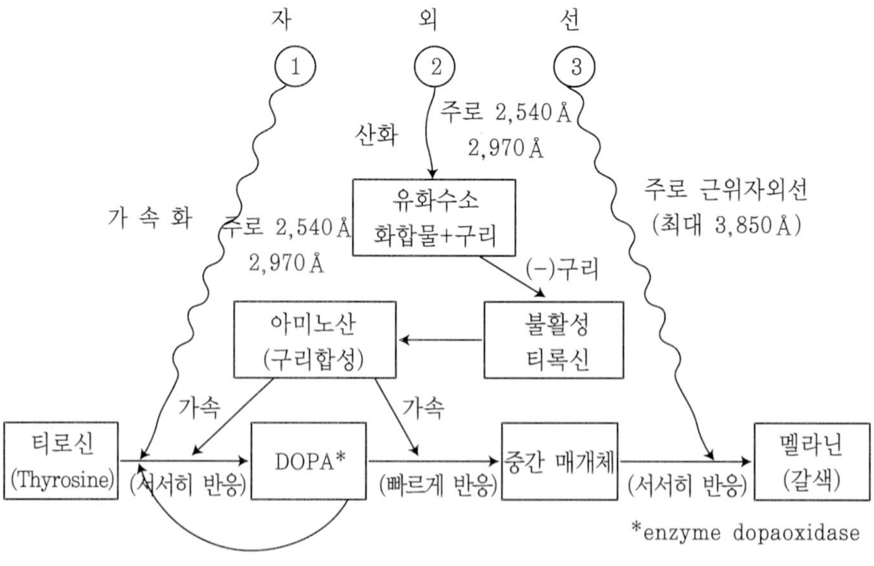

그림 7-34. 자외선치료에 의한 색소침착의 화학반응(after Lerner and Fitzpatrick)

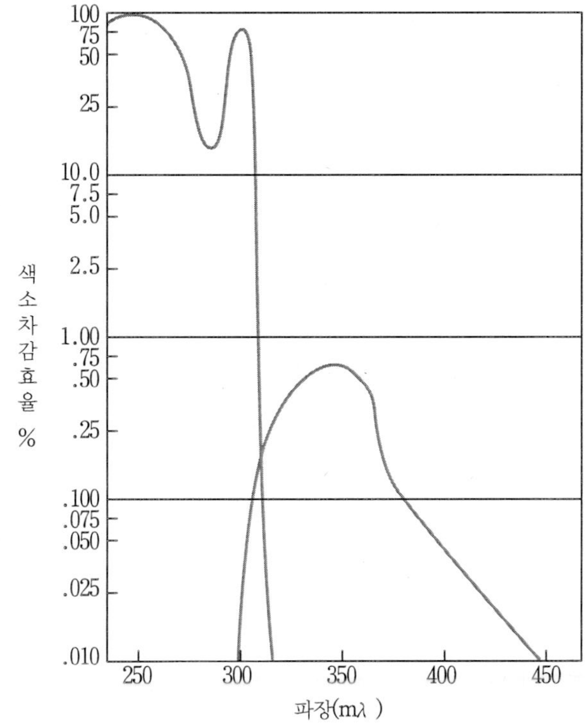

그림 7-35. 인체피부에서 색소침착이 일어나는 파장

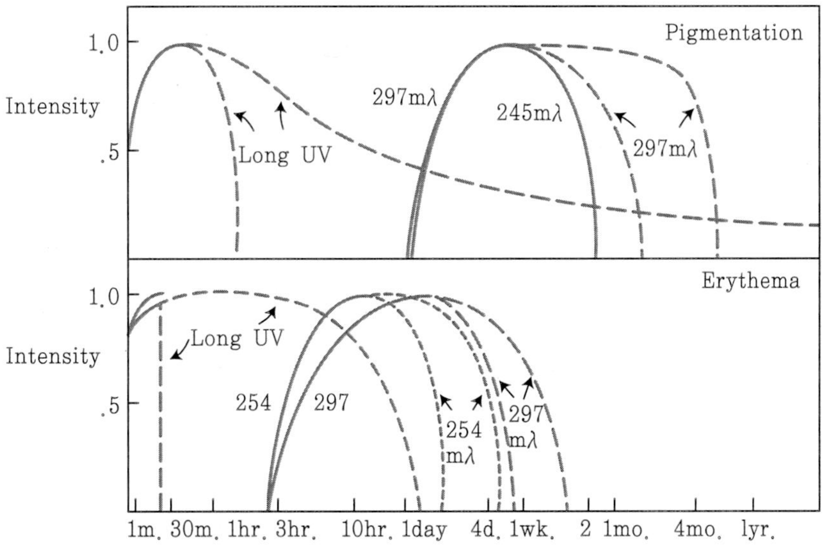

그림 7-36. 인체피부에서 홍반 및 색소침착 반응의 시간적 요인

3) 비타민 D_3의 형성(항구루병성 효과, antirachitic effect)

3,200Å 이하(2,400-3,000Å: Stillwell, 2,700-3,100Å: Scott)의 자외선은 피부의 상층, 모낭(hair follicles), 피지선(sebaceous gland)과 땀샘(sweat gland)에 있는 플랜트 스테롤(plant sterol), 에르고스테롤(ergosterol) 그리고 7-디하이드로코레스테롤(7-dehdro cholesterol) 등에 의해 흡수되어 부산물로 비타민 D_3를 만든다.

피부의 피지선에 주로 있는 7-디하이드로콜레스테롤이 변하여 비타민 D_3로 변환된다. 이 기전은 복잡한 생화학적 과정(biochemical process)에 의해 일어난다. 이 반응이 최대로 나타나는 광선은 파장이 2,830Å인 광선이다(그림 7-37).

비타민 D_3는 매일의 생활에 필수적인 요소로서 칼슘의 정상 동화작용(normal anabolism)과 인(phosphorus)의 정체(retention)를 증진시킨다.

비타민 D_3는 칼슘이나 인의 대사에 필수 요소이다. 자외선복사는 음식물에서 섭취한 칼슘이나 인을 장(腸)에서 더 많이 흡수하도록 하여 혈청의 칼슘함유량을 증가시킨다. 이 효과에 의해 구루병(rickets)이나 다른 칼슘부족의 증상군을 예방 또는 치료할 수 있다.

4) 살균효과

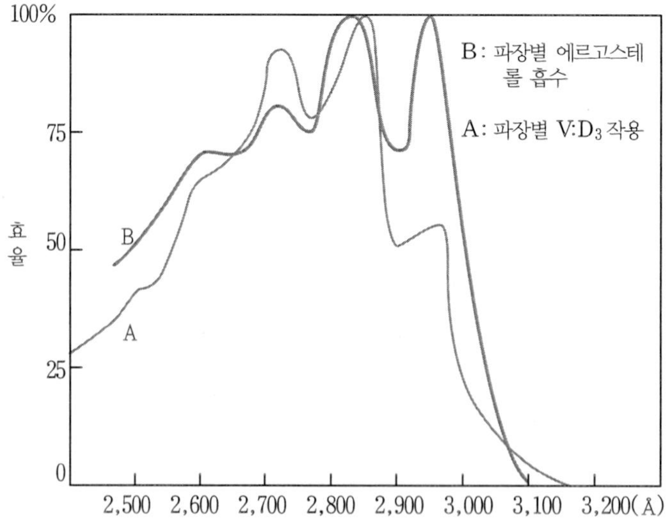

그림 7-37. 파장별 항구루병성 작용

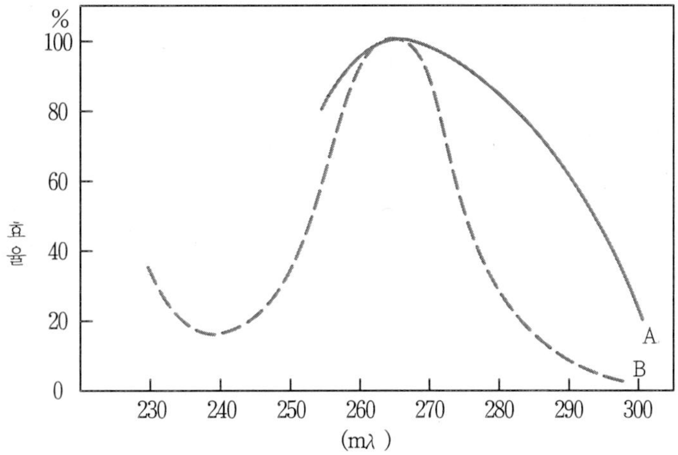

A−Serratis marcescens B−Escherichia coli

그림 7-38. 자외선의 파장별 살균효과(from Gates and Duggar Hollander)

자외선의 박테리아(bacterias), 바이러스(virus)나 진균류(fungi)에 대한 살균효과가 최근에 널리 연구되었는데 2,652Å에서 최고의 살균효과가 있으며, 2,537Å에서는 90% 살균효과가 있다는 것이 밝혀졌다(그림 7-38).

파장이 2,400Å에서 살균효과가 최저이고 3,000Å 이상에서는 살균효과가 아주 적은 것으로 나타났다.

살균작용은 광선의 흡수에 의해 핵산분자(nucleic acid molecule)의 구성이 파괴되면서 나타난다. 살균효과가 나타나는 광선은 표피의 얕은층에서 흡수되어 약 2mm 정도로 침투하기 때문에 그 깊이 이후에는 살균효과가 거의 나타나지 않는다.

살균효과는 피부상처나 감염치료에 효과적이다. 치료용량은 3, 4도 홍반용량을 많이 사용한다. 최근에는 공기의 소독을 위해서 산업체나 실험실등에 자외선등을 사용하기도 한다.

보통 2,900Å 이상 파장의 광선은 강장효과 등 생명에 이롭기 때문에 "유생광선(biotic ray)"라 부르지만 2,900Å 이하 파장의 광선은 조직파괴 등 생명에 해롭게 반응한다고 하여 "무생광선(abiotic ray)"라고 부른다(Russel EH, Russel WK).

그러나 abiotic ray는 표피에서 흡수되기 때문에 표피세포에만 손상을 주고 그 이하의 조직에는 영향을 주지 않는다.

5) 강장 효과

자외선의 전신 노출은 일반적으로 강장효과가 나타난다. 즉, 식욕이나 수면의 증진, 신경성 또는 자극성의 감소가 일어난다. 내분비선, 호르몬 생산 등을 자극시키기도 하며 혈액의 혈구증가도 시킨다고 하나 아직 이 효과는 확실치 않아 이견을 보이기도 한다.

6) 반자극에 의한 진통효과

자외선의 흡수는 감각신경 말단(sensory nerve endings)을 자극하여 통증완화를 시킬 수 있다. 이 효과를 위해서 3도 홍반용량이 적용되고 국소치료시는 크로마이어등이 사용된다. 4도 홍반용량이 가끔 적용되는데 물집이 생길 우려가 있어 조심해야 하며, 또한 보다 넓은 부위는 2도 홍반용량이 적용되기도 한다.

자외선복사는 반자극효과를 이용하여 만성염증 부위나 외상 후 부작용을 치료할 목적으로 시행된다.

자외선의 적절한 적용으로 퇴행성 관절염이나 류마티즘에서 나타나는 관절이나 심부조직의 통증을 완화시킬 수 있다.

퇴행성 관절염의 대부분은 압통(tenderness)이 있고, 통증이 심한 부위가 있는데 이 부위에 자외선을 복사시켜 통증을 완화시킨다.

그 밖에 건초염(tendinitis)이나 섬유증(fibrositis)의 치료에도 사용된다.

7) 기타 효과

2,800-3,400Å의 광선을 오랫동안 복사시키면 피부암이 유발된다고 한다. 또한 자외선 노출은 망내계(reticuloendothelial system)를 자극하여 감염에 대한 체내의 저항이 증가되는 대내성 효과(esophylatic effect)도 있다고 한다. 대내성 효과는 2,900Å 이상의 광선을 사용해야 한다.

자외선치료를 위해 사용되는 일반적인 치료기기와 그에 따른 치료 효과는 표 7-12와 같다.

8) 자외선 치료시 나타나는 생리적 효과의 과정

자외선이 복사되면 파장에 따라 생화학반응이 나타난다. 2,700-3,000Å의 광선은 비타민 D_3의 활성화, 3,100Å 이하의 광선은 세포구조의 변화 및 멜라닌색소 형성인자(melanotactic factor)의 자극, 3,100-4,200Å의 광선은 표백 멜라닌의 흑화현상(darkening)을 만들며 계속해서 중간세포의 반응, 조직반응, 피부증상 반응에 이어 계통적 증후(systemic manifestations)가 일어난다(그림 7-39).

적절한 자외선 치료 용량은 표 7-13에 기록되어 있다.

표 7-12. 자외선 치료기에 따른 광선분포 및 효과

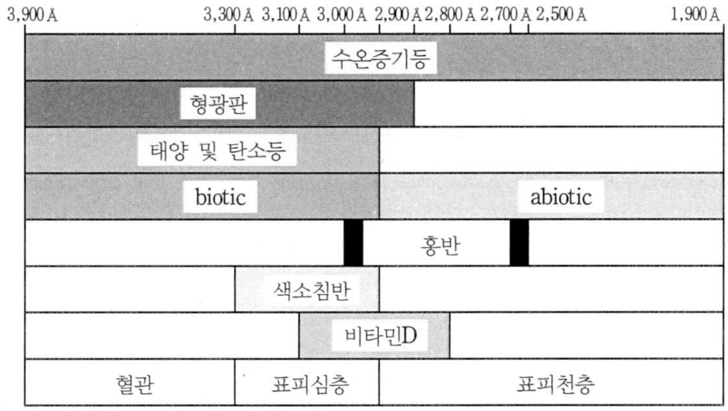

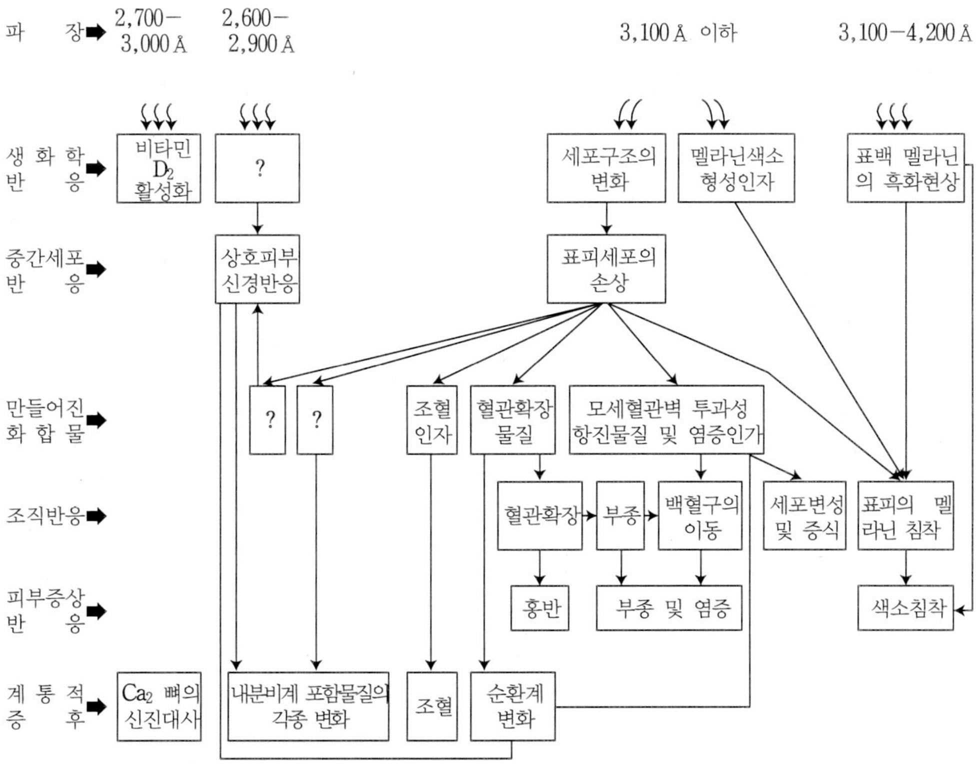

그림 7-39. 자외선치료시 나타나는 치료효과의 과정

표 7-13. 자외선치료 용량

용량	내용	목표 부위
홍반하용량(SED)	홍반 없음	전신 Vitamin-D생산
최소홍반용량=1도 홍반용량	1-6시간에 홍반이 나타나 24시간 안에 사라지는 작은 용량	전신 혹은 국소
2도 홍반용량(E1)	홍반 1-3일간 유지, 조사부위에 피부 축소, E1은 MED의 2.5배에 해당한다.	신체의 20% 이하
3도 홍반용량(E2)	부종, 피부탈락, 색소침착이 동반되 홍반, E2는 MED의 5배에 해당한다.	$250cm^2$ 이하
4도 홍반용량(E3)	물집, 피부탈락, 부종이 있고 홍반과 화상을 동반. E3는 MED의 10배에 해당한다.	$25cm^2$ 이하

(Therapeutic Modalities, 3rd Edition, Chad Starkey, 2004)

4. 자외선의 임상적 응용(Clinical application)

1) 적응증

적응증은 자외선등의 주 방출 파장에 의해 달라진다. 왜냐하면 파장의 종류에 따라 주된 효과가 다르기 때문이다. 또한 파장에 따라 흡수와 침투의 백분율이 다르게 된다(그림 7-40).

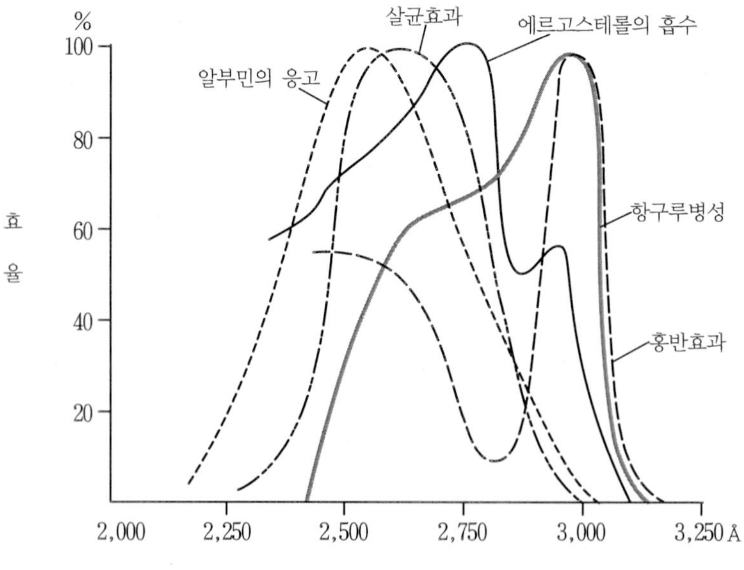

그림 7-40. 파장별 자외선 효과(after Luckiesh)

(1) 일반적 강장효과(general tonic effect)

최소 홍반이 나타나는 경미한 노출은 정신질병을 포함한 만성 질병에 가끔 효과를 나타낸다. 대개 불면증, 히스테리아, 식욕불진, 신경성 질병, 만성기관지염, 기관지천식, 감기 등이다.

소아의 호흡기 질환에 자외선치료는 효과가 높은 것으로 보고되었다(Morton, Brown).

(2) 결핵(tuberculosis)

옛날에는 일광욕이 결핵치료에 매우 중요한 역할을 하였다. 현재 병원에서 결핵을 위해서 자외선치료를 실시하기도 하나, 주로 화학치료를 하고 있다.

뼈, 관절 그리고 근육의 결핵 등 치료에 유효하며 폐결핵일 경우는 매우 주의해야 하며 활동성일 때는 해서는 안 된다.

(3) 구루병 및 칼슘 부족질환

자외선치료를 통해 비타민 D_3가 생성되며 비타민 D_3의 생성으로 구루병(rickets)의 예방과 치료를 할 수 있다.

기타 칼슘부족으로 인한 소아경직(infantile tetany)이나 골연화증(osteomalacia) 등의 치료도 하게 된다.

(4) 공기의 소독(disinfection of air)

수술방, 학교, 육아실의 공기소독을 위해 자외선을 방출시킨다. 냉형 석영 수은등으로부터 2,537 Å의 광선을 방출시켜 살균효과를 일으키게 하여 공기를 소독시킨다.

(5) 피부병(diseases of the skin)

① 좌창(acne)

㉠ 처음 치료용량은 최소 홍반용량(M.E.D) 또는 환자에 따라 2도 홍반용량으로 주당 3회 정도 치료하는 것이 좋다. 자외선 치료와 함께 피부위생과 약간의 알코올이 첨가된 수렴제(성) 로션(또는 화장품)을 병행하면 이상적이다. 또한 궤이커만씨 기술을 적용하여 치료하여도 좋은 효과를 얻을 수 있다.

㉡ 궤이커만씨 기술(Goekerman technique): 이 기술을 자세히 설명하면

- 첫째: 건선이 있는 곳에 콜탈연고(crude coal tar ointment)를 저녁에 두껍게 바른다.

- 둘째: 다음날 자외선 치료하기 전에 올리브 기름(olive oil)으로 연고를 닦아낸다.
- 셋째: 닦아낸 즉시 자외선을 쬔다.
- 넷째: 자외선 노출 후 목욕을 한다.

  이때 안면이나 머리는 적용치 않는다.

  콜탈 연고의 성분은 Crude coal tar 2-6cc

  zin oxide 30G

  Petrolatum 120G

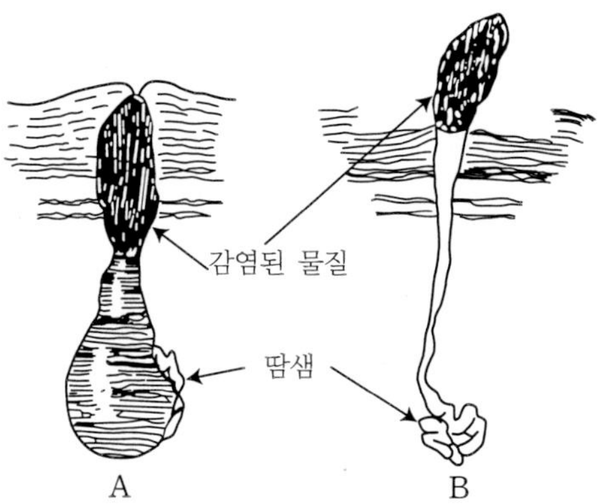

A : 치료 전 감염된 물질이 땀샘 안에 차있는 상태
B : 치료 후 제거된 상태

그림 7-41. 감염된 땀샘

ⓒ 좌창 치료에 자외선 복사시는 다음과 같은 목적으로 시행한다.

- 홍반현상으로 피부의 혈액순환이 증진되며 피부의 상태를 호전하게 한다.
- 탈피현상으로 면포(comedomes)의 제거와 피지의 유출(drainage)을 돕고 좌창의 병소수를 감소시킨다.
- 자외선으로 피부의 소독효과를 가져온다.
- 그림 7-41은 감염된 땀샘에 대한 궤이커만씨 치료 전과 후를 보여준다.

② 건선(psoriasis)

급성기를 제외하고 보통 자외선치료를 통해 회복된다. 치료부위는 두 번째 홍반용량으로 치료하고 혹 세 번째 홍반용량도 사용하게 된다. 특히 건선치료는 콜탈연고를 병용하여 자외선 치료하는 궤이커만씨 기술(Goekerman's technique)을 매일 치료하도록 한다.

건선치료시 자외선복사의 목적은 피부세포의 DNA 합성률을 감소시켜 건선증식의 감소를 가져오기 위함이다.

자외선 치료시는 PUVA법을 적용한다.

③ 종기, 부스럼(boils)과 옴(carbuncles)

두 번째 홍반용량 또는 세 번째 홍반용량으로 치료한다.

또한 종기나 부스럼이 있는 부위는 요오드화 제2수은이 함유된 로션(Biniodide of mercury in acetone)으로 바르고 접착용 탄력붕대로 덮어두도록 권장하며 감염을 방지하도록 한 다음 열 치료 단파투열치료 등으로 순환을 증진시켜 회복이 속히 되도록 한다(그림 7-42).

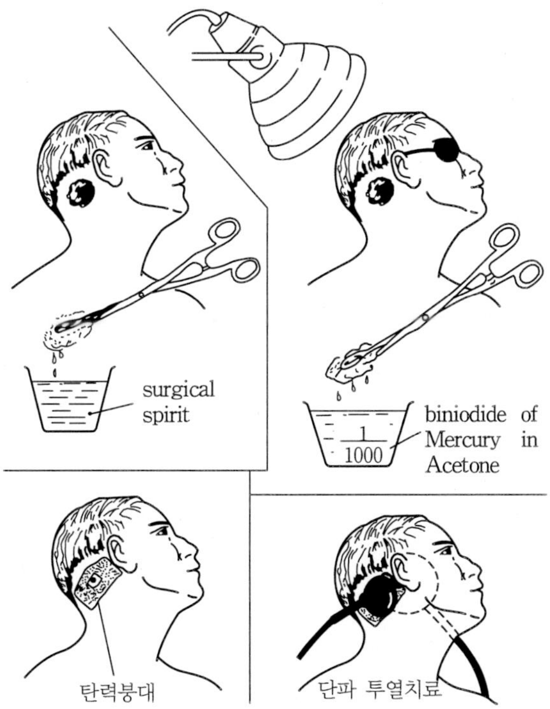

그림 7-42. 종기치료 단계

④ 만성 궤양(chronic ulcers)

피부 궤양 특히 욕창(decubitus ulcer)시 홍반의 정도를 높이며 치료한다. 살균효과가 높으며 2,537Å의 광선으로 치료한다.

궤양 주위에도 치료하여 홍반효과를 겸하여 치료하면 더욱 효과적이다(그림 7-43).

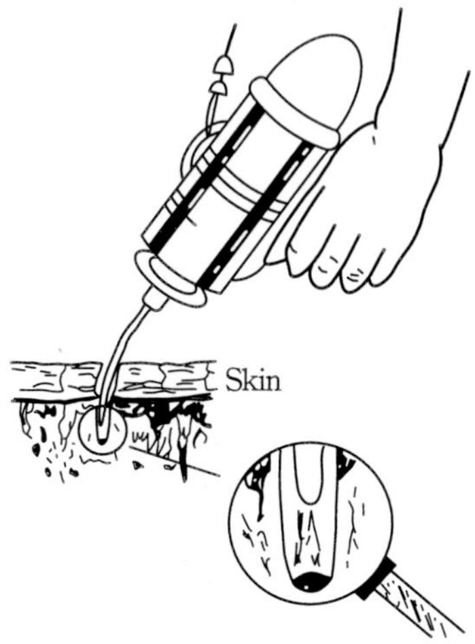

그림 7-43. 동(sinus)의 자외선 치료

냉형 석영수은등을 사용하여 두 번째 홍반용량으로 치료하면 궤양 주위의 어떠한 형태의 세균이라도 살균시킬 수 있는 효과가 크다. 조직 내의 병원균보다 오히려 표면의 병원균 살균에 효과적이다.

표피 상처의 살균을 위해서는 병원균 살균에 효과적이다.

⑤ 동상(chilblains, erythema pernio)

자외선복사를 통해 최소 홍반 반응을 여러 번 나타나게 하여 혈액공급을 자극하면 동상의 초기치료에는 매우 효과적이다.

겨울이 오기 전에 자외선을 복사하게 되면 예방의 효과가 있으며 피부대사(skin metabolism)와 비타민 D의 생산을 증진시키는 효과가 있다.

⑥ 대상포진(herpes zoster)

두 번째 홍반용량으로 적용하며, 가능한 초기에는 치료하지 않고 postherpetic neuralgia)가 있을 경우 효과적인 것으로 보인다.

⑦ 심상성 낭창(lupus vulgaris)

Finnsen은 이 질병치료에 자외선을 이용하였다. 그는 탄소방전 등을 사용하였고, 석영렌즈(quartz lens)로 광선을 집광하여 치료하였다.

⑧ 피부상처

감염된 피부상처는 살균효과 및 부육(slough)의 제거와 피부의 재생을 촉진시키기 위하여 자외선을 복사시킨다.

감염된 피부상처의 자외선 치료시는 대부분 UVB광선(280-315nm)을 적용하는데 국소부위는 크로마이어등으로 치료하고 보통은 냉형 석영수은등을 사용하여 치료한다. 감염되지 않은 피부상처의 자외선치료는 조직의 육아(granulation) 성장을 돕고 피부재생을 촉진시킨다. 이때는 주로 UVA와 UVB광선(315-400nm)을 적용하고 UVA와 UVB 광선만을 복사시키기 위해 청색 우비올유리(blue uviol glass)나 셀로판(cellophane) 등의 여과기를 사용하여 자외선치료를 실시한다.

(6) 류마티스성 질병(rheumatism)

류마티스성 질병에 자외선이 널리 사용되고 있는데 특히 류마티스성 관절염(rheumatoid arthrtis), 골 관절염(osteoarthritis), 통증이 있는 류마티스성 질병의 경우에 주로 사용한다. 전신치료를 통해 비타민 D_3의 생성, 운동에 대한 전신자극 그리고 정신의 안정 등을 가져온다. 국소치료로는 반자극(counter irri-tant)에 의해 통증(pain)의 감소를 가져온다.

크로마이어등을 사용하여 세 번째 또는 네 번째 홍반용량으로 치료한다(그림 7-44).

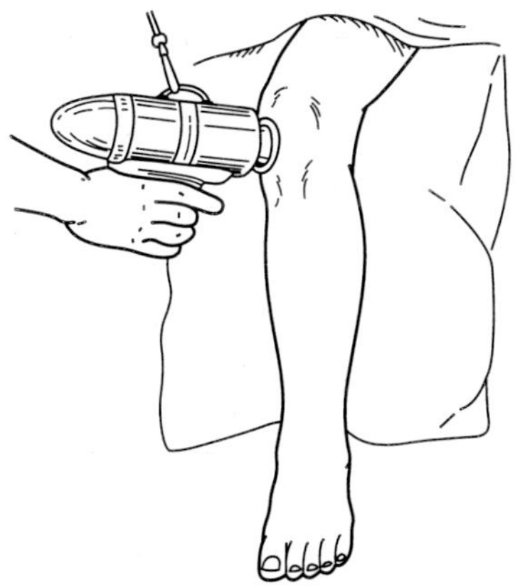

그림 7-44. 류마티스성 질병치료

그 외 골절시 감염된 상처가 있을 경우에도 자외선치료를 시행하며 절단환자에게는 강장효과를 위해 자외선치료를 시행한다.

2) 자외선 치료 기술

(1) 일반관리

① 치료실: 치료실은 공기를 따뜻하고 신선하게 유지시킨다. 치료하는 곳과 외부를 차단시켜 자외선이 밖으로 방사되는 것을 방지한다.

② 안경착용: 환자와 치료사는 자외선으로부터 눈을 보호하기위해 특수안경(goggles)을 착용한다(그림 7-45).

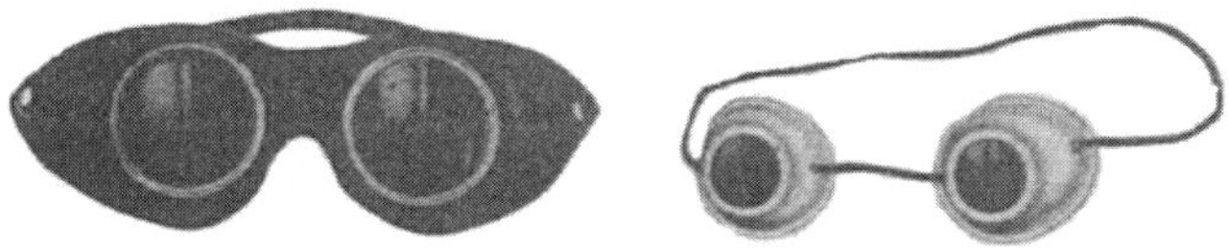

그림 7-45. 특수안경(goggles)

③ 감각이 예민한 환자: 치료하지 않는 부위는 두텁게 옷을 입힌다.

④ 환자의 자세: 환자는 치료부위를 노출시키고 일반적으로 비스듬히 옆으로 눕히게 하는데 치료 부위에 따라 자세를 바꿀 수 있다(그림 7-46, 7-47).

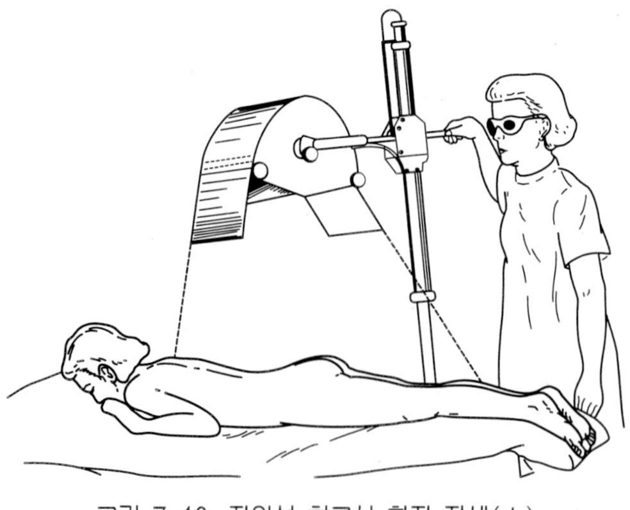

그림 7-46. 자외선 치료시 환자 자세(Ⅰ)

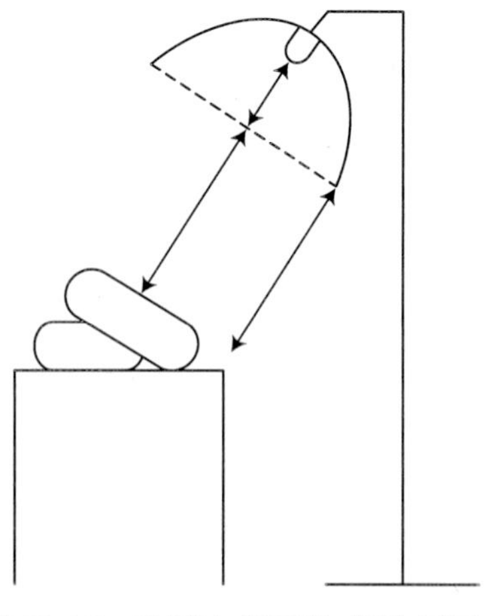

그림 7-47. 자외선 치료시 환자 자세(Ⅱ)

⑤ 시간측정: 시계(time clock)로 노출시간을 정확히 측정한다.

⑥ 치료방법: 처방을 정확히 읽은 다음, 전신치료인가 국소치료인가를 결정하고 용량(dosage)을 결정한다.

(2) 용량 결정 방법

용량 결정의 기본 인자는 노출시간과 등과 환자의 거리이다. 치료기구의 종류에 따라 최소 홍반을 일으키는 노출시간과 등과 환자의 거리가 다르다. 그러므로 가장 효율적으로 최소 홍반을 결정하는 것은 병원용 수은증기등을 사용하여 간단한 피부검사를 하게 된다. 환자에 따라 최소 홍반을 일으키는 용량이 다르기 때문에 검사를 정확히 해서 치료용량을 결정해야 한다.

① 등과 환자의 거리

등과 환자의 거리는 거리제곱 반비례 법칙에 의해 강도의 변화를 가져온다. 일반적으로 30인치(약 76cm)의 거리에서 검사하게 된다. 거리를 좁힐 경우는 거리 제곱 반비례 법칙에 의해 강도가 변화하는데 정확히 적용되지 않는다.

예를 들어 40인치에서 치료시 강도는 20인치에서 치료강도의 1/4배가 되어야 하는데 실제는 1/3배가 된다, 검사부위는 대개 전박(forearm)의 복부(volar surface)나 복부(abdomen)를 선택하여 종이에 구멍을 적당히(대개 다섯 구멍) 뚫어 두고 노출시키어 최소 홍반용량이 나타나는 구멍의 시간을 측정한다.

거리(인치)	40	31	26	22	20	17	14	12	10
용량의 세기	1	$1\frac{1}{2}$	2	$2\frac{1}{2}$	3	4	5	7	9

최소 홍반용량(MED) 검사시 간편하게 종이를 사용하기도 하지만 일반적으로 천에 구멍을 만들고 그 위에 가리개를 부착시켜 사용한다(그림 7-48).

일반적으로 구멍의 크기는 2×2cm이지만 터널형등을 이용하여 검사할 때는 4×4cm로 비교적 구멍의 크기가 크고 크로마이어 등을 이용하여 검사시에는 10cm의 짧은 거리에서 복사시키므로 0.25×0.25cm로 구멍의 크기가 매우 작다.

자외선복사 후 검사용 천을 제거하고 피부에 홍반현상을 관찰하면 몇 개의 구멍에서 홍반이 나타나므로 그 중 홍반의 정도가 최소인 경우가 최소 홍반용량이 된다. 구멍의 모양은 다양하게 사용이 가능하다(그림 7-49).

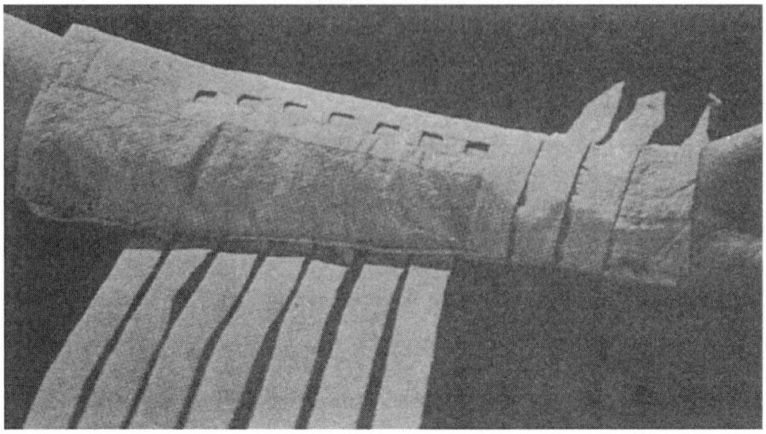

그림 7-48. 최소 홍반용량 검사기구

그림 7-49. 최고 홍반용량 검사시 구멍의 모양

② 노출시간 결정

일반적으로 병원용 수은등을 사용하여 30인치의 거리에서 다섯 구멍을 차례로 열어서 노출시킨다. 즉, 첫째 구멍은 5초간 노출시키고, 나머지 네 개의 구멍은 종이로 엎어 노출을 방지한다. 계속 5초 간격으로 넷째 구멍까지 노출시키고 마지막 구멍은 15초를 노출시킨다.

최종 노출이 끝나면 총 노출시간은 첫째 구멍은 35초, 둘째 구멍은 30초, 셋째 구멍은 25초, 넷째 구멍은 20초가 되고 마지막 구멍은 15초가 된다(그림 7-50).

이와 같은 방법으로 자외선을 노출시킨 후 다음날 아침에 어느 구멍에서 최소 홍반(minimal erythema)이 나타났는가를 확인하여 최소 홍반이 나타난 구멍의 시간이 곧 최소 홍반용량(MED)이 된다(그림 7-51).

그러나 시간간격이나 총 노출시간은 일정하게 정해져 있지 않다. 대개는 최소 홍반이 나타날 수 있는 시간을 예상하여 그 시간을 중심으로 간격을 맞춘다. 예를 들면, 2분 정도에서 최소 홍반이 나타나리라 예상되면 1분, 1.5분, 2분, 2.5분, 3분 등의 간격으로 검사하는 방법이다. 등의 효율이 약한 등은 병원용 수은등과 시간 간격과 총 노출시간을 그림 7-52와 같이 시행한다.

크로마이어등은 피부와 등 사이의 거리를 아주 짧게 하거나 접촉시켜 복사시키는데 그림 7-53과 같이 그 시간도 2초, 4초, 8초, 16초의 간격으로 한다(Scott).

그림 7-50. 최소 홍반용량 검사에 의한 피부반응

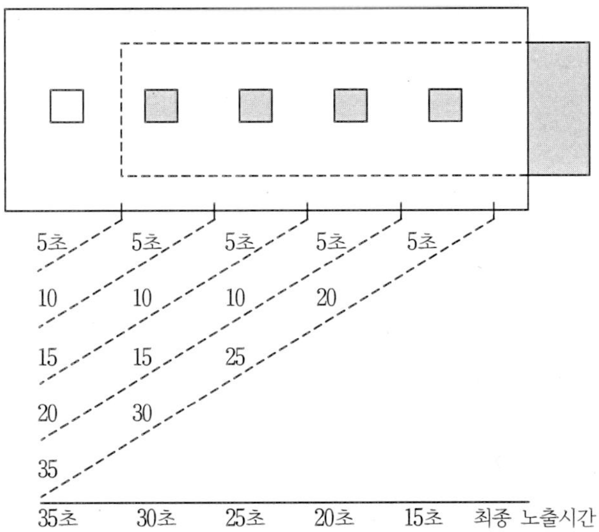

그림 7-51. 병원용 수은등을 이용한 최소 홍반용량 검사법

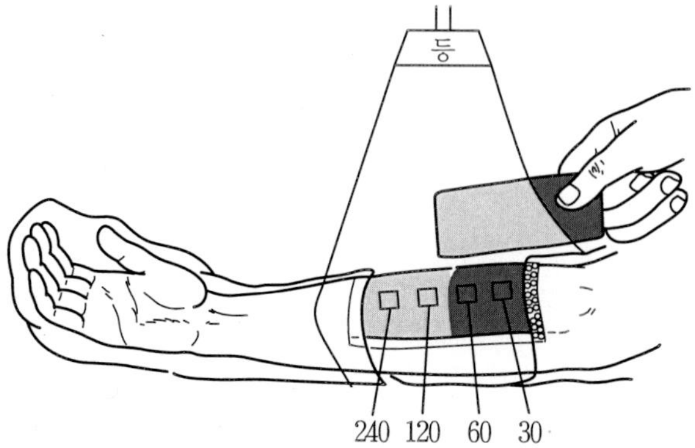

그림 7-52. 효율이 약한 등의 MED 결정법

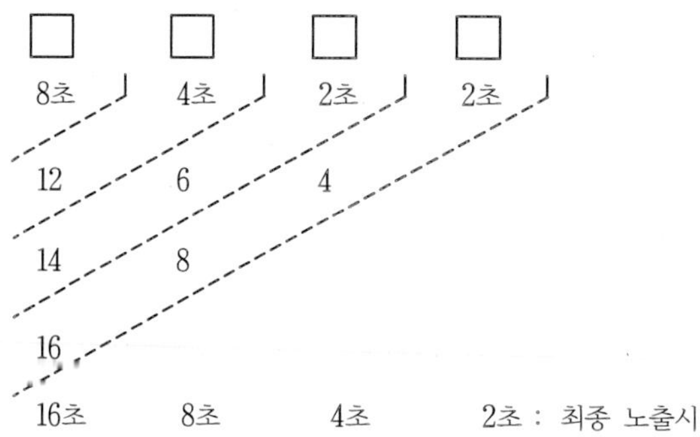

그림 7-53. 크로마이어등의 MED 결정법

(3) 치료 용량

질병의 종류와 정도에 따라 치료용량이 다르게 된다, 처방에는 치료용량과 치료 횟수에 따른 용량 변화를 결정할 수 있다.

최소 홍반용량이 결정되었을 경우 치료용량이 두 번째, 세 번째, 네 번째 홍반용량으로 처방이 나왔다면 다음과 같이 용량으로 결정한다.

두 번째 용량을 일으키려면 최소 홍반용량의 2.5배를 증가하고, 세 번째 용량을 일으키려면 최소 홍반용량의 5배를 증가하며, 네 번째 용량을 일으키려면 최소 홍반용량의 10을 증가시키면 된다.

홍반용량(dosage)	첫 번째 용량 E_1	두 번째 용량 E_2	세 번째 용량 E_3	네 번째 용량 E_4
비율(factor)	1	2.5	5	10

$$용량 = \frac{알려진용량}{알려진용량의비율} \times 알려고\ 하는\ 용량의\ 비율$$

예: 두 번째 홍반용량이 30초일 때 세 번째 용량은 몇 초인가?

$$E_3 = \frac{30}{2.5} \times 5 = 60(초) \qquad \therefore 60초$$

각 치료용량이 결정되면 그 홍반을 유지하기 위해 다음 노출시간은 다음과 같은 비율로 증가한다.

최소 홍반을 계속 유지하려면 먼저 용량의 20-25%를 증가시키고, 두 번째 홍반을 계속 유지하려면 먼저 용량의 50% 증가시키고, 세 번째 홍반을 계속 유지하려면 먼저 용량의 75% 증가하며, 네 번째 홍반을 계속 유지하려면 먼저 용량의 100% 증가시키면 된다.

그러나 Shriber는 간단하게 매회 15초씩 증가해서 치료하는 법을 권장한다. 예를 들면, 일반 강장효과를 위해서 열형 석영수은등으로 치료할 경우 15초에서 시작하여 매회 15초씩 증가하여 2주일 동안 격일로 치료하면 마지막 회가 총 105초의 노출시간이 되는 것이다.

Reaction to maintained	Increase of exposure
E_1	20～25%
E_2	50%
E_3	75%
E_4	100%

모든 용량 결정은 대부분 환자의 감수성(susceptibility)을 고려하여 적절히 치료에 임하도록 한다.

(4) 환자의 감각도

인종에 따라 차이가 있으며 남자보다 여자는 20% 정도 더 감각이 예민하다고 한다. 나이에 따라서도 다르게 되는데 2세 이하는 어른용량의 1/2 정도, 2-6세까지는 어른 용량의 2/3 정도로 하면 된다.

또한 신체의 부분에 따라 감각도가 다르다. 손상의 용량은 보통 용량(검사시의 부위)의 5배, 손바닥의 용량은 15배 정도, 발바닥의 용량은 25배 정도까지 필요하다.

그러나 가장 예민한 곳은 얼굴, 가슴, 복부 및 등과 둔부며 다음으로 팔과 다리이고 가장 둔한 곳이 손, 발바닥이다.

(5) 치료기술 요점

① 치료하기 전에 기구를 점검한다.

② 정확하게 시간을 측정할 수 있는 시계를 준비한다.

③ 환자 피부의 상처나 화상 등을 관찰하고,

④ 환자에게 치료과정을 설명한다.

⑤ 최소 홍반용량을 반드시 알아야 하고 만약 알지 못하면 치료하기 전에 검사하여 치료용량을 결정하고 치료에 임한다.

⑥ 눈은 특수 안경이나 젖은 거즈를 사용하여 자외선으로부터 보호해야 한다.

⑦ 환자의 치료부위를 제외한 다른 부분과 치료사는 자외선 노출을 차단해야 한다.

⑧ 자외선 기구와 환자의 거리를 일정하게 유지한다.

⑨ 환자에게 주위를 주어 이상이 있으면 치료사를 부르게 된다.

⑩ 치료 종료시는 기구관리에 유의하고 환자에게 가려움이나 화끈거리는 감각이 있는가를 물어보고 다음 치료시 유의한다.

(6) 등의 선택

자외선은 파장에 따라 치료적 효과가 다르므로 질병에 따라 등을 선택해야 한다.

① 적외선, 가시광선 및 장단과 자외선이 고루 방출되는 등은 탄소방전등이다.

② 가시광선과 자외선 일부 파장이 방출되는 등은 고압수은등(열형 석영수은등)이다.

③ 거의 단파 자외선, 한 가지 광선만 나오는 등은 저압수은등(냉형 석영수은등)과 공기소독용 등이다. 대부분 살균용으로 사용되는 등이다.

또한 그룹치료를 위해서는 센트로솔등(Centrosol lamp)과 필립관(Phillip's tube)이 있으며 국소부위 치료를 위해서는 크로마이어등(Kromayer lamp)과 공랭식 크로마이어등(Aero-Kromayer lamp) 그리고 국소형 냉형수은등(orificial cold quartz mercury lamp) 등이 있다.

(7) 기구장치

① 일반치료: 일반적으로 자외선 치료시 환자의 등과의 거리는 76cm(30인치)에서 치료하고 있다. 만약 거리조정이 필요하면 거리와 용량과의 관계는 거리제곱반비례 법칙이 적용되므로 다음과 같은 식을 적용하여 계산하면 된다(Scott).

$$\text{새 용량} = \frac{\text{과거 용량} \times \text{새 거리}^2}{\text{과거 거리}^2} \left(New\ dose = \frac{old\ dose \times new\ distance^2}{old\ distance^2} \right)$$

② 국소치료: 치료부위를 깨끗히 씻고 공동(sinus)은 특별히 고안된 등을 사용한다(그림 7-54). 크로마이어등과 피부와의 거리는 2-4인치 정도로 떨어뜨리고 치료한다.

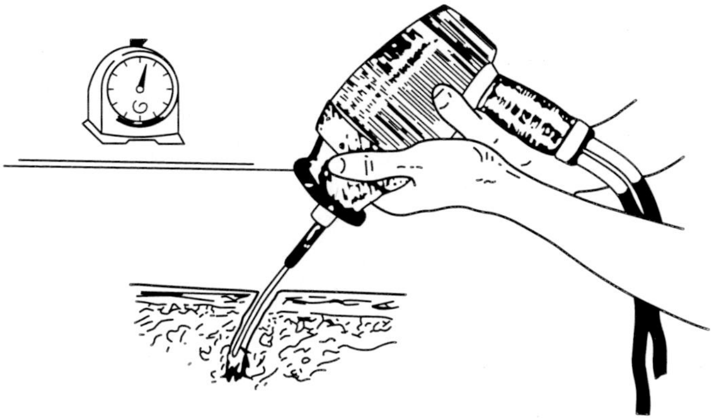

그림 7-54. 국소자외선 치료기술(공동)

(8) 치료주기

질병이나 증상에 따라 차이에 있지만 병원에서 치료받는 환자는 처음에는 매일 치료하도록 하며 직장에서 오는 경우는 격일치료를 권한다.

① 그룹 치료시: 최소 홍반용량으로 치료시에는 전신치료시와 같이 보통 격일이나 최소 홍반용량이 사라지는 때 다시 치료하면 이상적이다.

② 국소 치료시: 최소 홍반용량으로 치료시에는 격일, 두 번째 홍반용량일 때는 주 2회, 네 번째 용량일 때는 주 1회 정도로 치료하는 것이 보통이다.

3) 위험 및 주위사항

(1) 결막염(conjunctivitis)

특수 안경을 사용하여 자외선으로부터 눈을 보호하여 결막염(conjunctivitis)을 예방한다.

결막염의 증세는 눈에 통증, 모래가 낀 것 같은 느낌(gritty feeling)이나 수명(photophobia), 유루(lacrimation) 등이 나타난다. 증세가 가벼울 경우는 봉산으로 닦아내거나 액성 파라핀 또는 caster oil로 치료한다.

(2) 과다용량(over dose)

과다한 용량에 의해 심한 발적, 뜨거운 느낌, 궤양 등이 발생되고 심하면 물집이 생기는 경우도 있다. 또한 과다한 복사에 의해 피부 넓은 부의에 손상이 발생되면 두통, 오심(nausea), 고열이나 불규칙한 심박동 등이 일어날 수 있다.

(3) 전기쇼크(electric shock)

노출된 피로나 전기가 흐르는 기계의 부속 등에 환자가 닿을 경우 전기쇼크가 일어날 수가 있다.

(4) 화상(burn)

환자의 피부가 열형 석영수은등의 연소기나 등의 뜨거운 부분에 닿을 경우 화상이 생길 우려가 있다.

(5) 오한(chill)

치료실의 온도가 너무 차가울 경우 치료 중 오한이 나타난다. 오한을 없애기 위해 적외선 치료를 겸하는 경우도 있다.

(6) 광과민(photosensitivity)

광감각은 피부염(dermatitis)에 자외선 복사시 어떤 약물이나 물질이 부가 되면 반응이 증가되는 것을 말한다. 즉, 자외선복사의 효율을 증가시키기 위해 사용되는 에오신(eosin)같은 형광물질이나 콜탈(coal tar)같은 외용제는 광감각성이 나타난다. 건선치료의 콜탈같은 외용제를 사용할 때 광감각에 의한 반응의 증가가 나타나는 것이다.

그러나 광감각은 심한 가려움이나 피부염을 유발시키기도 하기 때문에 주의가 요한다. 또한 광감각은 약물뿐 아니라 음식, 질병 등에도 나타나게 되어 원칙적으로 광감각을 촉진시키는 경우는 피부염을 유발시키거나 질병의 악화를 초래하기 때문에 금기에 해당된다.

다음은 광감각을 일으키는 질병 및 약물이다.

[Photosensitizer of ultraviolet light]

- ▶ Diseases
  - – Endocrine
    - Insuline
    - Thyroxin
    - Epinephrine
    - Pituitrin
  - – Metabolic
    - Pellagra
    - Erythropoietic protoporphyria
    - Porphyria
  - – Vasculitis
    - Scleroderma
    - Lupus-systemic, discoid
    - Polyarteritis nodosa
    - Polyvinyle chloride
- ▶ Infections
  - – herpse
  - – Tuberculosis
- ▶ Cardiorenal failure
- ▶ Dermatologic diseases
  - – Eczema
  - – Urticaria solaris
  - – Hereditary xeroderma
  - – Vitiligo albinism
  - – Epidermolysis bullosa
- ▶ Drugs
  - – Eosin
  - – Perfumes
  - – Green soap
  - – Methylene blue
  - – Coal tar

- Tetracyclines
- Riboflavin
- Methotrexate
- Quinine
- Sulfonamide
- Pheylbutazone
- chlorpromazine
- Barbiturates
- Heavy metals: gold, mercury, iron, bismuth

(7) 금기증(contraindication)

① 폐결핵(pulmonary tuberculosis)의 활동성인 경우와 기관 기관지선염(tracheobrachial adenitis).

② 갑상선 기능항진증(hypertyroidism), 당뇨병(diabetes): 심한 가려움증과 부작용이 나타나는 경우가 있다.

③ 급성 및 심한 만성 콩팥염(nephritis)

④ 피부병 중에 병을 악화시키거나 다른 부작용을 일으킬 염려가 있는 질병은 다음과 같다. Lupus erythematosus, xeroderma pigmentosus, pellagra 등의 발광성 질병(photogenic disease)과 그 외 herpes simplex, acute eczema, erythema solare perstans, freckles, atrophy, keratoses, prematurely senile skin 등이다.

⑤ 피부병의 급성기나 심한 가려움이 있고, 태양광선에 과민한 경우는 금기사항이다.

⑥ 심근염(myocarditis) 등의 심장병(advanced heart disease)과 동맥경화증(arteriosclerosis)은 금기증이다. 또한 과혈당증(hyperglycemia)고 금기증이다.

⑦ 허약체질과 영양부족이 있는 환자는 주의를 요하며 고열(high fever)이 있을 경우도 금기사항이다.

⑧ 심부 방사선치료: 심부방사선치료 후 3개월간은 자외선치료를 하지 않도록 한다.

⑨ 과다노출이나 광감각으로 나타나는 효과는 다음과 같다.

㉠ 통증	㉡ 부종
㉢ 수포(Bulla) 형성	㉣ 열, 오한, 약화
㉤ 결막염	㉥ 각질형성
㉦ 감염	㉧ 쇼크

⑩ 만성 과다노출인 경우는 280-340nm의 파장광선이 암을 유발시킬 우려가 있다.

참고문헌

1. Licht S: Therapeutic Electricity and Ultraviolet Radiation, P. 192. Elizabeth Licht, 1972.
2. Licht S: Therapeuic Electricity and Ultraviolet Radiation, P. 233. Elizabeth Licht, 1972.
3. Scott PM: Electrotherapy and Actinotherapy, p. 299, Bailliera Tindall, 1977.
4. Krusen FH: Physical Medicine, p. 187 W.B. Saunders Co., 1977.
5. Rusk HA: Rehabillitation Medicine, p. 83. the C.v. Mosby Co., 1977.
6. Licht S: Therapeutic Electricity and Ultravioler Radiation, P. 221. Elizabeth Licht, 1972.
7. Licht S: Therapeutic Electricity and Ultravioler Radiation, P. 224. Elizabeth Licht, 1972.
8. Licht S: Therapeutic Electricity and Ultravioler Radiation, P. 238. Elizabeth Licht, 1972.
9. Krusen FH, Kottke FJ, Ellwood PM: Physical Medicine and Rehabilitation, P. 369. W.B. Saunders Co., 1971.
10. Licht S: Therapeuic Electricity and Ultraviolet Radiation, P. 229. Elizabeth Licht, 1972.
11. Scott PM: Electrotherapy and Actinotherapy, p. 276. Bailliere Tindall, 1977.
12. Krusen FH, Kottke FJ, Ellwood PM: Physical Medicine and Rehabilitation, P. 369, 1971.
13. 등의 용량은 제작회사에 따라 차이가 있으며 출력과 주방출광선이 어느 파장범위인가에 따라 차가 있다. 거의 모든 제품의 안내서에 주방출파방 및 출력 그리고 최소 홍반용량을 표시하고 있다.
14. Scott PM: Electrotherapy and Actinotherapy, p. 278. Bailliere Tindall, 1977.
15. Krusen FH, Kottke FJ, Ellwood PM: Physical Medicine and Rehabilitation, P. 188, 1971.
16. Scott BO: the Principle and Practice of Electrotherapy and Actinotherapy, p. 298. William Heinemann Medical Book Ltd. 1959.
17. Scott PM: Electrotherapy and Actinotherapy, p. 315. Bailliere Tindall, 1977.
18. Krusen FH, Kottke FJ, Ellwood PM: Physical Medicine and Rehabilitation, P. 369, 1971.
19. Scott PM: Electrotherapy and Actinotherapy, p. 290. Bailliere Tindall, 1977.
20. Histidine*: purified hestidine 정제된 히스티딘은 2,550보다 짧은 파장의 광선은 흡수하지 않는다. 정제되지 않고 철이 포함된 히스티딘만이 짧은 파장의 광선도 흡수하고, 이어서 히스티딘을 히스타민으로 변환시킨다.
21. Licht S: Therapeutic Electricity and Ultravioler Radiation, P. 347. Elizabeth Licht, 1972.
22. Scott PM: Electrotherapy and Actinotherapy, p. 291. Bailliere Tindall, 1977.
23. 세포증식은 melanin pigment granules 또는 melanosomes이 피부의 기저층에서 위로 이동시키는 원인이 되기 때문이다.
24. Scott PM: Electrotherapy and Actinotherapy, p. 296. Bailliere Tindall, 1977.
25. Licht S: Therapeutic Electricity and Ultravioler Radiation, P. 347. Elizabeth Licht, 1972.
26. Licht S: Therapeutic Electricity and Ultravioler Radiation, P. 295. Elizabeth Licht, 1972.
27. Licht S: Therapeutic Electricity and Ultravioler Radiation, P. 367. Elizabeth Licht, 1972.
28. Acne vulgaris:
    a. pimples(papules or pustules) over the face, back and shoulders occuring at puberty.
    b. Open and closed comedones.

c. Cyst formation, slow resolution scarring

d. The most common of all skin condition

29. Psoriasis:

a. Silvery scales on bright red plaques, usually on knees, elbows and scalps.

b. Stippled nails.

c. Itching is mild unless psoriasis or occurs in body folds.

d. Psoriatic arthritis may be present.

e. Histopathologic features arc specific

30. Furunculosis(boils) and carbuncles

a. Extremly painful inflammatory swelling of a hair follicle that forms an abscess.

b. Primary predisposing debilitation disease sometimes present.

c. Coagulase-positive staphylococcus aureus is the causative organism.

31. Chilblain(pernio)

a. Chilblain arc red, itching skin lesions usually on the extremities, caused by exposure to cold without actural freezing of the tissues.

b. They may be associated with edema or blistering and aggravated by warmth.

32. Herpes zoster(Shingles)

a. Pain along course of a nerve followed by painful grouped vesicular lesians.

b. Involvement is unilateral. Lesions are ususally on face and trunk.

c. Swelling of regional lymph nodes(inconstant).

33. Wale JO: Tidy's Massage and Remedial Exercise, p. 143. John Wright. 1976.

34. Wale JO: Tidy's Massage and Remedial Exercise, p. 100. John Wright. 1976.

35. Scott PM: Electrotherapy and Actinotherapy, p. 300. Bailliere Tindall, 1977.

36. Rusk HA: Rehabilitation Medicine, p. 84. The C.V. Mosby Co., 1977.

37. Coblentz WW, Stair R, Hogue JM: Measurements of ultraviolet solar radiation in various localities. Bureau of Standards Journal of Research, 10(1):79, 1933.

8

phototherapy

광화학 치료

Chapter 8

광화학치료(Photochemotherapy, PUVA)

학습목표

1. 광화학치료의 원리를 안다.
2. PUVA에 의한 피부반응을 이해한다.
3. PUVA의 적응증을 안다.

1. 역사

일광 노출로 저항을 증진시키며 병을 치료한다는 생각은 3000년 이전의 그리스에서부터 이미 시작되었으며 로마시대에도 일광욕실(solarium)을 건설하여 건강 증진을 시도하였다. BC 2000년-1500년경부터 인도나 이집트에서는 백반증 피부의 색소침착을 위하여 psoralen을 사용한 기록이 있다. 인도에서도 현재 콩과 식물인 Psoralen corylifolia라고 부르는 식물의 씨로 백반증을 치료한 기록이 있다.

18세기 후반에 와서 구루병(rickets)에 대하여 일광치료를 시행하였으며 19세기 후반에는 그 당시 많이 볼 수 있었던 피부결핵을 인공자외선 등을 이용하여 치료하기 시작함으로써 광의학은 근대의학으로 활기를 찾기 시작하였다. 1893년 덴마크 의사인 Niels Finsen(1860-1904)은 피부결핵을 치료하기 위하여 인공자외선 등(Finsen lamp)을 만들어 처음으로 사용하였다. 이후 광요법은 효력이 좋아 많이 쓰였으며 1903년에는 피부병의 광요법에 대한 공로로 Finsen이 노벨상을 수상하였다.

최근 20년 동안에 광의학은 괄목할만한 진전을 이루었으며 의학의 한 분야로 터전을 잡았다. 이러한 진전을 이루는 계기는 광화학으로 건성을 치료하는 길이 열렸기 때문이다. 1947년 이집트의 EI Mofty는 백반증 치료에 Ammi majus로부터 얻은 psoralen을 처음 사용하였다. 1974년 미국 하바드 대학의 Parrish 등은 21명의 건선환자를 대상으로 8-methoxypsoralen을 경구 투여한 후 인공 광원으로부터 조사되는 UVA의 강도를 서서히 높여가며 조사하여 좋은 효과를 보았음을 보고하였다. 그는 이를 광치료(phototherapy)와 화학치료(chemotherapy)를 병합한 요법, 즉 광화학치료(photochemo therapy)이라고 불렀다. 이 광화학치료는 psoralen+UVA로 줄여서 PUVA라고 한다. 이 방법은 이후 많은 연구가 이루어져 1982년에는 미국 FDA에서 건선치료법으로 인정을 받았다. PUVA가 개발되어 20년이 지난 지금 우리나라를 비롯하여 전 세계적으로 널리 쓰이고 있다. 우리나라에서도 1979년 서울대학교병원에 건선 크리닉을 개설하면서 처음으로 전신용의 미국 Derma Control사의 캐비넷형으로 된 PUVA가 도입되어 건선과 백반증 치료에 사용되었다.

2. 치료 원리

광화학치료는 광독성 약물인 psoralen을 바르거나 먹은 후 UVA를 조사하여 병을 치료하는 새로운 치료 방법이다. Psoralen이나 UVA 단독으로는 효과가 없으며 광독성 약물인 psoralen과 UVA의 복합작용에 의해서 치료 효과를 나타낸다.

1) Psoralen

(1) 구조

Psoralen과 많은 유도체들이 다수의 식물(lime, 레몬, 무화과, celery, parsley, bergamot 등)에 포함되어 있다. 현재 치료용 약제는 합성 약제를 사용한다. 이들 중에서 8-methoxy psoralen(8-MOP, methoxsalen)이 가장 많이 쓰인다. 4, 5, 8-trimethylpsoralen(TMP, trioxsalen)은 광독성이 8-MOP보다 적어 건선에는 효과가 적으나 백반증의 치료에는 좋다. 5-MOP는 8-MOP보다 광독성이 적어 홍반이 적게 나오나 대신 멜라닌세포의 자극은 더 강하고 부작용인 소양증이나 구역질 등은 8-MOP보다 적게 일어난다고 알려져 있다. 3-carbethoxypsoralen(3-CP)의 건선 치료 효과를 보고하였다(그림 8-1).

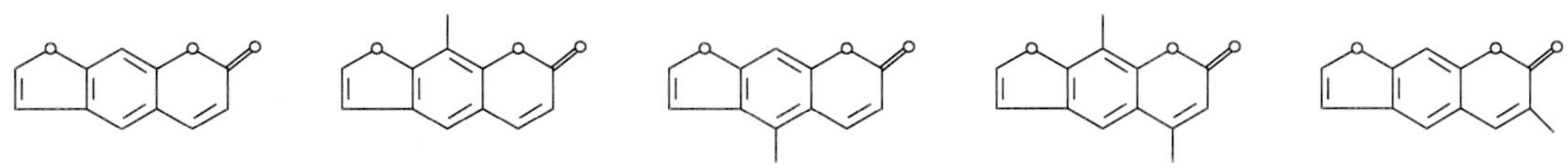

그림 8-1. Psoralen과 유도체들의 구조식

(2) 광화학 치료법 작용기전

Psoralen은 DNA나 RNA의 두 염기쌍 사이에 끼어 분자복합체를 형성한다. 이후 UVA를 조사하면 염기 특히 피리미딘 염기와 반응하여 단일작용 부가물 (monofunctional adduct)과 두 염기 사이에 끼어 cross-link를 형성한 이중작용 부가물 (bifunctional adduct)을 형성한다. DNA에서의 이러한 광부가물의 형성은 결국 DNA 합성 억제를 일으키며 이어서 세포증식 억제를 일으킨다.

Psoralen은 구조상 단일작용 부가물을 형성하는 단일작용 psoralen 또는 이중작용 부가물을 형성 하는 이중작용 psoralen 으로 나눌 수 있다. 이중작용 psoralen은 8-MOP와 TMP 등으로 현재 사용되는 주된 psoralen이며 3-CP 등은 단일작용 psoralen이다. 이중작용 psoralen이 광독성 반응, 홍반 색소침착 등을 강하게 일으키며 DNA 합성 억제를 강하게 일으킨다. 반면 손상된 DNA 복원도 훨씬 느려 단일작용 psoralen보다 돌연변이나 광발암현상을 더 많이 일으킬 수 있다.

(3) 광화학반응의 형태

Psoralen과 UVA와의 반응은 두 가지 형태인 Type Ⅰ반응(직접반응) 과 Type Ⅱ 반응(간접반응 또는 감작 광화학반응(sensitized phochemical reaction))으로 나타난다.

① Type Ⅰ반응: 광을 받아 들뜬상태(excited)가 된 psoralen이 피리미딘 염기와 결합하여 위의 광화학에서 설명한 바와 같은 부가물 등을 형성하는 반응이다.

② Type Ⅱ 반응: Psoralen과 산소의 반응 시 광자를 받아 psoralen이 들뜬상태가 되면서 활성산소(reactive oxygen species)인 superoxide anion이나 singlet oxygen 등을 형성하는데 이들 DNA 손상, 세포손상, 홍반의 유도와 부종발생 등을 일으킨다.

2) UVA

(1) UVA란

자외선은 파장대에 따라 자외선 A(UVA), 자외선 B(UVB), 자외선 C(UVC)의 세가지 띠로 나누어진다. 최근 자외선의 파장대를 다시 세분화하려는 경향이 있다. UVA는 다시 UVA1(3,400-4,000Å; 340-400nm)과 UVA2(3,200-3,400Å; 320-340nm)로 나눌 수 있다. 이들의 파장별 분류는 다음 표와 같다(표 8-1).

표 8-1. 자외선의 파장별 분류

자외선	약칭	파장대	파장대 명칭	기능별명칭	에너지
자외선 A	UVA	3,200-4,000Å 320-400nm	longUV longwaveUV	blacklight	낮다
자외선 B	UVB	2,900-3,200Å 290-320nm	middleUV middlewaveUV	sunburn ray	중등도
자외선 C	UVC	2,000-2,900Å 200-290nm	shortUV shortwaveUV	germicidal ray	높다

(2) 작용파장

Psoralen의 작용파장은 UVA이다. 최대 작용파장은 UVA 중 340-380nm라고 알려져 있다. 이에 따라 현재 사용 중인 대부분의 치료광원도 거의 360nm에 최고 강도를 내도록 만들어져 있다.

3. PUVA에 의한 피부반응

홍반반응과 색소반응을 일으키는데 그 정도는 psoralen의 용량과 UVA의 양에 따라 달라진다. 또한 개인에 따라 달라진다.

1) 홍반반응

PUVA 치료 48-72시간에 최고에 도달한다. 또는 96시간까지 늦게 나타날 수 있다. 홍반반응은 치료에서 최소 광독량의 결정 등 자외선치료 시 광량 투여의 기본이 된다.

- **최소 광독량(MPD, minimal photoxic dose)**: 개인의 PUVA에 대한 예민도를 검사한다. 치료용량의 psoralen(처음 8-MOP 30mg)을 먹은 후 2시간 후에 UVA를 보통 0.5J/cm^2 또는 1J/cm^{2}부터 10J/cm^{2}까지 또는 적당히 증량 혹은 감량하여 등이나 건선 병변이 없는 정상 피부에 조사한다. 조사 후 72시간에 피부의 홍반반응을 관찰하여 첩포의 4 경계선이 분명하게 홍반을 나타낸 최소광량을 선정하며 이를 MPD라고 정한다(그림 8-2, 8-3).

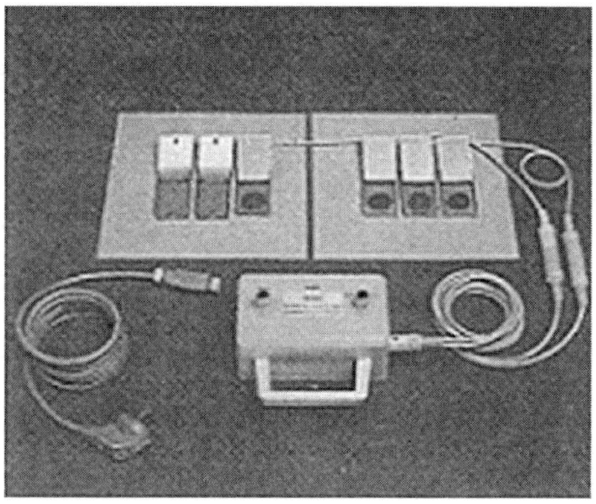

그림 8-2. 반자동 감광테스트 장치

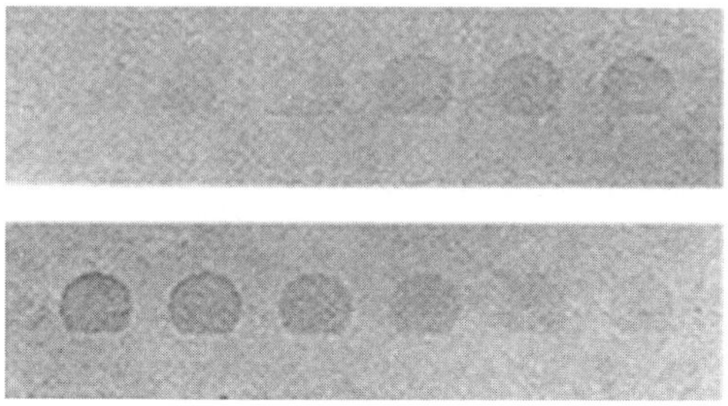

그림 8-3. 감광테스트 결과

2) 색소반응

즉시 색소침착과 지연 색소침착을 일으킨다. 지연 색소침착은 수일 후에 나타나며 7일째에 최고에 도달한다. 그 후 수주 혹은 수 개월 후에 소실된다. 이때 멜라닌세포의 수와 크기가 증가하며 멜라닌과 멜라닌소체의 합성 증가가 일어난다.

4. 치료대상 질환

건선(Psoriasis), 백반증(Vitiligo), 건선균상식육종(Mycosis fungoides), 아토피피부염(Atopic eczema), 유건선(Parapsoriasis), 편평태선(Lichen planus), 색소성 담마진(Urticaria pigmentosa), 다형일광발진(Polymophous light eruption), 일광 두드러기(Solar uritcaria), 만성 광선 피부염, 일광 유망상증, 종두상 수포증, 원형 탈모증(Alopecia areata)

만성 피부 이식편대숙주반응(Chronic cutaneous graft-versus-host disease), 포진상 피부염(Dermatitis herpetiformis), 범발성 환상 육아종(Generalized granuloma annulare), 경화점액수종(Scleromyxedema), 여드름(Acne vulgaris), 림프종양 구진증(Lymphomatoid papulosis), 과각화성 피부염(Hyperkeratotic dermatitis), 호산구성 농포성 모낭염(Eosinophilic pustular folliculitis) 등 질환에 대한 치료로 사용되고 있다.

5. 건선(Psoriasis)

건선은 하얀 은백색 인설을 가지는 구진이 무릎, 팔꿈치, 둔부, 두부 등 피부에 자극이 많이 가해지는 즉 활동성이 많은 부위에 주로 생기는 비교적 흔한 피부질환이다. 원인은 아직 미상이나 유전적 요인, 피부 자극과 같은 악화요인, 표피세포의 주기의 이상, 생화학적인 요인, 면역학적 요인 및 진피혈관의 구조적 이상 등이 추정된다. 빈도는 인종에 따라 달라서 미국에서는 매년 15-26만의 신환이 발생하며 전 인구의 1%를 차지한다고 알려져 있다. 우리나라에서는 전 인구에 대한 빈도의 통계는 없으나 백인에 비하여 훨씬 낮을 것으로 추정된다. 대개 발병은 20세 전후에 시작된다. 그 외 특이하게 농포가 생기는 농포성 건선, 홍반과 인설이 전신에 걸쳐오는 박탈성 건선 등의 형태가 있다.

1) Psoralen

8-MOP가 쓰인다: 10mg capsule을 사용하여 0.6-0.8mg/kg을 복용한다. 그러므로 30kg 이하 경우 10mg(1cap), 30-50kg 경우 20mg(2cap), 51-65kg 경우 30mg(3cap), 66-80kg 경우 40mg(4cap), 81-90kg 경우 50mg(5cap), 91-115kg 경우 60mg(6cap)을 복용한다.

2) 광원(UVA)

360nm(3,600Å)에서 peak를 가지는 UVA를 사용한다. UVA 광원은 필요에 따라 광원의 크기와 모양 등이 달라 용도에 따라 일부만 조사할 수 있는 판(plate)형, 전신을 조사하는 캐비넷형, 손, 발을 조사할 수 있도록 되어 있는 손발형 등이 있다. 캐비넷형의 경우 광량 측정은 대개 내장된 광도계에 의하여 자동 측정되도록 되어 있다. 그러나 판형이나 손발형의 경우 광도계를 사용하여 UVA 광량을 측정하여 조사하여 한다.

3) 환자의 선정

(1) 적용대상

성인을 대상으로 하여 18세 이하에는 보통 적용하지 않는다. 대개 체표면적의 30% 이상 침범된 경우나 UVB를 비롯한 다른 치료에 잘 반응하지 않아 신체적, 정신적으로 많은 고통을 받는 경우에 선택한다.

(2) 고려사항

임신, 비소 섭취나 방사선 치료력이 있는 경우, 피부암 병력이 있는 경우, PUVA로 악화될 수 있는 질환인 백내장, 심혈관계질환, 간질환, 콩팥질환, 천포장 등이 수포질환, 면역결핍환자, 홍반성 낭창, 포르피린증 등의 과민성 질환, 수유중 등의 경우 피하도록 한다.

4) 치료시 검사항목 및 주의사항

(1) 치료 전 검사

피부검사(피부암, 전구암) 와 눈검사(시력, 망막검사, 세격, 백내장 유무 등)를 실시한다.

(2) 임상검사

요검사, 일반혈액검사, 혈소판 수, 간기능검사, 요산, BUN, creatinine, ANA 검사 등을 실행한다.

(3) 광독성 약물 복용 유무를 검사

(4) 치료 시 다음 주의 사항

① 눈을 보호하기 위하여 psoralen을 복용한 후 치료 동안에는 눈을 꼭 감으며 자외선 차단 안경을 쓴다.
② 안면의 색소침착을 싫어하는 경우가 많으므로 얼굴은 천 등으로 가려 차광한다.
③ 손, 얼굴, 성기부 등에 병변이 없는 경우 치료 중 천 등으로 가린다.
④ 겨드랑이, 사타구니, 여자의 젖가슴 밑 부위 등 햇빛에 잘 노출되지 않는 부위도 환자의 치료 위치에 따라 일시적으로 과다 노출될 수 있으므로 유의한다.
⑤ Psoralen 복용 후 적어도 8시간은 노출부 피부는 장갑이나 모자 등으로 햇빛 노출을 피하도록 하며 일광차단제를 도포한다.

5) PUVA 치료방법

(1) 시초광량(Initial dose)

시초광량을 결정하는 데는 두 가지 방법이 쓰인다. 즉, ① 미국에서 쓰는 피부병에 따라 미리 정해진 광량을 조사하는 방법 ② 유럽에서 쓰는 환자 개인마다 MPD를 측정하여 이에 따라 조사하는 방법이다(표 8-2).

표 8-2. 시초 조사광량(J/cm^2)

피부형	Epstein, 1979	Fitzpatrick, 1987	Gupta, 1987	Melski, 1977 Stern, 1984	Lowe, 1986
Ⅰ	0.5	0.5	0.5-1.0	1.5	1.0
Ⅱ	1.0	1.0	1.0-2.0	2.5	2.0
Ⅲ	1.5	1.5	1.5-3.0	3.5	3.0
Ⅳ	2.0	2.0	2.0-4.0	4.5	4.0
Ⅴ	2.5	2.5	2.5-5.0	5.5	5.0
Ⅵ	3.0	3.0	3.0-6.0	6.5	6.0

실제로 매 환자마다 MPD를 측정하기는 힘들기 때문에 대개는 피부형에 따라 미리 정해진 광량을 조사한다. 피부형에 따른 조사광량도 시초광량을 가) 저광독량과 나) 광독량으로 시작하는 경우로 나눌 수 있다. 피부형 Ⅲ, Ⅳ, Ⅴ형인 우리나라 사람의 경우 저광독량은 1.5-2.5J/cm^2에 광독량은 3.5-5.5J/cm^2을 조사할 수 있다. 선택하는 기준은 건선의 정도, 피부형, 피부색 과거의 치료성적 및 홍반 등을 참고한다.

(2) 치유기(Clearing phase)

1974년 Parrish 등에 의해 처음 보고된 후 다수의 연구결과들이 현재까지 알려져 있으나 대체적으로 가) 저광독량으로 하는 방법 나) 광독량으로 하는 방법으로 대별할 수 있다.

1977년 Melski 등은 0.5J/cm^2씩 증량시키는 저광독량 방법에서부터 1979년 Epstein은 피부형 Ⅰ, Ⅱ, Ⅲ은 1J/cm^2 증량, 피부형 Ⅳ, Ⅴ, Ⅵ은 1.5J/cm^2 증량하였다. 1994년 윤재일은 처음은 대개 0.5J/cm^2씩 증량시키며 이후 6회(주당 2회 치료) 또는 9회(주당 3회 치료) 치료 후에도 호전이 없으면 1J/cm^2씩 증량시켰다. 가벼운 홍반이 생기면 더 이상 증량시키지 않으며 심한 홍반이 국소적으로 온 경우에는 다음번 치료시 그 부위는 가리고 전신적으로 온 경우 일시적으로 1회 치료를 쉰다. 증량시키는 기준은 피부형, MOP의 정도, 홍반의 유무 및 그 정도와 치료 효과의 유무 등이다.

광독량과 저광독량 치료의 장점과 단점

① 광독량 치료

㉠ 장점: 피부형 Ⅳ, Ⅴ의 경우 색소침착이 되기 전에 빨리 광독량을 주입하여 치료기간을 단축시킬 수 있다.

㉡ 단점: 광발암현상, 광노화 등 장기 부작용을 고려하면 총광량을 줄이는 것이 좋다. 치료 시의 광량을 주입하므로 광량도 많아질 가능성이 많다. 때로 광독성 반응이 심할 수도 있다.

② 저광독량 치료

㉠ 장점: 총광량을 단축시킬 수 있다. 심한 광독성 반응으로 인한 피부반응을 피할 수 있다.

㉡ 단점: 기간이 길어질 수 있다. 특히 피부형 Ⅳ, Ⅴ의 경우 기간이 길어질 수 있다.

1977년 Wolff 등, 1981년 Henseler 등이 제안한 European protocol은 위의 방법과 다르다. 시초 광량은 개개인의 MPD 측정으로 달라지며 주당 치료 횟수도 4회이다. 이때 매주 2회 연속 치료 후 하루 쉬며 다시 2회 연속 치료한다. 증가 기준은 환자의 MPD와 PPI(Photosesitivity Photopigentation index), 홍반의 유무, PUVA의 치료 효과 등을 기준으로 하였다. PPI는 72시간과 120시간에 홍반과 색소의 정도를 기준으로 1-5까지의 다섯 등급으로 나누어 다음 공식으로 구한다.

$$PPI = \frac{\text{72시간의 홍반정도} + \text{120시간에서의 홍반정도}}{\text{72시간의 색소정도} + \text{120시간에서의 색소정도}}$$

PPI가 1보다 크면 홍반이 쉽게 생기며 1보다 적으면 자외선을 조사해 나가면서 색소침착이 많이 일어나므로 홍반이 적어짐을 말한다. 이 경우 MPD가 낮고 PPI가 높은 즉 예민한 사람과 이와 반대로 MPD가 높고 PPI가 낮은 덜 예민한 사람을 구분하여 0.5J/cm^{2}부터 2J/cm^{2}까지 증량시킨다. 연속되는 이틀 동안은 증량시키지 않는다.

결국 어느 방법으로 치료하든 치료광량과 치료기간에는 다소의 차이가 있지만 대개 20-25회의 치료로 85-90% 정도에서 치료 효과를 나타내는 것을 확인하였으며, 건선의 형태에 따라서 효과가 다르다는 것을 알아내었다.

(3) 유지기(Meaintenance phase)

아직 유지치료의 방법 자체도 효과 여부에 대하여는 확실하지 않다. 대개 유지치료를 일정기간 하는 것이 재발률을 줄일 수 있다는 보고가 많다.

유지치료의 효과를 실제로 개개인별로 판단하기가 힘들며, 병원이나 환자가 많은 시간을 유지치료에 소모하는 점 및 광선조사량의 증가로 인한 부작용의 증가 가능성 등의 문제점을 고려하여야 할 것이다(그림 8-4).

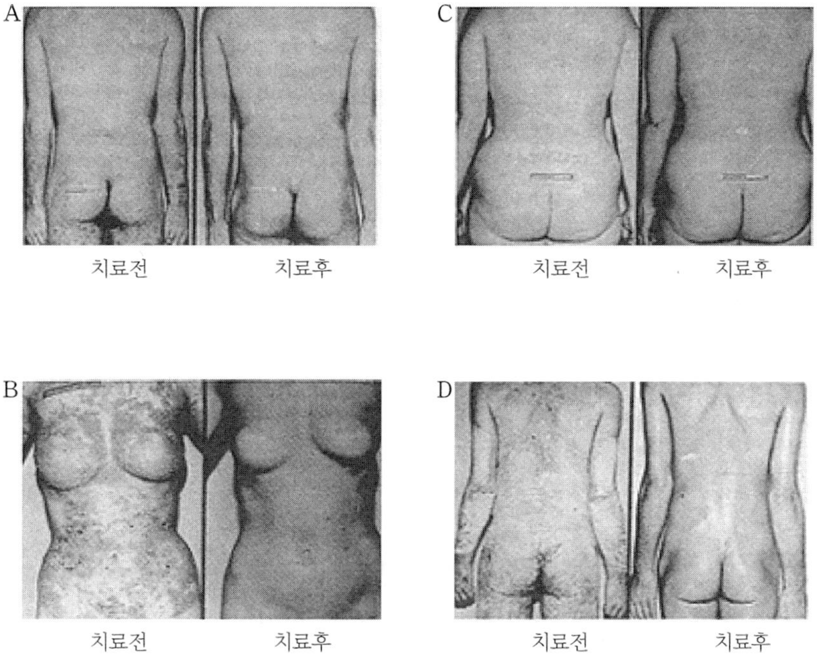

그림 8-4. 건선치료의 예(A, B, C, D)

6) 부작용

(1) 급성반응

① 임상적 반응

심한 홍반반응, 소양증, 구역질 등이 가장 흔히 보이는 증상이다. 그 외 두통과 어지러움 등이 온다. 홍반반응은 광량과 개인차에 따라 결정되므로 개인차를 고려하여 광량을 조절하여야 한다. 소양증은 가벼운 경우에서 심한 경우까지 다양하다. 심한 경우 항히스타민제 등을 투여한다. 구역질은 때로는 치료를 중단하는 경우까지 생긴다. 구역질이 나는 정도는 psoralen의 종류에 따라 달라서 8-MOP가 가장 흔하며 TMP는 이보다 적고 5-MOP는 거의 없다.

② 임상검사

특이한 이상소견은 없었다. 간기능이나 신기능 검사에서도 유의한 변화를 나타내지 않았다.

(2) 만성반응

① 광발암성

1974년 Parrish 등에 의해 처음 인간에서의 발암성에 관하여는 소개된 후 많은 상반된 보고가 나왔다. 결국 현재로서 PUVA는 대상 환자에 따라서는 발암성의 가능성을 완전 배제할 수 없다. 그러므로 방사선치료력, 비소치료력, 피부암의 병력 또는 MTX 사용, 또는 면역억제제 사용 등의 경우에는 피하는 것이 좋다. 또한 피부형에 따라 달라 I, II 형에서 주로 문제가 된다.

② 색소이상

PUVA 흑자(PUVA lentigo): 검고 불규칙한 색조와 경계를 띄는 색소반이 나타난다. 일광에 의한 보통의 흑자에 비하여 멜라닌세포의 수가 더 많고 크기가 크며, 더 길고 많은 수지상 돌기를 가지고 있다. PUVA 치료 회수와 총광량에 관계가 있다. 탈색반, 저색소침착과 과색소침착의 혼재 반점 등이 나타난다.

③ 광노화

PUVA 장기치료는 광노화를 증가시킨다. 표피 진피 경계부에 아밀로이드 유사물질이 침착될 수 있으며 혈관의 변화가 올 수 있다. 또한 탄력섬유의 변화가 올 수 있다. 표피에도 과각화증, 극세포증 등이 올 수 있다.

④ 면역기능 변화

PUVA는 세포성 면역을 억제하며 접촉과민을 억제한다. 이 억제는 억제 T 림프구의 유도, Langerhans 세포의 수적 감소나 모양의 이상, 피부염증 반응의 감소정도와 관계가 있다. PUVA는 T 세포, 보조 T 세포, 호중구, mitogen에 대한 반응, NK 세포 활성도, cytokine의 생성 등도 억제할 수 있다.

⑤ 눈에 대한 영향

300-400nm 파장의 자외선은 각막을 투과하여 lens에 흡수된다. 복용한 8-MOP도 12시간까지 lens에서 검출된다. 현재는 8-MOP 복용 첫째 날은 꼭 자외선 차단 안경을 써야만 하며 둘째 날은 쓰도록 권장하고 있다. PUVA 시행의 경우 치료 전, 치료 6개월, 1년 후에 눈 검사를 하도록 하며 그 후에는 1년마다 다시 검사하도록 한다.

6. 백반증(Vitiligo)

후천적으로 저색소침착을 보이는 대표적인 질환이다. 원인은 아직도 미상이나 멜라닌세포에 대한 자가면역으로 멜라닌세포가 파괴되거나, 신경화학 매개물질에 의하여 파괴되거나 혹은 멜라닌 형성 과정에서 생긴 중간산물이나 대사물질에 의하여 멜라닌세포가 자가파괴를 일으킨다는 설이 유력하다. 임상적으로 멜라닌 결핍에 의한 백색반이 전신적으로 나오거나 혹은 국소적으로 나타나기도 한다. PUVA의 개발로 백반증의 치료에 획기적인 진전을 이루었으며 과거불치병으로 간주해 버린 백반증의 치료에 일차적인 치료법으로 이용되고 있다.

1) Psoralen

8-MOP나 TMP가 쓰인다. 8-MOP는 0.6-1.2mg/kg, TMP는 0.3-0.6mg/kg 혹은 양자의 복합이 쓰인다. TMP가 8-MOP보다 광독성이 덜 하므로 일광(solar radiation)을 이용한 PUVA 치료(PUVASOL)시는 TMP가 더 좋다. 최근 5-MOP가 효과가 있는 것이 밝혀지고 있다.

2) 광원(UVA)

Psoralen 복용 2시간 후, 1주 2회 UVA를 조사한다. 4회 이상은 필요하지 않다. 대개 0.5J/cm^{2}로 시작하여 점차 0.5J/cm^{2}씩 증량시켜가면서 조사하며 가벼운 홍반이 발생하면 증량시키지 않고 홍반이 유지될 수 있는 양으로 조절하여 조사한다.

3) 환자의 선정

(1) 치료기간이 1-2년에 걸치므로 환자의 치료 동기가 강하고 환자의 협조가 꼭 필요하다.
(2) 어린이의 경우 12세 이하는 피하는 것이 좋다.
(3) 광과민성 환자는 피하는 것이 좋다.
(4) 임신이나 수유중인 경우 피한다.
(5) 한쪽에만 대상형 백반증(zosteriform vitiligo)의 경우 잘 반응하지 않는다.
(6) 얼굴이나 구간에 생긴 백반증은 비교적 잘 반응하나 입술, 손, 발바닥, 손발에 온 경우, 뼈 돌출부위 등은 잘 반응하지 않음을 고려한다.

4) 치료 효과

치료 시작 1-4개월 후 착색이 시작되며 때로는 10회 내에 수많은 색소반이 생기는 경우도 있다. 1-2년에 걸쳐 150-200회 때로는 300회까지의 장기 치료를 하는데 효과 정도는 50%정도에서 90% 이상까지 다양하나 대개 70%에서 미용상 좋은 효과를 나타낸다.

대개 색소침착은 모낭주위에서 시작된다. 아울러서 백색반 경계부의 정상피부에서 생성된 색소가 탈색반으로 들어와 치료되기도 한다. 대개는 양자가 같이 나타난다.

5) 국소적 PUVA 치료

국소적 백반증(localized vitiligo)의 경우에 국소 PUVA 치료를 시행할 수 있다.0.1-0.3% 8-MOP 로션이나 연고를 피부에 바른 후 30분-2시간 사이에 UVA를 조사한다. 대개 시초광량은 0.1-0.5J/cm^2 사이가 많이 쓰이며 보통 0.2J/cm^{2}로 시작한다. 이 후 홍반을 유지시킬 정도로 소량씩 증량시키면서 조사해 나간다.

치료 시의 문제는 가벼운 홍반을 안전하게 유지하는 것과 심한 광독성 반응이 오는 범위가 극히 좁아서 아주 조심하지 않으면 안 된다.

6) PUVA 치료에 의한 색소침착 기전

PUVA가 색소침착을 유도하는 정확한 기전은 미상이다. 그러나 PUVA 후에는 다음과 같은 현상들이 나타나며 이들이 기전이 될 것으로 추정된다. 즉, PUVA 후 멜라닌세포의 수가 증가한다. 멜라닌세포는 커지고 수지상 돌기가 증가하며 멜라닌소체의 수가 많아진다. Stage Ⅳ 멜라닌소체가 많아지며 멜라닌소체에는 멜라닌이 증가된다. 멜라닌 형성 효소인 tyrosinase의 형성이 증가되며 활성도가 높아져서 멜라닌 형성이 증가한다. 그리고 주위 정상피부나 모낭 등에 있는 활성 멜라닌세포의 이동이 증가된다.

7. Waldmann 결합조사장비

1) PUVA 180과 PUVA 200

사지와 같은 작은 조사를 위하여 작은 크기의 광선치료장비가 개발되었다. 기본모델 PUVA 180은 손바닥과 발바닥용으로 사용된다. 자체통풍장치가 달려 있어서 기계의 표면온도를 낮게 유지시킨다. 이 장치를 PUVA 200과 결합하여 사용하면 손과 발의 치료에 적합하다. 또한 2개의 PUVA 200을 동시에 사용하면 다리와 하지의 치료에 매우 효과적이다(그림 8-5).

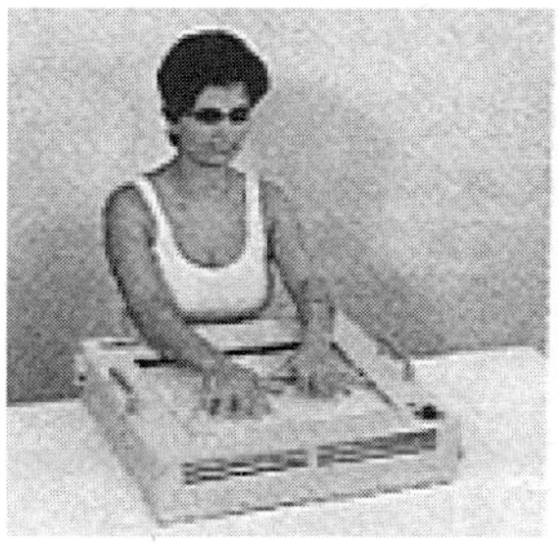

PUVA 180

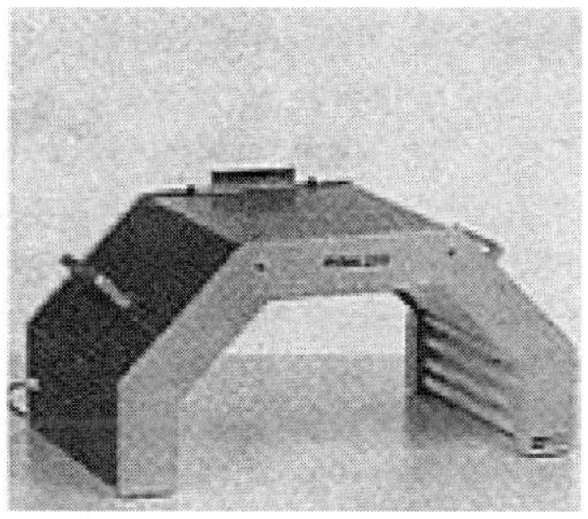

PUVA 200

그림 8-5. PUVA 180과 PUVA 200

(1) 타이머가 붙은 PUVA 180

이 모델은 손바닥과 발바닥 치료에 특히 알맞게 되어 있다. 사용전압은 220볼트이고 3미터 연결코드와 저소음 통풍기가 부착되어 있다. 크기는 535×535×115mm, 무게는 22.9kg이다(그림 8-6).

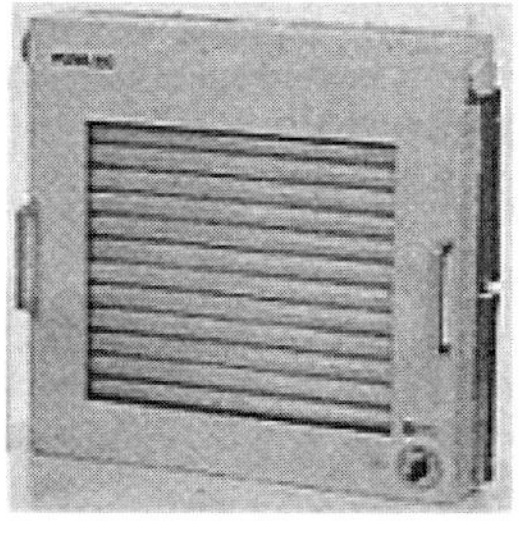

그림 8-6 타이머가 붙은 PUVA 180

(2) PUVA 200

이 장치는 기본모델이 PUVA 180과 함께 사용할 때 손과 팔의 치료에 편리하다. 사용전압은 220 볼트, 크기는 490×330×250mm, 무게는 9.2kg이다.

(3) PUVA 180과 PUVA 200의 결합

두부(머리)와 경부(목) 치료용으로 사용될 수 있다(그림 8-7).

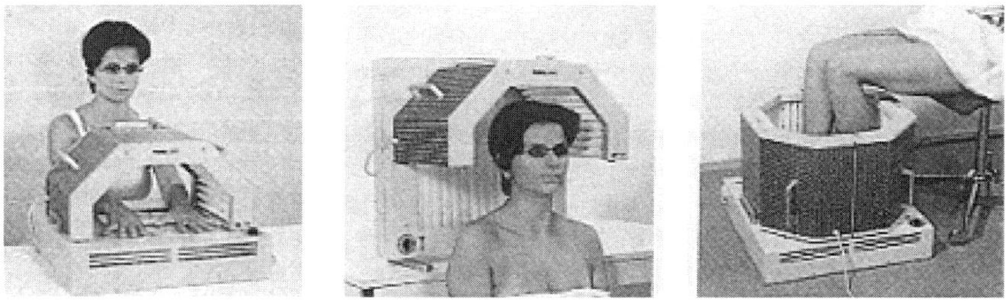

(손과 발) (머리와 목) (발과 하지)

그림 8-7. PUVA 180과 PUVA 200의 결합

(4) 2개의 PUVA 200과 1개의 PUVA 180을 결합

발과 하지의 치료에 효과적으로 사용될 수 있다.

참고문헌

1. 박찬의, 박래준: 관성치료. 대학서림, 1996.
2. 윤재일: 광의학, 여문각, 1994.
3. 함용운: 광선치료학, 현문사, 1995.
4. Epstein JH, Farber EM: Current status of oral PUVA therapy. J AM Acad Dermatol 1:106, 1979.
5. Fitzpatrick TB, Pathak MA: Historical aspects of methoxsalen and other furocoumarins, J Invest Dermatol 32:229, 1959.
6. Gupta AK, Anderson TF: Psoralen photochemotherapy. J Am Acad Dermatol 7:703, 1987.
8. Henseler T, Christophers E, Honigsmann H et al: skin tumors in the European PUVA study. J Am Acad Deratol 16:108, 7987.
9. Lowe NJ: Psoralen phototherapy for psoriasis. In Practical Practical Psriasis Therapy Lowe NJ: 1st ed. Chicago, 1986, p 83.
10. Melski JW, Tandbaum L, Parrish JA et al: Oral methoxsalen photochemotherapy for the threatment of pseriasis; a cooperative clinical trial. J Ivest Dermatol 68:328, 1977.
11. Parrish JA, Fitzpatrick TB, shea C et al: Photochemotherapy of vitiligo wit oral psoralens and artificially produced UVA. Arch Dermatol 112:1531, 1976.
12. Parrish JA: Photomedicine, past, present and future. In Dermatology in General Medicine. 4th ed, Fitzpatrick TB, Eisen AZ, Wolffn K et al eds, Mc Graw-Hill, Inc. New York, 1993, p 1625.
13. Stern RS, Laird N, Melski J et al: Cutaneous squamous cell carcinoma in patients treated with oral methoxsalen phothchemotherapy for psoriasis. N Engl J Med 300:809, 1979.
14. U.S, I,H: Sunlight, ultraviolet radiation and the skin: N.I.H. consensus development, conference statement. Vol. 7, No. 8 1989, p 1.
15. Wolff K, Gshcnait F, honigsmann H et al 8: Phototesting and dosimetry for potochemotherapy. Br J Dermatol 96:10, 1977.

Memo

phototherapy

일광욕 치료

9

Chapter 9

일광욕 치료

학습목표

1. 일광욕 치료의 원리를 안다.
2. Rollier의 방법을 안다.

일광욕은 태양광선을 직접 이용해 치료하는 것으로 그 기원은 매우 오래되었다. 히포크라테스(Hippocrates)는 약한 근육(wasted muscle)을 치료하기 위해 처방한 기록이 있다.

그리이스의 의사 안틸리우스(Antylleus)는 일광욕을 비만증(obesity)과 궤양(indolent ulcer)의 치료에 이용하였다. 태양광선은 적외선, 가시광선, 그리고 자외선으로 구성되어 있다. 적외선은 태양광선 에너지의 60%이며 자외선은 약 7%에 달한다. 태양으로부터 지구에 도달하기 전에 자외선의 많은 부분이 산란된다. 아침과 저녁에 태양이 비스듬히 지구를 향해 비치므로 자외선이나 가시광선의 자색은 산란되고 적외선과 가시광선의 빨강색이 남아 있어서 일출과 일몰에는 붉게 보인다(그림 9-1).

태양광선 복사의 강도는 시간 및 계절에 따라 다르다. 태양광선의 자외선 총량은 여름이 겨울의 5배가 되는데 대기 중에 물방울, 먼지, 연기 등이 있으면 더 적어진다.

자외선이 최대인 시간은 오전 11-12시 사이이고, 치료에 적당한 자외선은 오전 10시부터 오후 3시의 태양광선이다.

바닷가나 눈(snow)에서는 자외선이 많이 반사되므로 자외선의 복사가 크다.

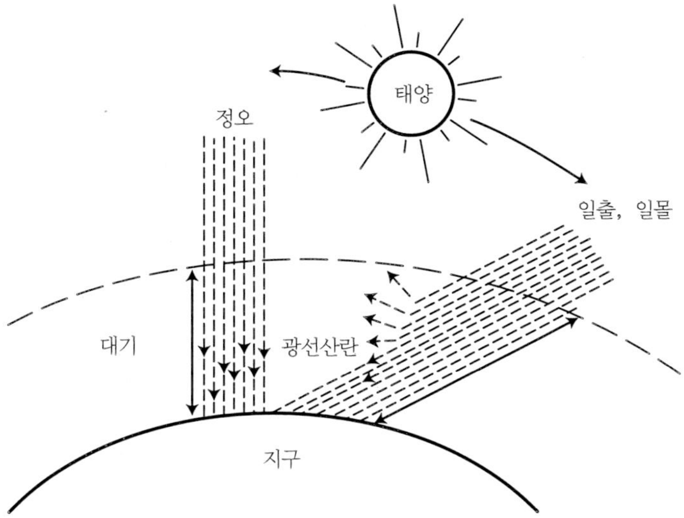

그림 9-1. 태양광선의 산란

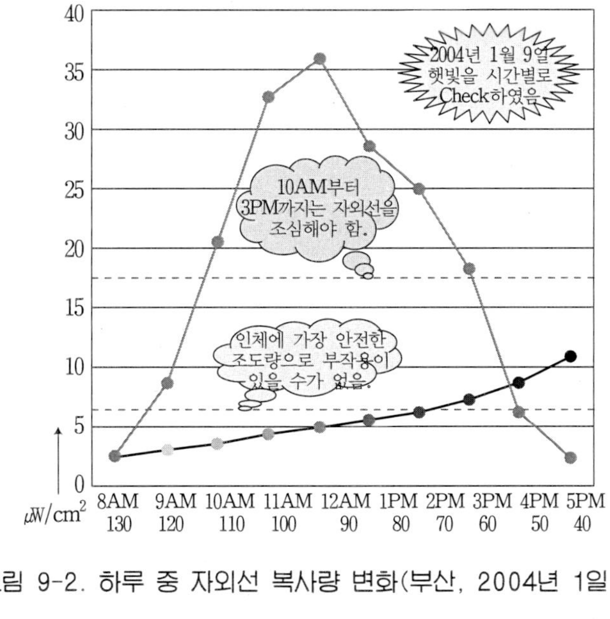

그림 9-2. 하루 중 자외선 복사량 변화(부산, 2004년 1일 9일)

▶ 치료방법 및 효과

롤리아(Rollier: 1874-1954, 스위스 의사)에 의해 고안된 방법을 많이 사용한다. 롤리아의 방법(Rollier's method)은 다음과 같다.

노출부위를 크게 다섯으로 구분하여 점차적으로 노출시간을 증가하며 치료하는 것이다. 즉 첫날은 5분간 발을 노출시키고 다음날은 장딴지까지 5분간 노출시키며 다음날은 대퇴부까지 5분간 노출시키는 방법으로 7일간 노출시키면 가슴이 15분, 복부가 20분, 대퇴부가 25분, 장단지가 30분, 발이 35분이 노출된다. 즉 첫날은 5분간 발을 노출시키고 다음날은 장딴지까지 5분간 노출시키며 다음날은 대퇴부까지 5분간 노출시키는 방법으로 7일간 노출시키면 가슴이 15분, 복부가 20분, 대퇴부가 25분, 장딴지가 30분, 발이 35분 노출이 되는 것이다(그림 9-2).

위와 같은 방법으로 7-15일 정도 일광욕을 할 수 있다.

여름의 총 노출시간은 평균 2-3시간이고 겨울은 평균 3-4시간으로 한다.

코박스(Kovacs)에 의하면 일광욕을 통해 식욕증진, 수면증진, 활동증진, 정신안정 및 강장효과가 나타남을 설명했다.

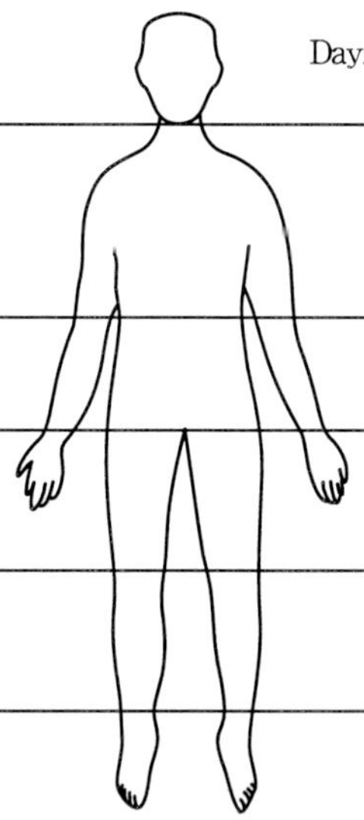

Dayz	1st	2nd	3rd	4th	5th	6th	7th	8th	9th	10th
					5 min	10 min	15 min	20 min	25 min	30 min
				5 min	10 min	15 min	20 min	25 min	30 min	35 min
			5 min	10 min	15 min	20 min	25 min	30 min	35 min	40 min
		5 min	10 min	15 min	20 min	25 min	30 min	35 min	40 min	45 min
	5 min	10 min	15 min	20 min	25 min	30 min	35 min	40 min	45 min	50 min

그림 9-3. 롤리아(Rollier)의 일광욕 방법

phototherapy

10 레이저 치료

Chapter 10

레이저 치료

학습목표

1. 레이저의 용어를 이해한다.
2. 레이저의 발생원리를 안다.
3. 레이저 장비의 구조를 안다.
4. 레이저의 종류를 알고 분류한다.
5. 레이저의 생물학적 및 치료적 효과를 안다.
6. 레이저의 적응증과 금기증을 안다.

1. 역사적 배경

레이저는 영국 소설가 웰즈의 "세계대전"이란 소설에서 "화성인은 절대적 비전도(非傳導) 상태에 있는 작은 구멍을 통해 강열한 빛을 발생시켜 가연성 물체를 순식간에 휩싸이게 하며 쇠를 죽처럼 녹이며 그 빛이 물에 닿으면 폭발하듯이 증기로 변한다"라고 예언함으로서 어떤 제 3의 에너지가 있음을 예견했다. 현대의 레이저는 가공할만한 위력을 지닌 무기로서 뿐만 아니라 슈퍼마켓의 계산기로부터 장거리 전화, 컴퓨터, 컴팩트 디스크에 이르기까지 엄청나게 다양하다.

1917년 아인슈타인에 의해 흡수 자연복사, 유도복사의 개념과 수학적 원리가 결정되었으며 양자론에서 자기방출의 원리로서 레이저 에너지의 기초를 제공했다. 1958년 타운즈(Charles Hard Townes)와 샬로우(Arthur L. Schawlow)는 레이저를 동작시키는데 요구되는 일반적인 물리적인 조건을 제시하였다. 1964년에 미국의 타운즈(Charles Hard Townes), 소련의 프로코노프(Miklailovich Prokhorov)와 바조프(Nikolai Gennadievich Basov)가 레이저의 개발로 노벨물리학상을 공동 수상하였다.

1960년 휴우즈 항공사의 마이먼(Theodor H. Maiman)이 루비 결정체에다 크세논 섬광방전관에서 나오는 빛을 쪼여줌으로서 루비레이저가 만들어졌다. 1961년 버너트, 헤리오트와 자반이 헬륨, 네온가스로 기체 레이저를 만들었고 존슨과 낫소가 네오미디엄 YAG 레이저를 개발했다. 1964년 파텔이 이산화탄소 레이저 장비를 발명했다.

레이저의 의학적 도입은 1972년 자코가 후두수술에 이산화탄소 레이저를 처음 사용하였고 1973년에 카프란이 여성의 외음부에 이산화탄소 레이저로 수술을 하여 산부인과 영역에서 사용되었고 1979년에 브루하트가 레이저복강경술이라는 새로운 분야를 개척했다. 1984년에 LA 올림픽에서는 스포츠 치료에 레이저를 사용함으로 비상한 관심을 가졌다. 레이저는 과학, 통신, 의학, 국방, 컴퓨터 등 거의 모든 분야에서 활용되어 첨단기술개발에 큰 역할을 하고 있다. 특히 의학분야에서는 체내의 특정 세포를 선택적으로 파괴함으로서 건강한 세포를 파괴하지 않으며 어느 부위나 상처 없는 수술이 가능하며, 노쇠한 세포를 정상기능으로 변화시켜 세포의 기능이 활성화되면서 통증치료에 사용되고 있다.

레이저란 용어는 유도방출에 의한 광증폭장치(Light Amplification by Stimulated Emission of Radiation)의 첫머리 글자의 합성어로서 광선 혹은 전형적인 물리적 성질을 가지고 있는 확대된 빛으로 정의된다. 그러나 엄밀한 의미에서 레이저는 빛을 증폭하는 것이 아니라 특이한 성격을 가진 빛을 발생시키는 것으로서 모든 분야의 과학자가 유익하게 쓸 수 있을 따름이다. 많은 레이저가 가시광선이 아닌 적외선을 발생한다.

2. 레이저의 발생 원리

양자물리학의 원조라고 할 수 있는 플랑크는 금세기 초에 진동의 여러 모드는 각각 불연속적인 에너지를 갖고 있다는 생각을 제안하였다. 이것을 원자내의 전자 궤도에 결합시킨 것이 보아의 원자 모형이다.

가장 가벼운 H(수소)원자는 전자가 1개, He(헬륨) 원자는 전자 2개가 있는데, 원자가 지니고 있는 전자의 수가 많음에 따라 그 에너지 상태도 복잡해진다. 이 원자의 에너지 상태를 나타내는 방법으로 에너지 준위가 이용되고 있다.

전자 궤도의 개념을 이해하기 위해서 우리는 바이올린 현의 진동을 생각해 볼 수 있다. 바이올린 현은 굵기와 위치에 따라 음의 진동이 달라지게 된다. 굵은 현의 파장이 최저음정의 진동이 되고, 그 위에 현은 더 많은 진동을 일으키는 모드이며, 선이 가늘수록 파장이 짧아지면서 고음을 내는 모드가 된다. 이런 모양과 비슷하게 미세한 원자나 분자에서도 모드를 생각할 수 있다. 원자에서는 원자핵 주위의 전자궤도가 차츰차츰 커져감에 따라 다른 모드가 대응된다. 또 이 각각의 궤도는 각각 고유의 에너지를 갖고 있다. 다시 말해 궤도가 커질수록 에너지는 높아지게 되며, 이 궤도를 에너지 준위라고 부른다.

레이저의 발생은 전자궤도가 가지고 있는 에너지 준위에 의해 생긴다. 레이저는 원자(또는 분자)의 내부에서 원자핵의 주위를 돌고 있는 전자가 외부로부터 에너지를 받으면 바깥쪽의 궤도로 이동하고, 그 후 다시 원래의 안쪽 궤도에 돌아 갈 때 방출하는 빛을 근원으로 하여 이 방출된 빛과 동일한 파장의 광을 계속 만들어 처음 빛의 파장과 동일한 광이 점점 증가하여 일어나는 과정이라고 말할 수 있다.

원자의 내부 에너지는 전자가 어떤 궤도를 돌고 있느냐에 의하여 결정된다. 전자가 안쪽의 궤도를 돌고 있는 통상의 상태에서는 원자의 내부 에너지는 낮은 상태에 있다. 이 통상의 원자 에너지 상태를 기저상태라고 부른다. 이에 대하여 원자가 외부로부터 에너지를 받아 전자가 바깥쪽 궤도로 올라가면 원자의 내부 에너지가 높아지는데 이 내부 에너지가 높아진 상태의 원자를 여기상태라고 한다. 원자 에너지 상태를 나타낸 에너지 준위도는 기저상태를 영준위로 생각하고 그 기저상태로부터 에너지 차를 여기상태의 준위로 표시한다.

원자의 에너지 준위도를 간단히 설명하기 위하여 기저상태와 여기상태의 2개의 에너지 준위로 이루어진 2준위계를 생각하자. 원자는 통상 기저상태를 점하고 있고, 원자가 외부로부터 에너지를 받아 여기되면 원자는 여기상태로 변하게 된다.

원자가 여기상태 즉 기존의 에너지 보다 더 많은 에너지를 보유한 상태는 불안정한 상태로 다시 안정상태인 기저상태로 되돌아가려는 경향이 생기기 때문에 원자의 여기상태의 수명은 매우 짧다. 수명이 되면 원자는 높은 에너지 준위, 즉 여기준위로부터 원래의 낮은 에너지 준위, 즉 기저준위로 천이한다. 이때 두 에너지준위의 에너지 차에 상당하는 에너지를 가진 빛이 방출된다. 이렇게 하여 자연방출이 이루어지는데(그림 10-1), 대부분의 광원은 이렇게 열에너지를 빛으로 변환하고 있다.

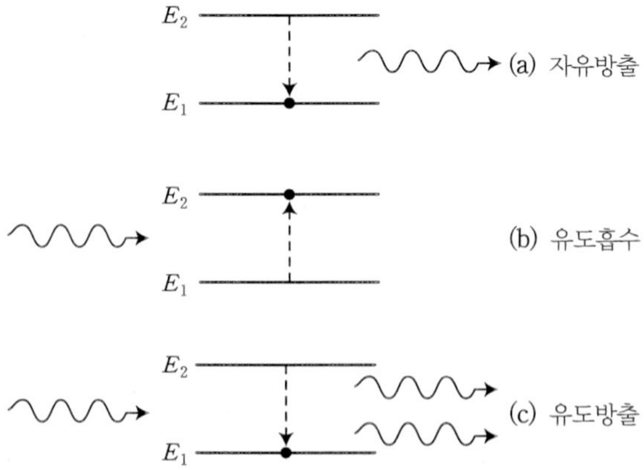

그림 10-1. 자유방출과 유도방출

이 광자의 개념을 도입하면 자연방출과정은 원자의 여기준위와 기저준위의 에너지차(E_2E_1)에 상당하는 에너지(h: 플랑크 상수, 빛의 주파수)를 갖는 광자(photon) 1개를 방출하는 과정이라고 말할 수 있다.

반면 빛의 방출을 보면 원자에 의한 빛의 자연방출 이외에도 외부로부터 유입된 광자가 에너지 준위 간을 이동하여 에너지를 방출하거나 흡수하는 현상이 있다. 이때 에너지를 방출하는 현상을 특히 유도방출이라고 부른다. 이것은 원자와 원자와의 충돌이나 빛과 원자와의 상호작용이 일어나는 때에 발생한다. 만약 원자나 분자가 대부분 낮은 에너지 준위에 있다면 흡수하는 쪽이 방출하는 것보다 많다. 이와 반대로 높은 준위에 있는 원자나 분자의 수가 낮은 준위에 있는 수보다 많은 경우 여기에 입사되는 빛은 유도 방출에 의해 증가되게 된다. 그러나 보통의 상태에서는 에너지가 낮은 준위에 있는 원자나 분자의 수가 높은 준위에 있는 수보다 월등히 많다. 그러므로 이러한 원자나 분자의 상태에서는 증폭작용은 일어나지 않는다.

그러나 여기상태에 있는 원자의 수가 기저상태의 원자수 보다 충분히 많다면, 여기상태에 있는 원자에 일정크기의 에너지를 갖고 있는 1개의 광자가 입사하면 그 입사 광자와 같은 주파수와 위상을 갖는 2개의 광자가 같은 방향으로 방출된다(그림 10-1). 즉, 입사 광자와 같은 주파수, 같은 위상을 갖고 같은 방향으로 진행하는 복제 광자가 유도방출에 의하여 점점 증가된다. 이 광자의 수가 일정한 정도를 넘으면 레이저 광으로서 레이저 발진기를 뚫고 밖으로 나오게 된다. 이것이 레이저 발진의 과정이라고 할 수 있다.

유도방출의 개념은 1917년에 아인슈타인에 의하여 제기되었지만 레이저가 발명된 것은 1960년으로서 늦은 감이 있다.

레이저 발진에 중요한 것은 유도방출에 의한 광증폭인데, 이 광증폭을 유효하게 하는 데에는 레이저 매질 전체에 걸쳐 "반전분포"의 상태를 형성 유지시킬 필요가 있다. 반전분포의 상태(즉, 기저상태의 원자수보다 여기상태의 원자수가 많은 상태 〈여기상태 원자수가 많은 그림 삽입)를 형성하기 위하여는 강력한 여기원(방전, 전자빔, 광)이 필요하다. 여기강도를 크게 하면 반전분포의 정도가 더욱 크게 된다. 단위길이당의 증폭계수는 반전분포의 정도에 비례하므로 반전분포가 일정 값에 도달하면 유도방출에 의한 광의 증폭량이 공진기 내에서의 소모량을 상회하는 조건, 즉 레이저가 발진할 수 있는 조건이 성립된다.

3. 레이저의 발생과정

1) 여기원

활성원자에 에너지를 주기(여기하기) 위한 방법으로는 방전여기, 전자빔, 광여기 등의 방법이 있다(그림 10-2).

2) 광공진기

활성원자가 여기원으로부터 에너지를 받은 후, 여기상태를 지나 에너지를 광으로 방출하는데 이 방출광을 레이저 매질내로 왕복시켜 광에너지를 증가시키기 위한 것으로 보통은 한 쌍의 거울로 구성된다(그림 10-2).

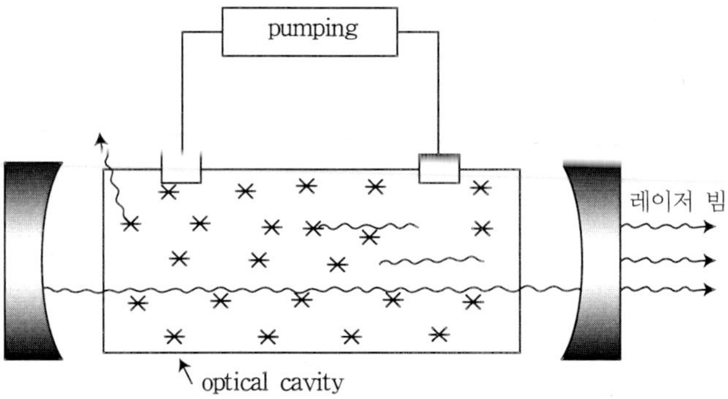

그림 10-2. 레이저 장비의 구조

3) 여기과정

레이저 매질중의 활성 원자는 통상은 어떤 상태에 있으며 외부로부터 에너지를 받으면 여기되는 상태가 된다.

원자는 원자핵과 그 주위를 돌고 있는 전자로 구성된다. 전자가 회전하는 궤도는 연속적이지 않고 원자의 종류에 따라 정해진 불연속적인 주기의 궤도이다. 통상의 원자상태는 전자가 내측의 궤도를 회전하고 있다. 이 통상의 원자상태를 원자의 기저상태라고 부른다.

이에 대하여 원자가 외부로부터 에너지를 받으면 전자는 바깥 궤도로 이동된다. 이렇게 전자가 바깥쪽의 궤도를 회전하고 있는 원자는 기저상태의 원자보다 내부 에너지가 높은 여기상태라고 부른다. 원자를 기저상태로부터 여기상태로 올려 놓는 것을 여기한다고 말한다. 레이저 매질이 기체인 경우는 주로 방전상태로 여기시키거나 전자빔으로 직접 여기시킨다. 방전 여기방식에서는 방전전극의 음극으로부터 양극으로 진행하는 방전전류 중 고속전자가 원자에 충돌하여 원자를 여기상태로 올려 놓는다. 레이저 매질이 고체나 액체의 경우는 주로 플래시 램프나 다른 레이저 광으로 여기하는 방법을 이용한다(그림 10-2).

4) 자연방출과정

일단 원자가 에너지를 받으면 여기상태가 되지만 바깥 궤도로 천이 되었던 전자가 자연적으로 안쪽 궤도로 돌아온다. 이 원자가 여기상태에서 기저상태로 천이하는 과정 중 두 상태의 에너지 차에 해당하는 주파수(또는 파장)를 갖는 광을 방출한다(그림 10-1). 이 광이 자연방출광이라고 불리우며 레이저광의 시작 역할을 한다.

5) 유도방출과정

만약 자연방출광이 다른 여기상태에 있는 레이저에 입사하면 그 원자는 자연방출광에 자극 받아 강제적으로 여기상태에서 기저상태로 돌아간다. 이때 발생되는 광은 유도방출광이라 부른다. 이 유도방출 과정에서는 입사광의 에너지가 증가되는 광증폭이 일어난다. 또한 유도방출광은 입사광과 같은 위상과 같은 방향으로 진행한다(그림 10-1, 10-3).

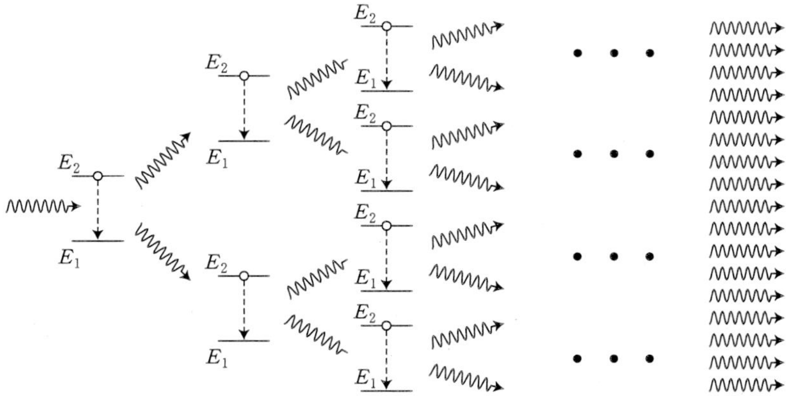

그림 10-3. 광의 증폭

6) 광증폭에서 레이저 발진

레이저 매질을 강하게 여기시키면 여기상태의 원자수가 기저상태의 원자수보다 많은 상태가 일어나게 된다. 이 사태는 통상의 열평형상태에서는 성립하지 않으므로 반전분포 상태라고 부른다. 이런 여기상태의 원자수가 기저상태의 원자수보다 많은 반전분포 상태에 있는 매질 내를 자연방출광이 진행하면 유도방출과정에 의하여 광의 증폭이 일어난다(그림 10-3).

이 증폭된 광은 2개의 반사경으로 형성된 광공진기를 왕복하면서 계속 유도방출을 일으켜 증폭이 계속 일어나도록 한다. 이 유도방출에 의한 광증폭과정에서 증가된 광에너지가 광공진기 내에서 손실되는 에너지보다 많으면 발진조건이 만족되어 레이저 발진이 일어난다. 이렇게 유도방출에 의한 광증폭의 결과 레이저 발진이 일어나면 앞에서 이야기한 지향성, 가간섭성, 단색성이 우수한 강력한 레이저 광이 광공진기의 축방향으로 나온다(그림 10-2).

4. 레이저의 종류

레이저 매질은 기체, 고체, 액체 등이 있으며, 이 매질들에는 활성원자(또는 분자)가 균일하게 분포되어 있다. 이 활성원자가 외부로부터 에너지를 받으면 원자의 내부에너지가 높은 상태 즉 여기상태가 된다. 이때 원자가 여기상태로 존재하지 않고 원래의 상태로 돌아가려는 과정에서 에너지를 빛으로 방출하게 되는데, 이어지는 유도방출로 인해 레이저가 발생하게 된다. 레이저는 매질의 종류에 따라 기체레이저(가스 레이저), 고체 레이저, 액체 레이저로 구분한다.

1) 기체 레이저

기체의 활성 원자 내지는 분자가 포함되어 있는 혼합 기체를 레이저 매질로 사용한 것으로 방전 또는 전자빔으로 여기시킨다. 중요한 기체 레이저로는 헬륨-네온 레이저, 아르곤 레이저, 탄산가스 레이저, 엑시머 레이저 등이 있다.

헬륨-네온 레이저, 공냉 아르곤 레이저와 헬륨-카드늄 레이저는 저출력(1-50mW)으로 연속발진 레이저이며 각종 민생용기기에 응용되고 있다. 탄산가스(CO_2) 레이저는 연속발진 적외선 대출력(-20kW) 기체 레이저로 레이저 가공이나 의료용으로 이용되고, 엑시머 레이저는 고출력 펄스 자외선 기체 레이저로서 광여기 또는 광화학 프로세스용으로 응용이 확장되고 있다.

(1) 헬륨-네온 레이저

헬륨-네온 레이저는 저출력(1-50mW)인데, 오랜 기간 동안 연구 개발되어 기체 레이저 중에서는 가장 신뢰성이 높은 레이저이다. 최근의 레이저 수명은 1-2만 시간을 넘어서고 있다. 헬륨-네온 레이저에서 파장 632.8nm의 적색 레이저가 가장 널리 쓰이고 있으며, 최근에는 543.5nm의 녹색 레이저와 612nm의 오렌지색, 594nm의 노란색에서 발진되는 레이저도 시판되고 있다. 최초로 발진된 헬륨-네온 레이저의 파장은 1.15㎛의 적외선이다.

헬륨-네온 레이저의 매질로는 He와 Ne의 혼합 기체가 이용되는데, 레이저 유리관 내부에서의 전체 압력은 약 수 Torr 정도이다(1Torr는 760분의 1기압). 적색 헬륨-네온 레이저의 경우 헬륨과 네온의 혼합비율은 약 5 : 1 정도이다.

헬륨과 네온 혼합가스의 여기는 전기방전으로 하는데, 방전에 의하여 발생되는 고속전자가 원자와 충돌하면 원자는 전자의 운동 에너지를 받아 여기된다. 헬륨-네온 레이저가 발생하는 과정을 보면 먼저 방전 중의 고속전자와의 충돌에 의하여 헬륨원자가 여기되며, 이때 헬륨 원자의 여기상태 에너지는 20.6eV이다. 이어서 헬륨과 네온 원자의 여기준위는 거의 같은 에너지 값을 갖고 있으므로 네온 원자가 여기상태의 헬륨 원자와 충돌하여 그 에너지를 전달받아 여기된다. 이렇게 하여 여기된 네온원자의 에너지는 전자가 레이저 천이의 상준위에 머무르게 하는데 하준위보다도 수명이 길어 상준위와 하준위의 반전분포가 형성되어 레이저 발진이 일어나게 된다.

(2) 아르곤 레이저

연속발진출력 수와트 이상의 아르곤 레이저는 대부분이 수냉으로 수명도 천시간 내지 2천 시간이다. 출력 수밀리와트의 공냉식 레이저는 3천 내지 1만 시간 정도 수명의 제품도 상용화되어 있다.

아르곤 레이저에서는 청록색 범위에서 10개의 발진 파장을 갖고 있으며 특히 녹색의 514.5nm, 청색의 488nm의 두 파장이 주로 이용되고 있다.

아르곤 레이저의 매질은 단일 원자 아르곤 가스로 압력은 1Torr 이하이며, 헬륨-네온 레이저보다 훨씬 대전류로 방전하여 여기시킨다. 출력 수십 밀리와트의 소형에서는 주로 공냉식으로 저전압(-100V), 대전류(-10A)로 방전시킨다. 초기에는 방전관으로 석영유리를 이용하였으나 현재는 세라믹(BeO)을 주로 이용하고, 방전을 세라믹 모세관에 집중시킴으로써 방전 전류밀도가 $1kA/cm^2$ 정도로 높게 한다.

아르곤 레이저의 발생은 먼저 전자충돌에 의하여 아르곤 원자가 기저상태로부터 비교적 수명이 긴 여기상태로 바뀌는 것으로 시작된다. 이때 전자충돌에 의하여 이온화가 발생하며 비교적 장수명의 여기상태가 된다. 이어서 제 2의 전자충돌이 발생하여 중성원자의 여기상태나 이온의 여기상태로부터 레이저 상준위의 여기 이온상태로 바뀌게 된다. 이런 여기 과정으로 높은 상준위 상태의 전자가 낮은 하준위상태의 전자보다 많아져 반전분포를 이루면 레이저 발진이 일어난다.

(3) 탄산가스 레이저

헬륨-네온 레이저나 아르곤 레이저는 기체원자가 레이저 매질인데 비하여 탄산가스 레이저는 CO_2분자가 레이저 매질이다. 분자 레이저의 한 종류인 탄산가스 레이저는 CO_2 분자의 진동준위의 에너지차(10.6㎛, 9.6㎛)로 레이저 발진이 일어난다. 탄산가스 레이저는 연속발진 출력이 10kW가 넘는 대출력의 것도 있으며 효율도 15-20%로 높다. 니오디뮴 : 야그 레이저와 함께 레이저 가공분야에 널리 이용되고 있다.

CO_2 분자의 경우 원자의 내부 에너지는 원자 내의 전자상태에 의하여 결정되는데 일반적으로 분자의 내부 에너지는 전자가 가지고 있는 에너지와 전자의 진동 에너지에 회전 에너지가 합해진 양이다.

탄산가스 레이저는 통상 CO_2와 N_2, He의 혼합가스를 이용하는데, 혼합가스에 방전여기를 시키면 먼저 N_2 분자가 여기되어 상당히 수명이 긴 진동준위의 분자수가 증가한다. 방전중의 전자의 충돌에 의해 여기된 N_2 분자의 여기 진동 준위의 에너지는 CO_2 분자의 진동모드와 거의 같기 때문에 여기상태의 N_2 분자와 CO_2 분자가 충돌에 의하여 CO_2 분자가 여기된다. 이렇게 하여 여기상태가 된 CO_2 분자수가 증가하면 상준위의 상태가 하준위 상태보다 많아지면 반전분포가 형성되어 이들 사이의 천이로 레이저 발진이 이루어진다.

(4) 엑시머 레이저

엑시머 레이저는 자외선 영역에서 고출력의 레이저로 최근 광화학 반응 프로세스의 연구 개발에 이용되는 한편 미세 가공과 의료분야에서 실용화가 진행되고 있다.

엑시머(eximer)는 영어의 excited dimer를 줄인 말로 여기상태로만 존재하는 분자를 의미한다. 엑시머의 종류는 다양하지만 엑시머 레이저 중에서도 가장 효율이 좋은 것은 크립톤불소(KrF) 엑시머를 들 수 있다. 크립톤불소(KrF) 엑시머 레이저에서는 레이저 가스로 불활성 가스인 크립톤(Kr)과 할로겐 분자 불소(F)와 완충 가스인 헬륨(He; 또는 아르곤이나 네온)의 혼합가스를 이용한다. 일반적으로 크립톤과 불소는 통상의 상태에서는 반응을 하지 않고 전자빔 여기나 방전여기에 의하여 엑시머가 된다.

엑시머 분자는 수명이 수나노초로 짧고 수명이 지나면 엑시머는 여기상태로부터 기저상태로 돌아간다. 이때 엑시머 분자가 여기상태에서 기저상태로 돌아가면 안정한 분자 상태를 형성할 수 없고 해리상태가 된다. 즉, 크립톤(Kr)과 불소(F)로 분리된다. 이것이 엑시머가 여기상태에서만 존재하는 분자인 까닭이다. 일단 크립톤불소(KrF) 엑시머가 여기상태로부터 기저상태로 천이하는 동안 자외선(248nm)을 방출한다. 엑시머 레이저에서는 KrF 엑시머와 같이 여기상태의 분자는 존재하지만 기저상태의 분자가 존재하지 않기 때문에 상준위의 분자수가 하준위의 분자수보다 월등히 많아 레이저 발진에 필요한 반전분포의 상태가 형성된다. 이렇게 반전분포의 형성이 용이하고, 엑시머의 생성 효율이 높으므로 크립톤불소(KrF) 엑시머 레이저를 고효율 레이저라고 한다.

2) 고체 레이저

활성원자가 균일하게 분포되어 있는 결정이나 유리 등의 고체를 사용하는 것으로 주로 광으로 여기시킨다. 중요한 고체 레이저는 루비 레이저, 니오디뮴 : 야그 레이저, 니오디뮴 : 글라스 레이저 등이 있다.

(1) 루비 레이저

루비는 산화 알루미늄 결정에 활성 원자로 크롬(Cr)을 첨가한 것이다. 결정 내의 Al^{3+} 이온 대신에 Cr^{3+} 이온이 불순물로서 치환된다. 레이저용 루비는 산화알루미늄(Al2O3)와 산화크롬(Cr_2O_3 : 0.05%)의 용융체로부터 결정을 성장시켜 만든다. 루비 레이저의 에너지 준위는 실은 결정 내의 크롬 이온의 에너지 상태를 나타내는 것이다.

루비 레이저는 크게 나누어 기저상태, 준안정 여기상태, 흡수대의 3준위 레이저이다. 루비의 경우는 파장의 중심이 0.55㎛와 0.42㎛의 두 개의 중요한 흡수대(펌핑대)가 있다. 이들 흡수대로부터 준안정 준위로 이동하는 속도는 50ns로 빠르고, 준안정 준위의 수명은 3ms 정도로 길다.

루비 레이저의 발생을 보면 먼저 광여기의 방법으로 기저상태로부터 높은 에너지준위인 흡수대까지 여기시킨다. 하지만 비복사천이 속도가 빠르기 때문에 흡수대의 활성 이온은 급격히 준안정 상태로 이동한다. 따라서 수명이 긴 준안정 여기상태가 많이 존재하게 되는데, 이때 광여기를 계속되면 준안정 여기상태의 활성 이온의 수가 증가한다. 결국 광여기가 계속되면 기저준위와 준안정 여기준위 사이에 반전 분포가 형성된다. 이렇게 하여 레이저 발진하게 된다. 루비의 경우는 준안정 상태와 기저상태 사이의 천이에서만 발진한다.

(2) 니오디뮴 : 야그 레이저

니오디뮴 : 야그 레이저의 에너지 준위는 크게 나누어 기저상태의 준위, 레이저 천이의 하준위, 레이저 천이의 상준위인 준안정 여기상태의 준위, 흡수대의 4준위가 된다. 이 4준위 레이저의 레이저 천이의 하준위는 3준위 레이저와는 다르게 기저상태보다 위에 있다.

야그 : 이트륨 · 알루미늄 · 가네트(Nd^{3+} : $Y_3Al_3O_{12}$)의 결정 내에서는 활성 이온이되는 야그(Nd^{3+}) 이온이 불순물로서 이트륨(Y^{3+}) 이온과 치환하여 활성 이온이 된다. 니오디뮴 : 야그의 중요한 흡수대는 0.8㎛와 0.73㎛대이다. 준안정 상태준위의 수명은 230㎲이고 흡수대 준위의 수명은 0.1㎲이다.

광여기로 흡수대까지 여기시키면 비복사 천이로 준안정 여기상태로 이동하기 때문에 준안정 여기상태의 활성 이온의 수가 증가한다. 하준위의 완화속도가 빠르므로 준안정 상태의 활성 이온이 증가하면 용이하게 기저상태준위와 준안정 상태의 여기준위 사이에 반전분포가 형성되어 이두준위간의 천이로 레이저 발진(파장 : 1.06㎛)이 일어난다.

(3) 반도체 레이저

1962년 메이만이 루비 레이저를 발명한지 꼭 2년 후 반도체 레이저의 발진이 미국의 세 곳에서 동시에 발표되었다. 그러나 이 때의 레이저 발진은 저온에서 이루어진 것으로 실용적인 수준에는 이르지 못한 상태로 18년간의 지속적인 연구의 결과 1970년 미국의 벨 연구소에서 실온에서 연속발진에 성공하였다.

현재 기간 통신시설의 주매체로 이용되는 광섬유를 이용한 광통신에서 반도체 레이저를 빼고는 생각할 수 없는 필수소자로 반도체 레이저는 저손실 광섬유의 연구와 함께 광통신용 광원으로 실용화되어 왔다. 현재는 광섬유의 최저 분산파장과 최저 광손실 파장에서의 장거리 광섬유 통신용 광원으로서 InGaAsP 반도체 레이저 (파장 : 1.3㎛, 1.5㎛)가 사용되고 있다. 또한 반도체 레이저는 콤팩트 디스크, 레이저 디스크, 레이저 프린터의 광원으로 널리 쓰이고 있으며, 최근에는 바코드 리더의 광원으로 헬륨-네온 레이저를 대체하고 있다.

반도체 레이저는 다른 레이저에 비하여 사용이 매우 편리하다. 현재 가장 수요가 많은 반도체 레이저는 780nm 파장대의 것으로 CD 구동장치의 광원으로 가장 많이 이용되고 있고, 800nm 대의 것은 니오디뮴 : 야그 레이저의 여기광원과 의료용으로, 1.3㎛와 1.5㎛의 레이저는 주로 통신용으로 이용되고 있으며 최근 상품화가 되어 수용의 증가가 매우 빠른 670nm 대의 것은 헬륨-네온 레이저를 대신하는 용도로서 바코드 장치에, 각종 측정장치의 위치 인식, 또는 레이저광의 직선성을 이용한 응용 등의 산업적인 사용과 빛으로 이용하는 지시봉 등으로 이용되고 있으며 앞으로의 청색 반도체 레이저의 개발여하에 따라 변화가 있을 수 있지만 수년 안에 보급될 DVD(디지털 비디오 디스크) 구동 장치의 광원으로 이용될 예정으로 그 수요는 급속히 확대될 것이다.

현재 가장 널리 쓰이는 더블 헤테로 반도체 레이저로는 삼원화합물 GaAlAs계와 사원화합물 InGaAsP 계의 두 종류가 있다. GaAlAs 반도체 레이저는 720-900nm의 파장범위에서 발진하고, InGaAaP 반도체 레이저는 1.0-1.7㎛의 파장범위에서 발진한다.

3) 액체 레이저

알코올 등의 액체에 활성분자(색소 등)을 용해시켜 레이저 매질로 이용한 것으로 주로 광으로 여기시킨다. 중요한 레이저로는 색소 레이저가 있다.

색소 레이저는 유기 색소 분자를 알코올 등에 용해시킨 것을 레이저 매질로 사용하여 액체 레이저라고 불리운다. 색소의 종류나 농도를 변화시켜, 0.3~1.2㎛ 범위의 근위자외선, 가시광, 근위적외선의 넓은 범위에 걸쳐 연속 파장가변이 되는 레이저가 가능하다. 색소 레이저의 여기는 광여기 방법을 이용하는데 고체 레이저의 경우와 비슷하게 펄스의 경우는 플래시 램프, 연속발진의 경우는 아크 램프와 또 다른 레이저를 사용하는데 주로 레이저를 많이 이용한다.

색소 레이저도 탄산가스 레이저에서 기술한 바와 같이 분자의 에너지 준위는 전자 에너지, 진동 에너지, 회전 에너지의 총합의 결과로 나타난다. 색소분자는 다수의 원자로 구성되어 있으므로 진동 에너지나 회전 에너지가 분명히 구별되기 어렵게 중복되어 있다. 따라서 실제의 전자 에너지 상태에서는 연속적인 에너지 폭으로 나타난다.

CO_2 분자를 활성분자로 하는 탄산가스 레이저는 기저원자상태 내의 진동 에너지와 회전 에너지 사이에서 레이저 천이가 일어난다. 하지만 색소 레이저에서는 제1여기전자상태와 기저전자상태 사이에서 레이저 천이가 일어나는 차이가 있다.

색소 분자에 광에너지를 가하게 되면 1중항 여기상태(S1)보다 조금 낮은 상태의 3중항 여기 전자상태(T1)가 된다. 광여기가 장시간 계속되면 1중항 여기상태(S1)에 여기된 분자는 수명이 긴 3중항 여기전자 상태(T1)로 이행하여 3중항 여기전자 상태(T1)의 분자수가 증가된다. 이 3중항 여기전자 상태의 분자는 레이저 천이의 광을 흡수하므로 이 상태의 분자수가 증가될수록 레이저 발진이 방해를 받게 된다. 그러므로 통상의 색소 레이저에서는 3중항 여기상태(T1)의 분자가 축적되기 전에 여기를 마치도록 플래시 램프나 펄스 레이저에 의한 단펄스 광여기가 이용되고 있다.

5. 의료용 레이저의 종류

(1) CO_2 LASER: 지혈과 동시에 수술이 가능, 파장 10.6㎛

(2) He-Cd LASER: 파장 4,416Å

(3) Ar LASER: 파장 4,885~5,154Å

(4) Kr LASER: 파장 6,471Å, 선택적인 세포 응결

(5) He-Ne LASER: 파장 6,328Å, 한방의 침술, 온열자극효과, 물리치료용

(6) YAG LASER: 파장 1.06㎛, 혈우병, 혈소판 감소증, 내신경 같은 출혈이 많은 곳의 수술

(7) 루비 LASER: 치과의 충치, 치석제거, 구강종양

(8) N_2 LASER: 생화학 기초 연구

(9) 색소 LASER: 안과영역, 내과의 내시경 사용, 선택적 응결

6. 레이저의 일반적 특성

햇빛과 같은 보통 광원의 빛을 이중 슬릿에 통과시킬 때 간섭을 일으키지 않는다. 이것은 여러 파장의 단색광을 가진 빛으로 위상과 방향이 같지 않고 거리에 따라 퍼지기 때문이다. 간섭을 일으키기 위해서는 모두 같은 파장을 지니고, 동일한 위상과 동일한 방향성을 갖고 있어야 한다. 이러한 성질을 지닌 것이 레이저광(Light Amplification by Stimulated Emission of Radiation: LASER)이다. 따라서 다른 모든 광원과 비교한 레이저광의 특성을 가간섭성(coherence)이라는 한마디로 설명할 수 있다. 가간섭성(Coherence)이란 대단히 높은 규칙성 즉 시간적이나 공간적으로 동일한 성질을 갖는 것을 말하는 것으로 동일 위상과 동일 방향을 갖는다(그림 10-4). 레이저빔은 이러한 가간섭성(coherence)이 다른 광선에 비해서 대단히 높으므로 다음과 같은 특성을 가지고 있다.

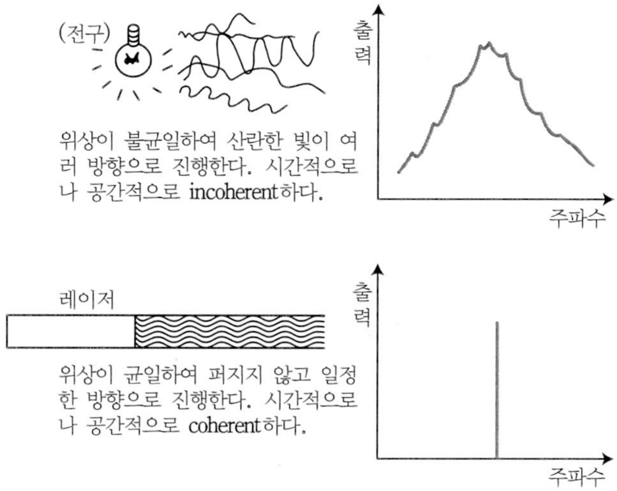

그림 10-4. 레이저의 가간섭성

1) 단색광선(mono chromaticity)

전등이나, 태양광선 등의 일반적인 광선은 백색광선으로서 자외선, 적외선을 비롯하여 가시광선과 같은 여러 가지 광선이 분리되지 않은 채 방출된다. 반면 레이저광은 유도방출에 의하여 특정 파장을 선택적으로 방출시킬 수 있기 때문에 단일 주파수, 단일색으로 구성된 빛을 만들 수 있다(그림 10-5).

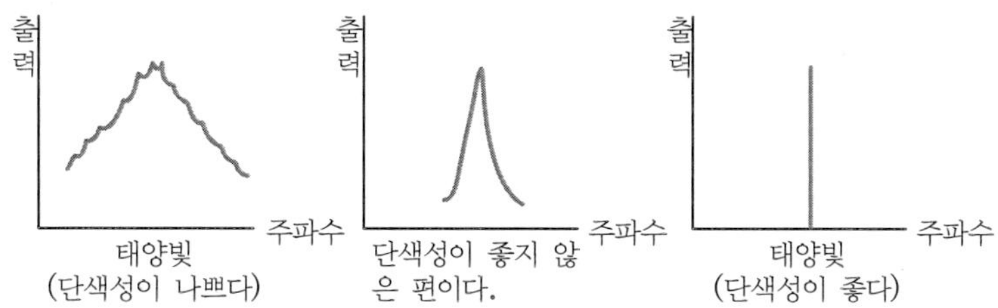

그림 10-5. 레이저의 단색성

2) 지향성, 평행광선(directionality)

일반광선은 출력장치의 출구에서 방산되기 때문에 모든 출력된 광선을 초점에 모을 수 없으나 레이저는 방산이 극히 적어서 원거리까지 평행하게 진행하는 지향성이 매우 높다(그림 10-6).

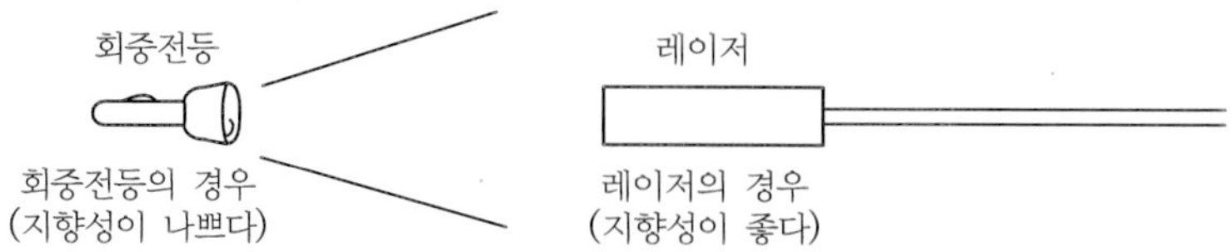

그림 10-6. 레이저의 지향성

3) 고휘도(brightness)

휘도란 광원, 반사체, 투과체의 단위면적당의 광도 즉 단위 면적당 방출되는 빛의 출력밀도를 말한다. 레이저광은 단색성, 즉 주파수와 파장이 같기 때문에 일반적인 광원에서 방출되는 같은 주파수와 파장대의 휘도에 비해 훨씬 높다(그림 10-7).

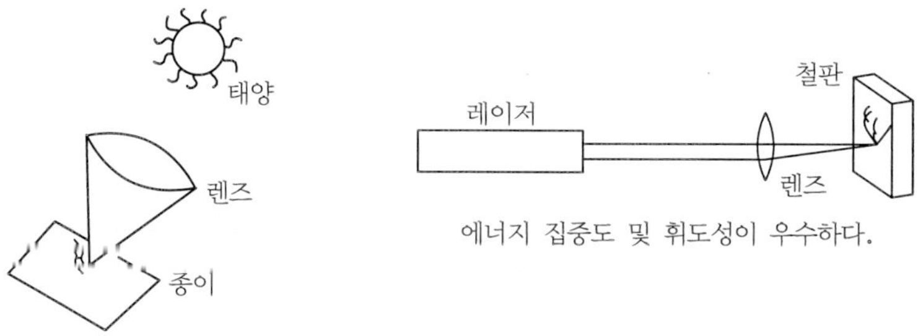

그림 10-7. 레이저의 고휘도성

4) 결합력, 응집성

응집성이란 개개광자의 파동의 위상이 시간적으로나 공간적으로 일치한다는 점이다. 각파동의 정점들이 다른 위상을 가지고 있을 때에는 파동을 종합하면 서로 상쇄되어 싸인곡선은 큰 파도를 만들지 못한다. 반면 각 파동의 정점들이 일치할 경우 파동의 높이는 더욱 높아지고 깊이는 더욱 깊어지는 파동을 만들 것이다. 레이저의 이런 성질 때문에 여러 개의 광자를 모을 경우 매우 높은 출력을 낼 수 있다.

5) 일반적인 광선의 성질

레이저는 반사, 산란, 전도, 흡수의 일반적인 광선의 성질도 가지고 있다. 따라서 거울이나 금속 표면에 의해 레이저광이 반사되기 때문에 예기치 않은 레이저 반사광에 의한 사고를 예방하기 위해 표면처리를 하거나 티타늄같은 재질로 반사를 막는 조치가 필요하다. 물론 어떤 물질의 표면에 따라서는 산란되기도 한다. 반면 레이저는 공기를 투과하므로 직접 목표물에 접촉하지 않고도 원격조종으로 병소를 치유할 수 있다는 장점이 있다. 또한 이산화탄소 레이저의 경우는 이산화탄소에서 방출되는 파장의 빛이 수분에 완전히 흡수될 수 있기 때문에 이를 세포에 조사하게 되면 세포 내의 수분에 레이저광의 에너지가 흡수되어 세포내 수분이 증기로 변하면서 세포를 파괴하는 효과를 나타내기도 한다(그림 10-8).

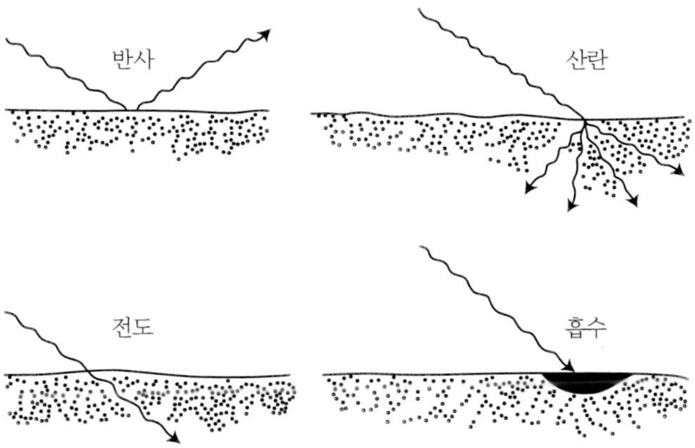

그림 10-8. 레이저의 일반적 특성

7. 레이저 장비의 구조

레이저의 종류는 크기와 모양에 따라 다양하지만(그림 10-9) 공통적인 구성요소를 가지고 있다.

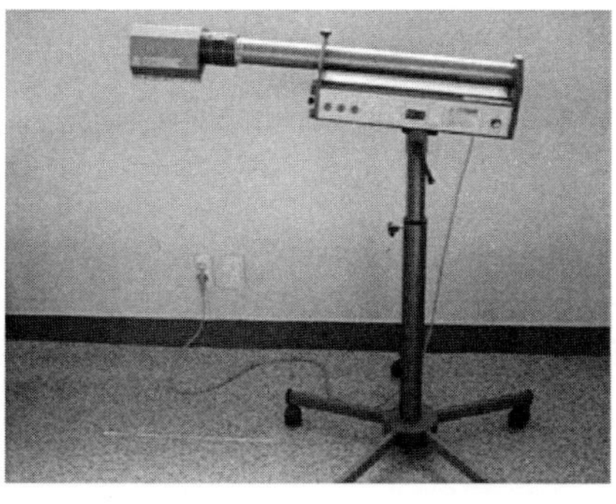

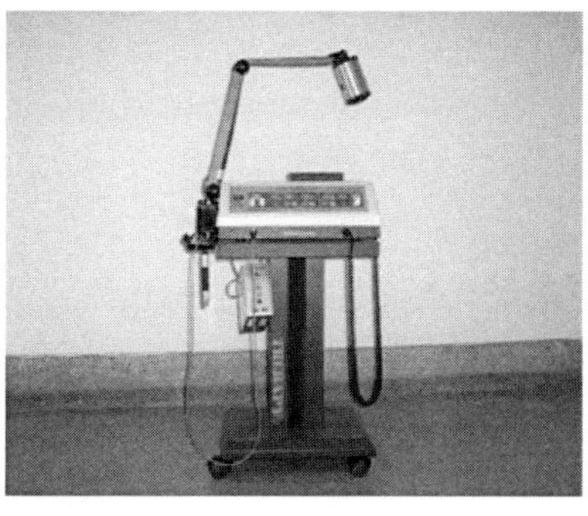

그림 10-9. 레이저의 종류

1) 활성매질

레이저 매질이라고도 하며 매질의 종류에 따라 레이저 광선의 파장과 성질이 달라진다. 매질에 따라 기체, 고체, 반도체, 액체 레이저로 분류된다.

2) 여기장치

펌핑 메커니즘이라고도 하며 활성매질을 여기시켜서 보다 많은 수의 매질을 에너지가 높은 상태로 반전시켜주는 역할을 하여 유도방출을 용이하게 만들어 보다 많은 수의 레이저 광선을 방출시키는 장치이다(그림 10-2).

3) 광학광(광공진기)

피드백 메카니즘으로 일정한 활성매질이 들어있는 공간 속에서 발생한 레이저 광선들은 그대로 두면 일시적으로 방출되고 만다. 그러나 공간의 양쪽에 반사경을 설치하면 일단 발생된 레이저 광선은 이 공간 속에서 무수한 왕복운동을 하게 되고 그 동안 여기된 다른 활성매질과 충돌하여 기하급수적인 상의 레이저 광선을 만들게 되어 고출력의 레이저 장비를 만들 수 있다. 한쪽 거울은 100% 반사경이고 반대쪽은 99% 반사경으로 되어서 극히 일부분만 통과되도록 한다. 활성매질의 종류에 따라 파장이 틀리므로 반사경의 거리도 매우 정밀하게 조절하여 설치해야 한다(그림 10-2).

4) 출력장치

딜리버리 시스템으로 광공진기 내에서 방출된 레이저 광선을 모아서 목표물에 원하는 출력으로 원하는 시간동안 초점을 맞추어 보내게 된다.

5) 냉각장치

광학강 속에서 발생된 레이저 광선의 충돌로 고열이 발생하므로 이를 냉각시켜야 한다. 의료용 이산화탄소 레이저는 장비 내에 내장된 냉각수를 이용하지만 대개의 레이저는 수도로부터 계속적인 냉각수의 공급과 냉각 후에 데워진 물을 방류시키는 장치가 필요하다.

8. 레이저 적용방법

1) 조사방법

(1) 접촉법(contact technique)

손으로 광학강을 잡은 상태로 레이저 탐침이나 레이저 적용부분을 치료부위에 접촉시켜 치료하는 방법이다. 특히 탐침 압박법은 정확한 통증점을 알고 있는 경우의 통증치료시 유효하다. 또한 탐침의 압박은 피부상층 모세혈관총의 기계적 혈관 수축과 혈류이동 및 매질흡수를 가능하게 하고 침투력과 근본적인 흡수체적을 증가시킨다.

(2) 비접촉법(noncontact technique)

치료부위와 레이저 공급기 사이에 약간의 거리를 유지하여 조사하는 기법이다. 한 점에 레이저빔을 고정시켜 사용하는 고정법과 레이저빔이 막대모양으로 이동되는 주사선 조사법이 있다. 주사선 조사법은 오랜 시간동안 치료부위를 고정해야 하는 고정법에서 볼 수 있는 치료사의 손의 피로 문제는 해결해 주지만 레이저광의 산란현상과 반사에 의해 많은 입사광이 상실되므로 치료효과는 약화된다. 따라서 개방성 상처 치유시의 접촉성 감염방지를 필요로 할 때와 허혈, 혈종, 궤양부위의 치료시 또는 상처부위의 과비대나 케로이드성 상처와 같이 외형적 자극을 주지 않아야 할 경우에 주로 사용한다.

2) 치료부위 면적에 따른 적용법

(1) 격자 조사법(grid technique)

작은 정방형으로 구획지워진 피부위에 수직으로 레이저를 적용하는 방법으로 국소 피하지방조직 치료를 위해서 사용된다.

(2) 주사선 조사법(scanning technique)

레이저 탐침을 치료부위에서 1cm 위에 고정시켜서 막대운동으로 이동하는 방법으로, 괴사, 욕창, 화상, 피부이식 부위, 개방성 상처부위 등 직접 접촉되는 것이 금기일 때 사용한다. 1~15J/cm^{2}의 강도로 5-10분 정도의 치료시간이 일반적이다(그림 10-10).

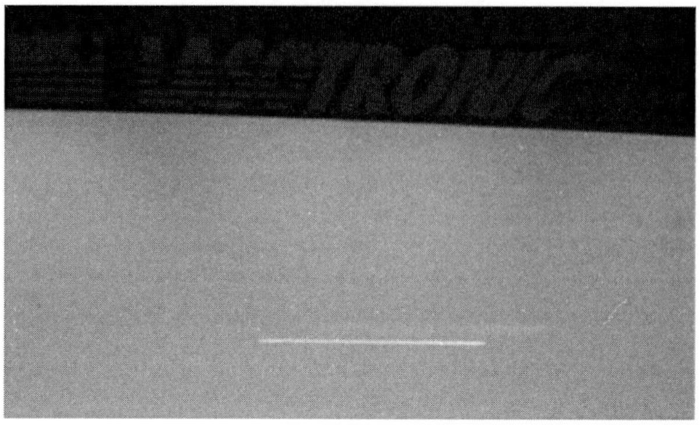

그림 10-10. 주사선 조사법

(3) **점조사법**(point technique)

레이저 침술인 광침에 의한 것으로 레이저 탐침을 피부에 직접 접촉시켜 사용한다. 작은 관절부와 근막 발통점 증후군 치료에 유용하다. 10J/cm^2 이내의 강도로 한 지점당 6-10분 이내로 치료하는 것이 일반적이다(그림 10-11).

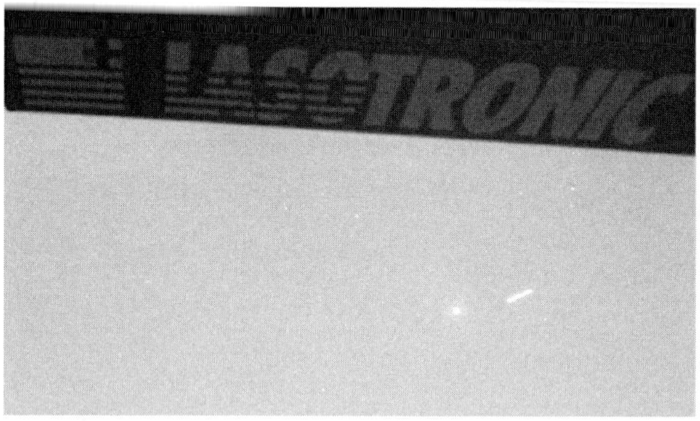

그림 10-11. 점조사법

3) 레이저빔의 형태

(1) **연속파**(continuous wave)

레이저가 일단 출력되면 그 출력을 그대로 유지하는 형태이다. 그 중 기계적으로나 광학강 차단막으로 하나의 짧은 노출을 주는 레이저파를 개폐기조절 연속파(switched continuous wave)라 한다.

(2) **펄스파**(pulsed wave; **분획파**)

광학강 내의 에너지가 아주 빠르게 정점에 도달되는 순간 1/1000초 이내로 레이저 에너지의 극히 짧은 시간 펄스로 해체되는 형태이다.

4) 치료강도 산출법

치료부위에 따라 적용에너지의 강도 선택은 달라져야 하는데, 일반적으로 강도는 레이저 장비의 출력과 치료시간에 따라 따르며, 조사부위의 에너지 공급량 역시 달라지게 된다. 치료시 작용에너지는 다음과 같이 계산한다.

$$\text{치료에너지량}(J/\,\mathrm{cm}^2) = \frac{\text{장비의 출력}(\,W)\times\text{치료시간}(\mathrm{sec}\,ond)}{\text{치료부위의 면적}(\mathrm{cm}^2)}$$

5) 치료 적용 예

(1) 경추부, 견갑부 주위관절염, 요추천추골 척추통증, 슬관절통의 치료시 치료부위의 한점당 4분간씩 5~6지점을 선정하여 치료하고 1주에 3회 정도로 총 10-12회 정도 치료한다.

(2) 요추관절통 및 흉추관절통의 치료시 치료부위의 한 점당 3분간씩 6-8지점을 선정하여 1주에 3회로 총 12회 정도 치료한다.

(3) 심상성 좌창치료는 치료부위를 한 점당 3분씩 6-8지점을 선정하여 총 10-12회 정도 치료한다.

9. 레이저의 생물학적 효과

1) 일반적 가열효과

레이저는 극히 짧은 시간에 200-1,000도의 온도 상승을 일으킬 수 있으며, 45-50도 정도의 온도를 약 1분간은 지속할 수 있다. 레이저의 일반적인 가열효과는 개개의 세포가 레이저 광속의 에너지를 흡수함으로서 일어난다. 일광욕으로 피부가 타는 것과 비슷하게 레이저광에 노출되면 피부가 빨갛게 되고 수포가 생기게 된다. 물론 레이저광을 조사 받은 세포들이 흡수한 에너지는 주위에 있는 조직이나 혈관들에 의해 분산된다. 그러나 동물체의 안구나 생식기는 주위조직과의 연결이 작아서 한 점에 조사시 실명이나 생식기능 손상의 우려가 있다. 또한 색소가 들어있는 조직은 레이저를 많이 흡수하므로 안구 안에 있는 감광 부위는 고출력 에너지광으로 인해 1초 내에 손상될 수 있으므로 직접적으로 레이저광을 보는 일은 피해야 한다.

2) 특수한 가열효과

강판을 절단하거나 구멍을 뚫거나 대륙간 탄도 미사일을 파괴하고 인체의 비정상적인 세포만을 파괴하는 레이저만이 지니고 있는 파괴적인 효과를 말한다.

3) 전기적 효과

레이저 펄스의 집중된 전자기 에너지에 기인되는 전기적 효과는 헤모글로빈, 즉 적혈구가 레이저광을 받음으로서 전기전도에 변화를 일으키는 점에서 쉽게 이해된다. 혈색소는 철원자의 킬레이트 분자이며 따라서 적혈구 세포는 레이저 에너지를 넓은 스펙트럼 영역에서 잘 흡수한다.

4) 생리적 효과

레이저광을 조사받게 되면 세포차원에서의 변화가 발생하는데, 레이저광의 자극으로 세포호흡이 증대되고 미토콘드리아의 부인산반응(phosphorylation)이 증가된다. 더해서 DNA와 RNA의 자극으로 단백질 형성이 촉진되고 세포구성물의 변화가 와서 생체 효소와 호르몬의 조절작용이 이루어진다. 그로인해 교원질의 합성이 가속화되고 치유조직의 혈관화가 증대되고 미세세균의 감소작용이 있으며 통증이 완화된다.

10. 레이저의 치료적 효과

(1) 미토콘드리아 막의 흥분과 핵산의 자극증대로 단백질 합성의 증가, 교원섬유의 생성, 모세혈관화 및 세포분열의 증대로 상흔조직이나 손상조직의 치유기간이 단축

(2) 인체의 직접적인 생체자극으로 원인치료가 가능

(3) 세포나 조직차원의 생체자극으로 인한 세포호흡증대, 모세혈관화, 혈관확대 등으로 신체의 영양효과

(4) 급성 및 만성통증을 감소시키는 진통효과
(5) 손상에 따른 말초신경 재생속도 촉진
(6) 외상성 부종이나 혈종의 감소효과

11. 레이저 치료의 적응증

1) 피부과

피부와 점막질환에 뛰어난 효과가 있으며 상처부위에는 교원섬유의 합성과 혈액순환을 원활히 해주고 세포대사의 증대와 세포분열증대로 피부재생을 돕는다. 대상포진, 화상, 습진, 부종이 심한 부위, 욕창, 궤양치료에 사용되고 상흔조직과 케로이드 형성부위를 최소화하며 순환영양 장애부위의 조직에 영양상태를 개선시킨다.

2) 신경과

뇌혈관 질환, 요경추 추간판 탈출증, 좌골신경통, 삼차신경통, 상완신경통 등에 사용되며, 외상이나 질환에 의한 말초신경마비 등에 사용함으로 신경재생을 촉진시키며, 신경 자극성 증치료에 사용된다.

3) 정형외과

운동손상, 관절염, 활액낭염, 건초염, 신경염, 골절 및 골절 후유증, 골연골증, 류마티스성 질환, 근육통, 염좌, 요통, 외상후의 손상부 치료에 사용된다. 즉 손상된 골이나 연골의 회복을 가져오며, 근육과 연부조직의 외상치료에 적용된다.

4) 치과 및 이비인후과

구내염, 치주염, 후두염, 비강염 등의 구강이나 비강의 모든 염증과 부비강에 대한 조사는 소염작용과 진통작용이 있으며 점막질환에 효과가 있다. 적출 후의 레이저 조사는 지혈과 진통작용이 있다.

5) 성형외과

산후의 복부튼살 감소와 상처부위의 회복시 케로이드와 과립형성을 최소화시켜서 표피와 조직재생을 촉진한다.

12. 레이저 치료의 주의 및 금기증

(1) 눈 주위 치료시 보안경 착용

(2) 임산부의 복부조사는 자궁을 수축시킬 우려가 있다.

(3) 악성종양에 조사시 비대해질 우려가 있다.

(4) 바이러스는 DNA가 있으므로 레이저는 DNA를 증가시킨다.

(5) 고환, 난소, 갑상선, 이자, 부신선 등에는 직접적으로 조사하지 말 것.

(6) 월경 중에는 조사하지 말 것.

(7) 간질성 환자

(8) 심장고혈압 환자

(9) 이상조직(neoplasms) 주위

(10) 18세 미만의 소아 성장 골단 부위

(11) 심부전증, 갑상선 장애, 중증의 정맥성 질환자

참고문헌

1. 강홍순. 레이저에 관한 문헌 고찰, 대한물리치료학회지, 제3권 제1호, 1991.
2. 고신관 외. 대학물리학, 대학서림, 1997.
3. 노영철. 치료레이저의 물리치료에 관한 고찰, 대한물리치료사협회지, 제10권 제1호, 1989.
4. 대우메디칼 상사. 레이저치료란?, 대한물리치료학회지, 제4권 제1호, 1992.
5. 물리학연구회. 기초물리학, 반도출판사, 1990
6. 박홍기. 레이저의 의학적 이용에 관한 고찰, 물리치료회지, 제5권 제1호, 1983.
7. 배성동. 치료용 레이저를 이용한 대상포진 19예에 대한 보고, 대한물리치료학회지, 제2권 제1호, 1990.
8. 장수. 조재홍 외. 광학, 도서출판대웅. 2000
9. 함용운. 광선치료학, 현문사, 1994.
10. Krusen, Kottke, Ellwood. Handbook of Physical Medicine and Rehabilitation, W. B Saunders Co., Philadelphia and London, 1965.

Memo

phototherapy

색인(INDEX)

ㄱ

가시광선 37
가시광선 64
가시광선 86
가시광선 144
각질층 142
간섭 19
간접반응 54
감작반응 54
강장효과 178
강장효과 181
거리제곱 반비례 법칙 36
거울반사 27
건선 182
건선 205
건선 206
건선균상식육종 204
격자 모시법 239
결막염 193
결합력 236
경화점액수종 204
고압 수은등 53
고체 레이저 231
고휘도 236
공냉식 크로마이어등 157
공명 흡수작용 107
공진운동 108
과각화성 피부염 204
과립층 142
광 감각성 145
광감각 194
광공진기 228
광노화 51
광노화 210
광독량 208
광독성 반응 56
광발암성 212
광생성물 47
광수용기 146
광알레르기성 반응 57
광열복사 146
광원 205
광자 15
광전효과 122
광증폭 228
광화상 46
광화학 복사 146
광화학 복사 147
광화학치료 201
광회복 65
굴절 27
굴절률 29
게이커만씨 기법 181
균질한 태움 101
그로투스 드래퍼 법칙 141
그로투스-드래퍼 광화학 법칙 47
그로투스-드래퍼 법칙 37
그물층 143
그리말디 9
극초단파 투열치료 82
근위자외선 59
근위자외선(290-400nm) 62
근위자외선 144
근위적외선 87
근위적외선 97
근위적외선 144
기계적인 일 77
기저세포 142
기체 레이저 228

ㄴ

난반사 27
내인성 광과민 반응 54
냉 75
냉형 석영수은등 158
노출시간 결정 188
노화 71
눈에 대한 영향 210
뉴튼 8
니오디뮴 232

ㄷ

다형일광발진 204
단색광선 235
단파 적외선 87
대류 77
대류열 82
대상포진 184
돌연변이 69
동상 184
동적 체열상 127
두통 113
등 92
떨림 113

ㄹ

럭스 33
레이저 222
레이저 발진 228
레이저빔의 형태 240
레이저의 발생원리 223
렌트겐선 40
롤리아 219
롤리아의 방법 219
뢴트겐 39
루비 레이저 231
류마티스성 질병 185
림프종양 구진증 204

ㅁ

마이크로파 39
만성 광선 피부염 204
만성 궤양 183
만성 반응 51
매개물질설 168
맥광망 142
맥스웰 13
멜라닌 48
멜라닌 색소 51
면역기능 변화 210
밀리칸 40
밀매질 28

ㅂ

반도체 레이저 232
반사 26
반사 139
반사의 법칙 26
반트호프의 법칙 101
발암 71
방출 152
백반증 204
백반증 211
범발성 환상 육아종 204
베이커 93
벨가푸텐 57
변비 114
복사 78

복사에너지 16
복사열 82
복사체 90
볼로미터 122
부스럼 183
분획파 241
비타민 D_3 176
비후 173
빈의 변위측(복사) 법칙 88

ㅅ

살균제 57
살균효과 176
색소성 담마진 204
색소세포 142
색소이상 210
색소침착 102
색소저하 170
석영 152
석영 적외선등 94
선팽창계수 78
섭씨 74
성층권 46
세포의 촉매-대사 79
속도 42
솔라렌 49
솔라렌 55
수가물 61
수은 증기 방전등 152
수은증기등 148
슈테판 16
스넬의 굴절법칙 30
스테판-볼츠맨의 법칙 88
스펙트럼 37
슬릿 23
신경내분비통로 146
신경전달체 146
신진대사의 증진 101
실틈 23
심상성 낭창 184
쌀리틸아닐드 57
썬텐 51

ㅇ

아르곤 레이저 229
아인슈타인 17
아토피피부염 204
안면 마비 113
암회복 66
액체 레이저 233
야그 레이저 232
양자 17
양가이론 138
어지러움 113
엑시머 레이저 230
여과기 150
여기과정 226
여기원 226
여드름 204
여출액 79
연속파 240
열 75
열 치료 79
열의 원천 76
열전효과 122
열형 석영수은등 153
영 10
온도 74
옴 183
외인성 광과민 반응 55

우라실 61
우주선 40
원위자외선 59
원위자외선(190(200)-290nm) 60
원위자외선 144
원위적외선 87
원위적외선 97
원위적외선 105
원위적외선 143
원형 탈모증 204
유건선 204
유극층 142
유도방출과정 227
유두층 142
응집성 236
의료용 레이저 234
이량체 49
이량체 61
이식편대숙주반응 204
인광 147
일광 두드러기 204
일광 유망상증 204
일광욕 218
임계각 31

ㅈ

자연방출과정 227
자외선 46
자외선 53
자외선 59
자외선 86
자외선 136
자외선 강도 141
자외선 복사 147
자외선 B 52
장파 적외선 87
저광독량 208
적외선 86
적외선 체열 촬영검사 125
적외선의 임상적 적용 107
적외선의 특성 120
전기 광선욕 94
전기 광선욕 101
전기 광선욕 113
전기적 쇼크 114
전도 77
전도열 82
전류 77
전반사 31
전자기파 13
전자기파 42
전해질 79
전환열 82
절대온도 74
절대온도 121
점조사법 240
정적 체열상 126
제동복사 39
제통법 103
조도 33
종기 183
종두상 수포증 204
좌창 181
주기 41
주사선 조사법 239
주파수 41
지방 143
지향성 235
직선편광 26
직접 작용설 168

직접반응 49
진공자외선(120-190(200)nm) 59
진정 81
진통 81
진피 141

ㅊ

체열 촬영 125
초음파 치료 82
최소 광독량 203
최소 홍반용량 171
최소 홍반용량 187
치료기술 82

ㅋ

코결굴염 109
코결굴염 113
코박스 220
콤프톤 18
콤프톤 효과 18
큐리부처 39
크로마이어 148
크로마이어등 154
크로마이어등 155
크로모포어 47
크로모포어 48
크립톤루소(KrF) 엑시머 레이저 230
크세논 148
킬커프의 법칙 88

ㅌ

탄산가스 레이저 230
탄소방전등 148
탄소방전등 151
탈피 173
태양광선등 160
투열치료 82

ㅍ

파장 41
파장의 특성 105
패러데이 12
팽창 78
펄스파 241
편광 24
편광판 25
편광현상 24
편광현상 25
편평태선 204
평편 과립세포 142
평편 상피세포 142
평행광선 235
포르피린 54
포르피린증 54
포진상 피부염 204
포토 33
표피 141
푸코 12
퓨린 61
프랭크의 방사 법칙 88
프레넬 11
플랑크 17
폴크마린 57
파라아미노벤조산 58
피리미딘 이량체 61
피부 온도 측정 118
피부암 53
피하조직 143

핀센 148

ㅎ

항산화물 68
허셀 38
허셀 86
헤르츠 15
헤르츠 38
헬륨-네온 레이저 229
혈관 확장 101
혈관운동 기전 79
혈류증가 81
형광 147
형광관 148
형광관 161
호산구성 농포성 모낭염 204
호이겐스 9
홍반 167
2도 홍반용량 171
3도 홍반용량 171
4도 홍반용량 171
화상 114
화씨 74
회절 22
흑체 16
흡수 32
흡수체 32
흡수파장 47
히스타민 167

A

absolute scale 74
absorption spectrum 47
acne 181
Acne vulgaris 204
Aero Kromayer lamp 157
Albert Einstein 17
Alopecia areata 204
analgesia 81
antioxidant 68
Atopic eczema 204
Augustin Jean Fresnel 11

B

Baker 93
basal cell 142
Bell's palsy 112
blackbody 16
boils 183
bolometer 122
bremsstrahlung 39
brightness 236
burn 114

C

carbon arc lamp 148
carbuncles 183
catalysis 79
metabolism 79
Celsius 74
chilblains 184
chill 114

chromophore 47
Chronic cutaneous graft-versus-host disease 204
chronic ulcers 183
Clinical application 108
cold 75
cold quartz mercury lamp 158
Compton 18
conduction 77
conductive heat 82
conjunctivitis 193
constipation 114
continuous wave 240
convection 77
convective heat 82
conversive heat 82
critical angle 31
Curies 39
Cytokine 169

D

Dermatitis herpetiformis 204
dermis 141
desenitization 103
desquamation 173
diffuse reflection 27
Direct hit theory 168
Direct reaction 49
directionality 235
DNA 수복 65
dynamic thermography 127

E

electric current 77
electric light bath 101
electric light bath 112
electric shock 114
electrolyte 79
electromagnetic wave 13
emission 152
Eosinophilic pustular folliculitis 204
epidermis 141
Epstein 207
2nd erythema dose 171
3rd erythema dose 171
4th erythema dose 171
expansion 78

F

Fahrenheit 74
faintness 114
far infrared 143
far ultraviolet 144
fat 143
filter 150
flat epithelial cell 142
flat granular cells 142
fluorescence 147
fluorescent tubes 148
Frencesco Maria Grimaldi 9
Frequency 41

G

general tonic effect 181
Generalized granuloma annulare 204
Goekerman technique 181
granulosum 142

grid technique 239
Grotthus Draper's law 141
Grottos-Draper's law 37

H

headache 114
heat 75
Heinrich Hertz 38
Heinrich Rudolf Hertz 15
herpes zoster 184
histamine 167
Histamine 168
homogenous tanning 101
horny layer 142
hot quartz mercury lamp 153
Huygens 9
Hyperkeratotic dermatitis 204
hyperplasia 173

I

Illuminance 33
increase of blood flow 81
increased metabolism 101
Indirect reaction 54
infrared 86
inverse square law 36
Ix 33

J

James Clerk Maxwell 13
Jean Bernard Léon Foucault 12
John Frederick William Herschel 38

K

Kirchhoff's law 88
Kovacs 220
Kromayer 148
Kromayer lamp 154
Kromayer lamp 155

L

Lambert's absorption law 33
Lambert's cosine law 33
Lambert의 코싸인 법칙 33
Lambert의 흡수법칙 33
Lichen planus 204
liner polarization 26
luminous lamp 92
luminous radiator 90
lupus vulgaris 184
Lymphomatoid papulosis 204

M

M.W.D 82
Max Karl Ernst Ludwing Planck 17
mechanical work 77
MED 50
MED 187
Mediator theory 168
melanin 51
mercury vapor lamp 148
5-methoxypsoralen 57
Michael Faraday 12
Millikan 40
minimal erythema dose 50

minimal erythema dose 171
minimal photoxic dose 203
mono chromaticity 235
MPD 203
Mycosis fungoides 204

N

near infrared 144
near ultraviolet 144
neuroendocrine pathway 146
neurotransmitters 146
Newton 8
Niels Finsen: 1860-1904 148

O

one cycle 41

P

papillary layer 142
para aminobenzoicacid 58
Parapsoriasis 204
ph 33
phosphorescence 147
photoaging 51
photoallergic reaction 57
photochemical radiation 147
photochemo therapy 201
photohermal radiation 146
photon 15
photoproduct 47
photoreceptor in retina 146
photosensitivity 194
photosensitization 145
phototoxic reaction 56
pigment cell 142
pigmentation 102
Plank's radiation law 88
point technique 240
Polymophous light eruption 204
Prostaglandin 168
Psoralen 201
psoralen 49
psoralen 55
Psoralen 209
psoriasis 182
Psoriasis 204
Psoriasis 205
pulsed wave 241
purine 61
PUVA 180 213
PUVA 200 213
PUVA 201
PUVA 치료 203

Q

pyrimidine dimer 49
quantum 17
quantum theory 138
quartz 152

R

radiant heat 82
radiation 78
reflection 26
refraction 27
regular of specular reflection 27
rete vasculosum 142

reticular layer 143
rheumatism 185
Rollier's method 221
Rollier 221

S

S.W.D 82
scanning technique 241
Scleromyxedema 206
sedation 81
Sensitized reaction 54
sinusitis 112
Solar uritcaria 206
spinosum 142
static thermography 126
Stefen-Boltzman's law 88
subcutaneous tissue 143
sun burn 46
sunlight lamps 160
suntan 51

T

Thermotherapy 79
Thomas Young 10
Thy Beukers and errends 61
total reflection 31
transudation 79

U

U.S 82
ultraviolet 86
ultraviolet power or intensity 141
uracil 61
Urticaria pigmentosa 204
UVA(315(320)-400nm) 137
UVA 202
U V A 205
UVB(280(290)-315(320)nm) 137
UV-B등 164
UVC(280nm 이하 또는 180-290nm) 137

V

vac-UV 59
Vant Hoff's law 101
vasodilation 101
vasomotor mechanism 79
visible ray 86
visible ray 144
Vitiligo 204
Vitiligo 211

W

wave length 41
Wien's displacement law 88
Wilhelm Conrad Rontgen 39
William Herschel 86

X

xe 148
xwnon compact arc 148

광선치료학 정가 17,000원

1979년 2월 28일 초판 발행
1984년 2월 20일 개정 2판 발행
1989년 2월 28일 개정 3판 발행
1996년 3월 2일 개정 4판 발행
2005년 8월 30일 개정 5판 발행
2009년 1월 17일 개정 5판 2쇄 발행
2014년 3월 4일 개정 6판 발행
2015년 2월 28일 개정 6판 2쇄 발행
2016년 3월 7일 개정 7판

•

저 자 박찬의 · 박래준 · 한동욱 · 남형천 · 김기열
김명훈 · 김민희 · 김은정 · 서연순 · 이우형
발행인 윤 진 영
발행소 도서출판 대학서림

•

03076
서울시 종로구 혜화로 2길 8 (혜화동 78-2번지)
전화 (02) 763-1220 / 744-1220
FAX. (02) 744-1210
등록 1965. 1. 20.
번호 1-88

•

www.daihaks.com

ISBN 978-89-6940-127-4 93510